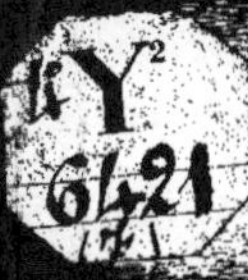

A. MATTHEY

LE CORPS D'ÉLISA

LES MAITRES DU ROMAN POPULAIRE

ARTHÈME FAYARD et Cie
Éditeurs
18-20, Rue du Saint-Gothard, PARIS

7

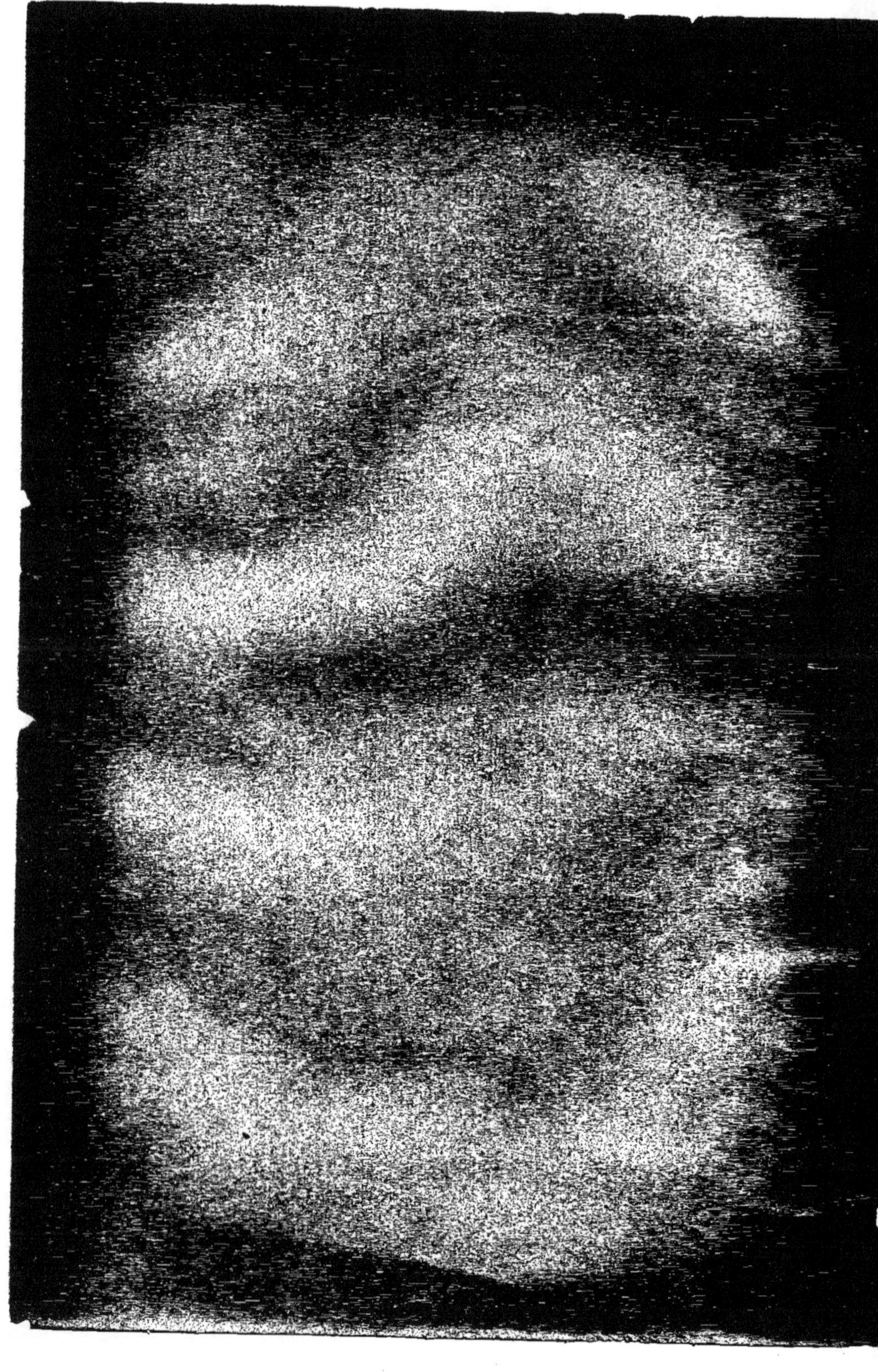

A. MATTHEY

LE CORPS D'ÉLISA

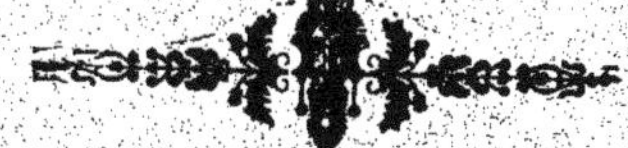

LES MAITRES DU ROMAN POPULAIRE

ARTHÈME FAYARD et Cie
Éditeurs
18-20, Rue du Saint-Gothard, PARIS

Le 1er Juin paraîtra :

LE FILS DE JACQUES

par

René de PONT-JEST

Le roman complet : 30 centimes

Volumes déjà parus :

GRINGALETTE

PAR JULES MARY

Le Roman complet, prix exceptionnel : 15 centimes

L'ENFANT D'UNE VIERGE

PAR PIERRE SALES

Le Roman complet : 30 centimes

UNE NUIT DE NOCES

PAR CHARLES MÉROUVEL

Le Roman complet : 30 centimes

LA DAME AUX VIOLETTES

PAR MICHEL MORPHY

Le Roman complet : 30 centimes

CHAINE MORTELLE

PAR GEORGES MALDAGUE

Le Roman complet : 30 centimes

LA NUIT ROUGE

PAR JULES DE GASTYNE

Le Roman complet : 30 centimes

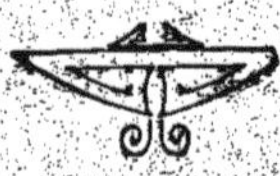

LE CORPS D'ÉLISA

PROLOGUE

La femme coupée en morceaux

I

HORRIBLE TROUVAILLE AVENUE D'ORLÉANS

Parvenu à cinquante mètres de la rue Dareau, le tramway qui descend de Montrouge à la gare de l'Est, en suivant l'avenue d'Orléans, dut s'arrêter brusquement.

Un rassemblement considérable occupait la chaussée dans toute sa largeur et rendait la circulation impossible, malgré les efforts des gardiens de la paix, lesquels cherchaient en vain à le couper pour en rejeter les tronçons de chaque côté, sur les trottoirs déjà gorgés d'une foule si compacte qu'une aiguille, comme on dit, ne fût pas tombée par terre.

De cette foule composée d'autant de femmes et d'enfants au moins que d'hommes, s'échappait un murmure confus, mais qui avait quelque chose de menaçant, semblable à un grondement irrité, d'où, parfois, s'élevait, sur une note aiguë, un cri de colère ou d'horreur.

On était à la fin du mois de septembre de l'année 1885, et sept heures venaient de sonner.

Les becs de gaz, allumés depuis peu d'instants, jetaient leur lueur rougeâtre sur la foule, éclairant d'un vif reflet les personnes les plus rapprochées des candélabres, laissant les autres dans une sorte de pénombre où il n'y avait plus de distinct que l'agitation des têtes, qui, à distance, faisait un effet de vagues en mouvement.

Les voyageurs du tramway venant, pour la plupart, de Montrouge, où ils avaient passé la journée, et rentrant dans Paris, s'étaient empressés d'abaisser les glaces de la voiture et se penchaient au dehors, surpris, curieux, un peu inquiets, cherchant à deviner la cause de ce rassemblement, interrogeant les personnes les plus rapprochées, sans entendre autre chose que des lambeaux de phrases dans le genre de celles-ci :

— Ah ! le gueux ! — Le scélérat ! C'est abominable ! — Pauvre femme ! — Vous dites qu'elle est toute jeune ? — Oui, Monsieur, et jolie comme un ange ! — Ah ! c'est moi qui comprend les Américains ! — Qu'est-ce qu'ils font ? — Ils n'attendent pas les lenteurs de la justice ; sitôt pris, sitôt pendu. — Ils appellent ça *lyncher*... — Parfaitement, mon cher.

— Pendu ! reprenait une voix de commère au diapason suraigu. — Ce n'est pas assez ! On devrait le découper par petits morceaux, le gredin ! Et c'est moi qui commencerais !...

Parmi les voyageurs penchés aux baies ouvertes du tramway, se distinguait une jeune fille en cheveux, très blonde, avec de grands yeux bleus, doux, intelligents, au regard profond, et qui écoutait sans prononcer une parole, laissant ses compagnons poser des questions auxquelles les réponses que nous venons de rapporter n'apprenaient pas grand'chose, si ce n'est qu'il s'agissait, sans doute, de quelque crime accompli et dont une femme jeune et jolie semblait avoir été la victime.

Tout à coup, la jeune fille tressaillit violemment.

Ses yeux, errant à travers la foule qu'elle dominait un peu, devinrent fixes.

Ils s'étaient arrêtés sur un homme, à faible distance, placé de telle sorte que la lumière d'un des becs de gaz éclairait en plein son visage, — visage d'une pâleur extrême, aux traits convulsés par quelque terrible angoisse.

Lui aussi, il écoutait les exclamations, les phrases hachées qui s'entre-croisaient, et chaque mot caractéristique, donnant un nouveau détail, semblait le frapper au cœur d'une commotion qu'il ne songeait même pas à dissimuler.

— Monsieur Darun ! murmura la jeune fille. Que fait-il là ?... Qu'a-t-il donc ?...

Et le gracieux visage de la jeune personne exprima un sentiment d'ardente sympathie où se mêlait sans doute quelque secrète arrière-pensée mélancolique, car, en même temps un nuage passait sur son front, et un soupir étouffé soulevait sa poitrine à l'aspect virginal.

Mais cela ne dura pas. — Elle se redressa presque aussitôt, d'un mouvement plein de résolution, et, quittant la place qu'elle occupait vers le fond de l'omnibus, elle le traversa pour gagner la plate-forme, encombrée de voyageurs.

Arrivée là, en disant d'une voix douce : — Pardon, Monsieur... pardon, Madame... elle se glissa jusqu'au marchepied et descendit sur la chaussée, où elle disparut, comme submergée, dans la foule, étant frêle et mignonne et d'une taille au-dessous de la moyenne.

Moins d'une minute après, elle apparaissait en face de celui dont la vue lui avait inspiré un si vif intérêt. C'était un jeune homme de vingt-quatre à vingt-cinq ans, mis sinon avec recherche, du moins avec élégance et appartenant évidemment à la bourgeoisie, tandis que la plupart de ceux qui l'entouraient devaient être de la classe ouvrière, — sauf quelques individus affairés, munis d'un carnet où ils prenaient des notes, et que l'on reconnaissait au premier coup d'œil pour des reporters de journaux.

Bien qu'elle fût devant lui, il ne la voyait pas, tant sa préoccupation était profonde et tragique.

Elle fut obligée de lui toucher légèrement le bras du bout des doigts, qui étaient, comme la main, d'une petitesse remarquable et telle qu'on eût dit une main d'enfant, — en lui disant à mi-voix :

— Monsieur Darun !

Il la regarda, mais d'un regard trouble et hésitant.

— Ne me reconnaissez-vous pas ? lui dit-elle encore.

— Si... si... fit-il. Mademoiselle...mademoiselle...

Il chercha le nom.

— ...Lattey, acheva-t-elle ; Jeanne Lattey.

— Ah ! oui !... Que me voulez-vous ?

La voix de M. Darun hachait les mots et semblait sortir avec effort de sa gorge, serrée par quelque contraction nerveuse.

— J'étais dans le tramway, répondit-elle, l'observant avec une étrange sollicitude. — Il s'est arrêté... devant la foule... Je vous ai aperçu, reconnu... Que se passe-t-il donc ? On parle d'un crime.

— D'un crime... oui... Et bien abominable !

— Une femme a été assassinée, n'est-ce pas ?

— C'est cela... assassinée... coupée en morceaux... paraît-il.

Un peu de sueur froide perlait à la racine de ses cheveux châtain foncé et qui étaient très abondants.

— Ah ! mon Dieu !... Et vous la connaissiez ?

Il eut un violent soubresaut.

— Moi... non... non... Pourquoi voulez-vous que je la connaisse ? balbutia-t-il.

— C'est que vous êtes si ému... Prenez garde !... Quelques personnes ont l'air de vous observer.

Il regarda autour de lui avec effarement et constata, en effet, qu'une ou deux femmes parlaient bas, en le désignant des yeux.

— Je vois, poursuivit Mlle Jeanne Lattey, que cela vous a beaucoup impressionné... Vous feriez mieux de rentrer chez vous.

— C'est que j'aurais voulu savoir...

— Savoir quoi ?

— Qui est la victime !...

— Ne le dit-on pas ?

— Je... je ne crois pas !

— Il est facile de s'en informer... de le demander...

— Je... je n'ose pas ! balbutia-t-il d'une voix étouffée, frissonnant de terreur.

La jeune fille l'écoutait et le contemplait avec une véritable surprise, où, cependant, l'ardente sympathie que nous avons déjà signalée dominait toujours.

— Eh bien, reprit-elle vivement, restez là... Je vais aux nouvelles...

Elle fit le mouvement de s'éloigner, puis reprit :

— Mais où le crime a-t-il été commis ?

— C'est dans une maison qui fait l'angle de l'avenue d'Orléans et de la rue Dareau, que le corps... ou... plutôt, les débris du corps... ont été trouvés... Cela, on l'a dit tout à l'heure auprès de moi... j'en suis certain.

— Il y a longtemps que vous êtes ici ?

— Une demi-heure, je pense...

— C'est bien, attendez-moi !

Mlle Jeanne s'éloigna aussitôt, se glissant à travers la foule compacte, dans la direction de la rue Dareau, avec de petits mouvements doux, qui lui faisaient ouvrir passage, et d'autant plus facilement que sa personne mince profitait de tout intervalle où une autre se fût trouvée arrêtée.

De la sorte, en dix minutes, elle gagna presque l'entrée de la rue Dareau.

Aller plus loin, par exemple, était impossible.

Outre qu'il s'était formé, à cet endroit, un groupe tellement compact qu'il eût fallu un boulet de canon pour le traverser, l'entrée de la rue Dareau était barrée par un cordon serré et infranchissable de gardiens de la paix.

Jeanne Lattey s'arrêta donc, l'air fort déçu et un peu découragée !

Au centre du groupe, il y avait évidemment quelqu'un qui parlait, ou, plutôt, qui pérorait avec une grande animation.

Les éclats de la voix venaient jusqu'à Mlle Lattey, sans qu'elle pût distinguer les paroles.

Mais ce que disait l'orateur devait être fort intéressant, à en juger par le silence religieux de ceux qui l'écoutaient, et le vague murmure d'horreur qui sortait parfois de la poitrine des auditeurs.

— Monsieur, dit Jeanne, je vous serais bien reconnaissante de me laisser avancer un peu, afin que je puisse entendre.

Le monsieur à qui s'adressait cette requête se retourna d'un air assez rébarbatif.

Mais, à la vue du mignon visage de celle qui la faisait, de son joli sourire et du regard suppliant de ses grands yeux bleus, le monsieur changea d'expression.

— Comment donc, Mademoiselle ! fit-il, tout à fait charmé. — Attendez, je vais vous faire faire de la place.

— Voici quelqu'un qui apporte de nouveaux détails ! cria-t-il d'une voix de stentor.

L'effet fut magique.

La foule s'ouvrit, et Jeanne Lattey se vit portée au premier rang, en face d'une commère du quartier qui, fière du rôle important qu'elle jouait, ne paraissait pas disposée à fermer le robinet de son éloquence.

Cela faisait trop l'affaire de Jeanne Lattey pour que celle-ci troublât l'orateur au milieu de son triomphe.

— Est-ce que vous savez quelque chose ? demandait-on à la jeune fille, dont le costume très propre, mais fort simple, révélait qu'elle appartenait à la classe ouvrière, ainsi que presque tous ceux qui l'entouraient.

— Je compléterai ce qu'aura dit Madame, répliqua-t-elle, avec beaucoup de présence d'esprit.

La commère continua :

— Oui, c'est le matin, un peu avant le déjeuner, que le corps a été trouvé... ou, plutôt, ce qui reste du corps... dans une mansarde au cinquième, où la concierge met ses débarras... Vous jugez de son effroi, en entrant... Du sang partout... des membres jetés de côté et d'autre, ici un bras, là une jambe... Dans un coin, le tronc, comme haché !...

— Et la tête ? interrogea une voix.

— Ni vue ni connue, disparue ! La police la recherche en vain depuis ce matin.

— Et ce n'est pas quelqu'un de la maison ?

— Non, Monsieur. On n'a même pas vu entrer la malheureuse.

— Est-elle jeune ?

— Toute jeune... vingt à vingt-deux ans ! Et des formes... je ne vous dis que ça... Quelque femme du grand monde.

— Mais les vêtements ?

— Pas de trace. Elle était nue, absolument nue. C'est la concierge, une amie à moi, qui m'a tout raconté. La pauvre femme, elle en fera une maladie !

— Et aucun bijou ?

— Pardonnez-moi... On a ramassé, dans l'escalier, vers les quatre heures, une boucle d'oreille avec un rubis... paraît que c'est faux... et, devant la porte, un mouchoir de batiste, à moitié déchiré... plein de boue et de sang, ayant une initiale brodée... un E !...

— Ça aidera à la faire reconnaître !

— La justice l'espère.

— Vous avez vu le corps ?

— Vu ! de mes yeux, vu !... Et palpé de ces mains que voilà !

Tous les regards se fixèrent avec une sorte d'admiration stupide sur les grosses pattes rouges et déformées que la commère brandissait triomphalement

— Mais il n'y est plus. — On l'a transporté à la Morgue, pour les constatations !

— Oh ! j'irai demain matin ! s'écria une femme, exprimant tout haut la volonté générale et le désir ardent de tous les auditeurs.

— On ne connaît pas non plus l'assassin, alors, dit un homme grave ; et tant qu'on n'aura pas retrouvé la tête, il sera difficile d'établir l'identité de la victime.

— C'est ce qui vous trompe, mon bon Monsieur, répliqua vivement la commère. On est sur les traces du scélérat qui a fait le coup.

Un frisson parcourut la foule réunie autour de l'orateur en jupons.

— Qui est-ce ? crièrent plusieurs voix.

— Je ne sais pas son nom... mais il a été signalé par plusieurs personnes... D'abord, la concierge... Un jeune homme est entré, hier au soir... chez elle... s'informer d'une femme... Il avait l'air d'un forcené... Elle l'a mis à la porte... mais elle le reconnaîtrait... Puis, un gardien de la paix a rencontré le même individu qui *rôdaillait* dans le quartier... Il l'a guetté jusqu'à deux heures du matin... Il le reconnaîtra aussi. Enfin, deux cochers sont venus déposer près des magistrats qui sont en permanence dans la maison... Il y en a un qui a conduit le même jeune homme jusqu'à l'avenue d'Orléans... Il suivait un autre fiacre où il y avait une femme, qui est descendue à la hauteur de la rue Dareau...

— Ah ! ah ! Ils ont donné son signalement ?

— Je vous crois ! Et très clair, très net... il doit être pincé... ou il le sera tout à l'heure ?

— Comment est-il ?

— Jeune, que j'vous dis, l'gueux ! Vingt-quatre ou vingt-cinq ans... Des cheveux châtain foncé... les yeux châtains aussi... toute sa barbe... vêtu de noir... assez grand, assez mince... un monstre, quoi !

— On le cherche ?

— Si on le cherche ! Ils sont partis, il y a deux heures... quatre agents sous les ordres du chef de la Sûreté... dans deux fiacres...

— Et où allaient-ils ? — Le savez-vous ?

— Eh bien, oui, je le sais... J'étais dans la loge... je soignais Mme Piton...

— Qui ça, Mme Piton ?

— La concierge donc !... qui était dans des crises de nerfs... Vous comprenez... un crime aussi effroyable, dans sa maison... que c'est une pitié, quoi !... et alors, j'ai entendu un des agents de la Sûreté, dire au premier cocher :

— Rue des Vosges, n° 5.

Jeanne Lattey, en écoutant ce récit, pendant lequel on l'avait oubliée complètement, était devenue d'une pâleur mortelle.

A ces derniers mots, elle parut près de s'évanouir ; mais, d'un effort violent, elle réagit contre sa faiblesse, et, se redressant, elle essaya de rompre le cercle, pour s'éloigner.

Cette fois, cela lui fut facile. Elle laissait une place, au premier rang, et tout le monde s'empressa de lui livrer passage.

Quelques instants plus tard, elle arrivait, fiévreuse, haletante, près de M. Darun, qui était resté là où elle l'avait quitté, et qui attendait son retour avec une angoisse croissante.

— Eh bien ? lui dit-il en l'apercevant.

— Venez ! venez, fit-elle d'une voix très émue. Vous ne pouvez demeurer ici... il faut vous en aller.

— M'en aller ?

— Ne m'interrogez pas. Suivez-moi...

— Mais...

— Je vous expliquerai... plus tard... plus loin !...

Elle lui avait saisi le bras, elle l'entraînait avec une force irrésistible, qui surprenait chez cette frêle créature.

Ils remontèrent vers le carrefour dit les « Quatre-Chemins », où la foule était moins considérable. Une station de voitures était là.

Jeanne ouvrit la portière de celle qui se trouvait à la queue de la file.

— Montez... oh ! montez vite ! dit-elle d'un accent d'autorité et de prière. — Pourvu qu'on ne vous ait pas reconnu !

Il la regarda, hésita, puis obéit.

— Où allons-nous ? demanda-t-il. — Rue des Vosges ?

— Non... non... *pas chez vous* ! s'écria la jeune fille.

Puis, se tournant vers le cocher, elle lui dit :

— Place de la Nation !

Et elle s'élança dans la voiture, où elle s'assit près du jeune homme.

II

NOUVEAU MYSTÈRE

Dans la précipitation de leur fuite, ni Mlle Lattey, ni M. Darun n'avaient accordé leur attention à un petit fait qui eût vivement inquiété tout au moins la jeune fille, si elle s'en fût aperçue.

Quelqu'un, se détachant de la foule en même temps que Jeanne et son compagnon, les avait suivis, avait pu entendre peut-être même l'adresse jetée par cette dernière au cocher.

Ce quelqu'un, c'était une femme !... une femme qui, bien certainement, n'appartenait pas à la classe ouvrière.

Très grande, très brune de cheveux, avec de longs yeux noirs, un peu forte et plantureuse, comme celles qui ont doublé le cap de la quarantaine, elle avait dû être fort belle, — d'une certaine beauté brutale, avec plus d'éclat que de charme.

Son visage, privé désormais, de l'attrait de la jeunesse, malgré des soins excessifs pour « réparer des ans l'irréparable outrage », avait une expression à la fois dure, audacieuse et fausse.

Son costume, quoique de couleur sombre, était remarquablement élégant avec un je ne sais quoi de tapageur qui attirait le regard et faisait se retourner les hommes sur son passage.

Elle était apparue auprès de M. Darun presque à l'instant où Jeanne Lattey le quittait pour aller aux nouvelles ; et, comme Jeanne, en apercevant M. Darun, elle avait eu un vif mouvement de surprise.

A n'en pas douter, cette femme aussi connaissait le jeune homme.

Seulement, au lieu de venir à lui et de lui adresser la parole, elle s'était brusquement rejetée en arrière, dans le but évident de n'être point vue par lui.

Mais, presque aussitôt elle avait levé ses opulentes épaules, en murmurant, avec un mauvais sourire :

— Bah ! il ne me connaît pas !

Pourtant, par un excès de prudence, elle était demeurée un peu en arrière, ne le quittant pas de ses yeux sombres, épiant ses moindres mouvements, jusqu'au jeu de ses traits mobiles, avec une ardente curiosité et un intérêt puissant.

Lorsque Jeanne était revenue, haletante et troublée, près de celui qui l'attendait ; lorsqu'elle lui avait parlé avec animation et une énergie provenant de son désir de vaincre la résistance du jeune homme, la femme inconnue s'était approchée, non sans précaution, de quelques pas, afin de saisir les paroles échangées.

— Que signifie cela ? murmurait-elle en même temps entre ses dents blanches et très régulièrement plantées. — D'où vient cette créature ? Quels sont leurs rapports ?

Malheureusement pour la satisfaction de sa curiosité, Jeanne et M. Darun s'éloignaient déjà, et elle n'avait pu rien entendre de leurs discours.

Il fallut qu'elle se contentât de les suivre à distance.

En les voyant monter en fiacre, en voyant le fiacre s'éloigner, elle avait eu comme un mouvement pour s'élancer en avant et s'opposer à leur départ.

Puis elle avait reculé en disant :

— Non... c'est inutile... je les retrouverai facilement.

Alors, elle revint lentement du côté de la foule, parmi laquelle, à cet instant, s'élevait une assez violente rumeur qui allait toujours grossissant.

En même temps une agitation caractéristique lui imprimait de brusques remous.

Évidemment, il se produisait quelque chose d'insolite, et un nouveau fait quelconque, assez grave, causait l'émotion qui soulevait cette mer humaine dont les flots battaient les deux côtés de la large avenue d'Orléans.

Quelques heures auparavant, la femme que nous venons de signaler était sortie d'une maison de très médiocre apparence de la rue Sophie-Germain, située un peu plus bas que la rue Dareau, lorsqu'on descend vers le *Lion de Belfort*.

A ce moment, cette dame semblait fort préoccupée et très soucieuse.

Elle marchait lentement, absorbée dans ses pensées, lorsque, au tournant de la rue, elle se trouva en face des premiers groupes qui commençaient à se former et où l'on parlait de l'épouvantable crime, objet de tous les commentaires du quartier.

Aux premiers mots entendus, l'inconnue avait, comme on dit, dressé l'oreille ; puis elle s'était mise à interroger les uns et les autres avec un intérêt passionné, allant de groupe en groupe, se mêlant à la foule, sans s'inquiéter des heurts et des rebuffades qui l'accueillaient souvent, ne paraissant jamais avoir assez de détails, insistant sur telle ou telle circonstance atroce qu'on lui narrait, semblant très frappée de ce fait qu'on n'avait point retrouvé la tête de la victime, et qu'on ignorait son identité.

De la sorte, elle était parvenue jusqu'à la ligne des gardiens de la paix qui fermait la rue Daguerre.

Les curieux et les badauds qui se trouvaient là, venus plus tôt, et rapprochés du théâtre du crime, étaient aussi mieux au courant.

La dame y avait donc recueilli quelques nouveaux renseignements, notamment sur l'âge présumé et sur le rang social probable de la victime, renseignements qui avaient excité son intérêt au plus haut point et éveillé dans son esprit quelque commotion violente, à en juger par l'éclat de ses yeux et l'air de résolution qui apparut tout à coup sur son visage sombre et dur.

A un moment, portant ses regards autour d'elle, puis à ses pieds, elle s'était baissée et avait ramassé, tout contre la ligne des agents de police, un objet qu'elle avait considéré ; puis elle s'était écriée, emportée par un mouvement de surprise qui avait fait retourner toutes les têtes de son côté :

— Ah ! mon Dieu ! qu'est-ce que cela ?

Elle montrait un mouchoir déchiré, maculé de boue et de sang.

Deux minutes après, on la conduisait à l'intérieur de la maison où s'était accompli le crime, et elle se trouvait en face du juge d'instruction, entouré du procureur de la République et du chef de la sûreté, — à qui elle remettait sa trouvaille, en expliquant par quel hasard elle avait aperçu le mouchoir dans le ruisseau, près d'une bouche d'égout, presque sous ses pieds.

On a déjà vu que la découverte de ce mouchoir, portant une « initiale brodée », et qu'on avait supposé immédiatement devoir appartenir à la femme assassinée, avait, tout d'abord, exercé une grande influence sur les premières recherches de la justice.

Et l'on verra par la suite qu'elle en fut l'importance capitale pour le principal de nos personnages, le jeune homme que Jeanne Lattey venait de décider à partir avec elle.

La dame, après avoir décliné ses nom et qualités, que nous saurons plus tard, était rentrée dans la foule, elle continua d'écouter les commentaires et de prêter l'oreille aux discours avec une attention soutenue, qui indiquait qu'elle prenait un intérêt personnel à toute cette horrible affaire.

En allant et venant, elle avait fini par arriver près de M. Darun, et, dès lors, elle l'avait épié, dévisagé, puis suivi jusqu'à la voiture qui l'emmenait en compagnie de Mlle Jeanne, ainsi que nous venons de le raconter.

C'est alors aussi que l'agitation violente et, l'on peut dire, menaçante de la foule s'était produite.

La dame, en remarquant ce mouvement, s'arrêta, d'autant plus qu'un groupe compact, où l'on distinguait des agents de police, s'avançait, à présent, de son côté.

Des voix furieuses criaient :

— Oui, oui... il a fui par là... avec une jeune fille... Ils ne peuvent être loin... Tenez, cette dame marchait derrière eux.

On se rappelle que deux femmes du peuple regardaient M. Darun, lorsque Jeanne l'avait accosté pour la première fois, — et parlaient bas en se le montrant.

Son air troublé, sa pâleur, sa terreur visible, avaient éveillé les soupçons des deux commères.

L'une d'elles s'était détachée pour faire part de ses soupçons à qui de droit, tandis que l'autre restait en embuscade.

Le signalement que la première apportait aux agents répondait au signalement déjà recueilli de la bouche de la concierge et d'un cocher venu spontanément déposer.

Aussitôt une demi-douzaine de gardiens de la paix s'étaient élancés à la recherche du jeune homme.

On voit qu'il était temps que Jeanne l'emmenât.

La seconde commère, qui les avait vus s'éloigner, avait également remarqué la dame inconnue, et c'était cette commère qui la désignait en disant :

— Madame marchait derrière eux.

— En effet, répliqua celle-ci, interrogée, après une courte hésitation. — J'ai vu ces deux jeunes gens... Ils ont suivi l'avenue d'Orléans et doivent être à présent aux Quatre-Chemins.

Les agents et la foule se précipitèrent dans cette direction.

Mais Jeanne et M. Darun, dont la voiture avait pris une rue transversale, étaient déjà loin.

— Devais-je *le* livrer ? murmura la dame, dont on ne s'occupait plus. — Non... qu'*il* reste libre... qu'*il* échappe jusqu'à nouvel ordre... De la sorte, maintenant, JE LES TIENS TOUS !

III

OU JEANNE REFUSE DE S'EXPLIQUER CLAIREMENT

M. Darun avait suivi la jeune fille, ou, plutôt, obéi à son impulsion, presque machinalement, dominé par l'accent de Jeanne Lattey, lequel révélait qu'elle agissait en vertu d'une nécessité grave et ne permettant pas la discussion.

Mais, une fois qu'il la vit installée dans la voiture et que la voiture se fut mise en marche, il voulut l'interroger, lui demander l'explication de son étrange conduite.

— Non... non... répondait-elle. Je ne puis rien dire encore... Taisez-vous, par grâce !... Ne vous montrez pas, surtout... Rejetez-vous au fond de la voiture... Prenez bien garde qu'on ne vous aperçoive... qu'on ne nous voie ensemble !

Tant qu'ils furent à proximité de l'avenue d'Orléans et de la foule, dont la rumeur venait jusqu'à eux, l'agitation de Mlle Lattey fut extrême.

Cette agitation ne parut se calmer un peu qu'alors qu'ils arrivèrent dans des rues plus calmes, presque désertes, comme beaucoup de voies de ce quartier excentrique.

— Maintenant, dit-elle, en se retournant vers lui, — nous pouvons causer.

— Eh bien ! reprit-il vivement, que se passe-t-il ? Où me conduisez-vous ?

— Ce qui se passe ? répliqua-t-elle en s'efforçant de sourire et de reconquérir son sang-froid. — Je ne le sais pas très bien... et où je vous conduis... je l'ignore encore moi-même...

— Comment ?...

— Je voudrais, d'abord, que vous eussiez confiance en moi... que vous fussiez bien persuadé que ma conduite envers vous n'est dictée que par un sentiment de très vive sympathie, par le désir ardent de vous être utile.

— J'en suis convaincu, mademoiselle... Il suffit de vous voir pour être assuré que vous ne pouvez céder qu'à des sentiments nobles et généreux.

En effet, la figure de sa compagne, spirituelle et bonne à la fois, était empreinte d'un tel cachet de sincérité, que le plus sceptique en eût été frappé.

— Seulement, poursuivit-il, nous nous connaissons si peu...

— Oh ! je vous connais plus que vous ne pensez !

Il la regarda avec un redoublement de surprise.

— Mais nous reparlerons de cela, quand le moment en sera venu, ajouta-t-elle vivement. — Le temps presse, d'ailleurs, et je vous conjure de nouveau de répondre à mes questions.

— Je suis prêt, dit-il enfin, après une légère hésitation, subjugué par la prière des beaux yeux bleus dont le regard limpide pénétrait en lui avec une douceur singulière, et, si l'on peut dire, toute-puissante. — Du reste, je n'ai rien à cacher.

— Bien ! bien ! fit-elle d'un air satisfait. Alors, expliquez-moi pourquoi vous vous trouviez dans ce rassemblement et pourquoi vous paraissiez si agité, pourquoi vous n'osiez vous informer de l'identité de la victime ?

A ces mots, le jeune homme tressaillit violemment, et sa pâleur, un instant diminuée, redevint extrême.

— C'est que j'avais peur que la malheureuse dont on avait découvert le corps, dans la matinée, ne fût...

Il s'arrêta, la gorge sèche.

— Achevez !

— ... Ne fût Elisa !

— Votre femme ?

— Oui.

Jeanne pâlit à son tour, en entendant cette réponse, bien qu'elle n'en semblât pas très surprise.

On eût plutôt supposé qu'elle la prévoyait, qu'elle s'y attendait... qu'elle l'avait redoutée.

— Ah ! fit-elle d'une voix émue ; mais qui peut vous donner cette idée ?... Est-ce que Mme Darun... n'est pas... chez elle ?

— Depuis hier au soir, elle a disparu !

— Disparu... cette nuit !

— Elle n'est pas rentrée... et quand j'ai quitté la rue des Vosges, vers les cinq heures, ce soir, poussé au dehors par la plus cruelle angoisse, j'étais absolument sans nouvelles... J'ignorais ce qu'elle était devenue... et si je la reverrais jamais.

— Où allait-elle, quand elle vous a quitté ?

— Je... je l'ignore !

Un peu de sueur perlait à la racine de ses cheveux, pendant qu'il faisait cette réponse singulière.

Jeanne réfléchissait profondément, sans le quitter des yeux.

— Alors... je m'explique... murmura-t-elle.

— Quoi ?

— Votre émotion et vos craintes.

Elle se tut encore, puis reprit tout à coup :

— Avez-vous parlé à quelqu'un de cette disparition ?

— Non.

— Pour quelle raison ?

Une faible rougeur monta aux pommettes de M. Darun.

— Tant que je n'avais pas perdu tout espoir de la retrouver ou qu'elle rentrât d'elle-même... je ne voulais pas ébruiter...

— Je comprends, fit Jeanne, en détournant les yeux pour ne pas augmenter l'embarras qu'elle lisait sur le visage du jeune homme. — Je comprends aussi, en partie... ce qui se passe...

— Ce qui se passe ?

Elle lui prit brusquement les deux mains, et ajouta d'une voix où résonnait l'écho contenu de quelque secrète et profonde sollicitude :

— Monsieur Darun, soyez courageux !

— Courageux ?

— Il faut me promettre d'être sage, raisonnable... Sans cela, je ne pourrai rien pour vous.

— Ah ! vous allez m'apprendre un malheur ! s'écria-t-il haletant.

— Peut-être ! Rien n'est certain encore... Mais, d'après ce que j'ai entendu dans la foule...

— Parlez !... c'est d'Elisa qu'il s'agit, n'est-ce pas ?... c'est elle qui a été assassinée ?

— Je n'en suis pas certaine... mais cela paraît probable.

— Et moi, j'en suis sûr !

Il dégagea ses mains de la douce pression qui les enfermait et les porta à son front avec un geste de désespoir, puis éclata en sanglots.

Jeanne le contemplait, silencieuse, les yeux humides de larmes qu'elle s'efforçait de retenir...

Brusquement il releva la tête et lui dit :

— Mais pourquoi n'avez-vous pas voulu que je retourne chez moi, rue des Vosges ?

— Pourquoi, monsieur Darun ? Vous ne savez pas tout... Si cruel que soit le coup inattendu qui vous frappe, en supposant que ce soit bien votre femme qui ait été assassinée... et je n'en ai pas encore la preuve, ni vous non plus... il y a peut-être quelque chose de pire !

— Que peut-il m'arriver de pire ? — Parlez.

— Vous ne le devinez pas ?

— Non.

— Eh bien... j'ai tout lieu de penser... d'après ce que j'ai entendu... je vous le répète... que si vous rentriez... chez vous...

Elle s'arrêta, hésitante, craintive, violemment émue.

— Que m'arriverait-il, si je rentrais chez moi ?

— On vous *arrêterait*, fit-elle, à voix basse.

Il la regardait, les yeux hagards, ne comprenant pas.

— Je crois savoir, ajouta-t-elle précipitamment, que la police est chez vous... et que...

En ce moment, la voiture cessa de rouler.

Ils étaient arrivés sur la place de la Nation, ainsi que s'en assura la jeune fille, en passant sa tête par la portière.

— Descendons ! reprit-elle vivement, et renvoyons le cocher.

Sans attendre la réponse de son compagnon, après avoir ouvert, elle sauta sur le trottoir, et, pendant que le jeune homme l'imitait, elle glissa une pièce de deux francs dans la main du cocher.

Celui-ci la remercia de sa générosité, et, ramassant ses guides, fouetta son cheval qui partit dans la direction de l'avenue de Saint-Mandé.

— Que faites-vous ? demanda M. Darun.

— Vous me rendrez cela tout à l'heure, répliqua-t-elle. — Il vaut mieux que le cocher vous ait vu le moins possible.

Tout en parlant, elle regardait autour d'elle, et, constatant que le boulevard Voltaire paraissait désert, elle s'y engagea.

— Donnez-moi le bras, ajouta-t-elle ; nous serons moins remarqués.

— Mais vous ne m'avez pas dit, reprit-il aussitôt qu'il lui eut obéi, pourquoi la police était chez moi.

— On vous accuse...

— On m'accuse... Oh !... parlez... parlez... Je vous en conjure !

Elle se pencha vers lui, se haussant sur la pointe de ses petits pieds pour étouffer le bruit de ses propres paroles.

— On vous accuse, murmura-t-elle, ***d'être l'assassin !***

IV

OU JEANNE OBTIENT CE QU'ELLE DÉSIRE

— Moi ! moi ! assassin ! balbutia-t-il... mais c'est infâme ! mais c'est faux !... mais...

Les mots ne pouvaient sortir de ses lèvres, et la jeune fille sentait le tremblement convulsif dont était agité le corps du malheureux.

— Taisez-vous ! fit-elle doucement ; voici deux personnes qui s'approchent. Recomposez votre visage, tâchez de ne pas attirer l'attention...

— C'est-à-dire, interrompit-il d'une voix saccadée, que je vais aller trouver ces gens, ces juges... Oh ! je ne resterai pas une minute de plus sous le coup de cet épouvantable soupçon... Non... non...

Il avait fait le geste de s'éloigner ; elle le retint avec une force qu'on n'eût guère attendue de la frêle créature.

— Restez ! lui disait-elle en même temps ; ou vous me feriez regretter de vous avoir parlé...

— Mais je suis innocent... pourtant ! En doutez-vous ?

— Non... je le crois... je le sais... Serais-je avec vous, en ce moment, comme j'y suis ; aurais-je essayé de vous sauver, ainsi que je le fais, si je vous jugeais coupable de ce crime ?

Elle se tut.

Les deux passants signalés par elle n'étaient plus qu'à dix pas.

Lorsque le boulevard redevint désert, Jeanne reprit la conversation.

— Ecoutez, monsieur Darun, commença-t-elle avec une fermeté qui prouvait quelque effort de sa part ; il faut que nous causions ensemble d'une façon très sérieuse. Votre projet d'aller vous livrer est insensé.

— Insensé ! répéta-t-il avec une agitation fébrile. Resteriez-vous, mademoiselle, sous le coup d'une aussi épouvantable accusation ? Moi, je ne puis l'endurer une minute de plus... Ne me retenez pas davantage... Ah ! vous avez eu tort de m'emmener... de m'éloigner... A l'heure qu'il est, je me serais expliqué... je me serais lavé de cet ignoble soupçon...

— Songez que j'ai pu me tromper... mais si ce que je crains est vrai...

— Eh ! que m'importe ? Qu'on m'arrête, qu'on me juge... qu'on me condamne... Serais-je le premier innocent, victime d'une erreur judiciaire ?... Et, d'ailleurs, la vie que je mène... la vie qui s'étend devant moi... est-elle si attrayante... pour que j'y tienne beaucoup ?

— Il y aurait, en tout cas, votre honneur à sauver.

— Pour qui ? Je suis seul... absolument seul... Mes parents sont morts... je n'ai point d'enfants... A qui cela nuirait-il que je fusse déshonoré ?... Pour un oui ou pour un non, je me brûlerais la cervelle !

— Et vos amis ?

— Oh ! les amis... Il y en a si peu !... Je crois même que je n'en ai pas !... à peine des camarades...

— Quand ce ne serait que moi ! fit-elle d'une voix dont la vibration profonde alla au cœur du jeune homme.

— Vous ! reprit-il plus doucement. C'est vrai... vous êtes bonne... Merci... Et vous semblez avoir pour moi... un peu d'amitié...

— Plus que vous ne croyez ! Mais ce n'est pas de cela qu'il s'agit pour l'instant. — Vous ne pouvez rester ainsi... dans la rue... cela me cause des transes mortelles... Je voudrais aller, une seconde fois, aux nouvelles... plus sérieusement que je n'ai fait... Si j'avais mal entendu, mal compris !...

— Le croyez-vous ?

— Je le désire... plus que je ne l'espère...

Il eut un geste d'amer découragement, et ajouta:

— Plus j'aurai eu l'air de fuir et de me cacher, plus on me croira coupable !... Assassin !... moi... assassin d'Elisa... de ma femme !... C'est abominable !... Tenez, mademoiselle Jeanne, laissez-moi... Je me dois à moi-même, je vous dois à vous... qui semblez vous intéresser à mon sort... de ne point rester sous le coup de cette accusation, de marcher sur elle, de la combattre, corps à corps, et immédiatement.

Il dégagea son bras de celui de la jeune fille.

— Adieu ! dit-il.

Jeanne paraissait en proie à une lutte intérieure violente.

Tout à coup elle prit une résolution suprême, car ses yeux s'emplirent de plus de lumière, et une flamme généreuse y étincela.

— Monsieur Darun, s'écria-t-elle, je comprends votre désir... il est légitime... Il est naturel... Je ne m'y oppose pas... mais à mon retour seulement... lorsque je saurai l'exacte vérité... lorsque j'aurai éclairci la situation, et que nous pourrons froidement l'envisager ensemble et prendre une résolution réfléchie, raisonnée.

— Eh bien, allez... allez... Je vous attends !

— Dans la rue, c'est impossible !

— Où, alors ?

La voix de la jeune fille faiblit un peu.

— Chez moi !

— Chez vous ?

Tout en causant, ils étaient descendus assez bas sur le boulevard.

— Oui, voici ma maison.

Du doigt, elle lui montrait une maison formant le coin de droite de la rue de la Roquette et du boulevard, le plus rapproché de la place Voltaire, en venant de la place de la Nation.

— Soit ! fit-il. — Puisque vous le voulez bien !... — Venez !

Elle s'élança rapide en avant et franchit en quelques secondes le court espace qui les séparait de la maison désignée.

Lui l'accompagna, marchant à côté d'elle.

Arrivée devant la porte de cette maison, qui était neuve et d'assez bonne apparence, elle se retourna et lui dit :

— Je vais entrer chez le concierge et je lui parlerai... Pendant ce temps, vous passerez tout droit et vous monterez l'escalier sans vous arrêter. Il ne faut pas que le concierge vous voie, se doute que je ne rentre pas seule. Je demeure au dernier étage. Je vous y rejoindrai. Vous m'avez comprise ?

— Oui... oui... mademoiselle.

Grâce à la tactique imaginée par la jeune fille, M. Darun ne fut point aperçu du concierge, et tout s'accomplit comme elle l'avait prévu.

Deux minutes après, elle arrivait à son tour sur le palier du sixième étage, où elle introduisait précipitamment une clef dans la serrure de la porte faisant face à l'escalier.

Tous deux se trouvaient chez elle.

Presque aussitôt le grincement d'une allumette se fit entendre et une lampe à pétrole fut allumée.

A sa lumière le jeune homme put embrasser d'un coup d'œil la pièce où on l'avait introduit.

Cette pièce, assez petite, et légèrement mansardée près de l'unique fenêtre ouvrant sur un petit balcon pris dans le retrait du toit, était, malgré la simplicité de son ameublement, d'une exquise propreté.

Le parquet, formé d'un carreau de briques mis en couleur, reluisait comme un miroir.

Contre la fenêtre, pour recevoir toute la lumière, se dressait une machine à coudre en noyer, et à côté de celle-ci, s'appuyant presque à la cheminée, sur une table, en noyer également, on apercevait, dans un pêle-mêle industrieux, des morceaux de coutil gris ou blanc, de satin noir et de diverses couleurs, des bobines de fil, des baleines, des buscs, des œillets et des agrafes de métal, en un mot tout l'attirail de la corsetière.

Sur la cheminée, où le propriétaire avait jugé inutile le luxe d'une glace, il y avait un petit miroir à cadre de bois brun.

En face de la cheminée une commode en noyer comme tous les meubles, et sans marbre, était garnie, dessus, de quelques livres, d'une boîte carrée en coquillages, et de deux vases bleus.

Par terre, près de la fenêtre, et faisant pendant à la machine à coudre, il y avait une assez grande cage, avec une demi-douzaine d'oiseaux : — deux serins, une fauvette à tête noire, un pinson, une mésange bleue, qui dormait suspendue par ses pattes à la toiture de fil de fer. Une botte de mouron frais, un os de seiche, appelé *biscuit de mer*, pour l'usage de la gent ailée, un morceau de sucre introduit entre deux barreaux, annonçaient la sollicitude dont étaient entourés ces petits chanteurs.

Aux rayons de lumière partis de la lampe, ils se réveillèrent, et le pinson lança brusquement sa courte et brillante fusée de notes toujours les mêmes.

M. Darun, malgré sa situation tragique, s'était retourné à ce bruit inattendu et regardait la cage.

— Ce sont mes amis et mes compagnons, dit Jeanne Lattey en souriant. — Les voilà qui me disent bonsoir, suivant leur habitude. — Vous voyez que je ne suis pas tout à fait seule !

— Vos parents ne demeurent pas avec vous ? demanda-t-il un peu machinalement

— Je suis orpheline depuis l'âge de seize ans... et je me suffis à moi-même par mon travail.

— C'est très beau, cela ! fit-il. — Et vous paraissez avoir un gentil logement.

— Oui... je suis mieux que la plupart de mes compagnes... sans être riche... mais je me contente de ce que je gagne... Voilà ma plus grosse dépense ! ajouta-t-elle avec son charmant sourire, en désignant les oiseaux.

Depuis qu'il était entré là, depuis qu'il regardait ces pauvres objets si soignés et si caressés évidemment par leur propriétaire, le jeune homme paraissait plus calme et comme un peu rasséréné, bien que la lividité n'eût pas quitté ses joues et que la fièvre allumât toujours ses yeux bruns.

Elle avait ouvert une porte en face de la fenêtre.

— Voici mon autre chambre, car j'ai deux chambres et une cuisine, ajouta-t-elle avec un peu de fierté ; — et tout cela pour 250 francs par an. C'est un peu cher, pour une simple ouvrière... je le sais... mais je me plais chez moi... J'y reste... J'y travaille plus et mieux... cela fait compensation !

Tout en parlant, elle éclairait la seconde pièce, sans y pénétrer.

Son hôte aperçut un lit de noyer de deux personnes, forme bateau, recouvert d'un couvre-pied de satinette bleue sur lequel s'étendait une courtepointe blanche et transparente. Des rideaux entouraient cette couchette, qui avait quelque chose de virginal dans son pauvre accoutrement discret avec une certaine coquetterie.

— Il est un peu grand pour moi ; — mais c'est le lit où sont morts mes parents... j'ai voulu le garder, reprit-elle avec un accent de respectueuse mélancolie ; — les autres meubles me viennent également d'eux. — Et il faudrait que j'eusse bien faim pour m'en séparer.

Darun regardait toujours.

La fenêtre était drapée de la même façon que le lit, c'est-à-dire que sur la vitre il y avait un rideau de satinette bleue, et sur la satinette un second rideau de mousseline blanche.

Quelques chaises de merisier avec siège de reps bleu, un fauteuil voltaire de même bois et de même étoffe, un petit guéridon à dessus de marbre, et, sur les murs, de chaque côté de la cheminée, six gravures enfumées, dont le jeune homme ne put distinguer les sujets, complétaient l'ameublement de la chambre à coucher.

N'oublions pas, pourtant, sur la cheminée, une pendule de bois noir, avec un cadran de montre, et qui marquait neuf heures.

Jeanne referma la porte ; ils se retrouvèrent dans la première pièce qui formait atelier.

Lui ne disait rien, mais il s'échappait de tout cela comme une fraîcheur calmante et une saveur d'honnêteté recueillie, qui pénétraient en lui et apaisaient un peu sa fièvre.

On eût dit qu'il se sentait moins malheureux.

Elle s'en aperçut, sans doute, car elle lui dit :

— Je suis bien contente de vous voir ici, à l'abri de tout danger... jusqu'à mon retour... car il faut que je vous quitte.

— Où allez-vous ?

— Je vous le dirai... quand j'en serai revenue, fit-elle avec un sourire. Je resterai absente le moins longtemps possible. Donnez-moi votre parole que vous ne sortirez pas... que vous ne vous mettrez pas à la fenêtre... que vous ne vous montrerez à personne... quoi qu'il arrive...

— Je vous le promets, mademoiselle... puisque vous le voulez... Mais comment vous remercier ?...

— En m'obéissant.

Elle ouvrit la porte, sortit sur le carré, la repoussa derrière elle, et le jeune homme entendit distinctement que, par surcroît de précaution, et malgré la promesse qu'il venait de faire, elle l'enfermait à double tour.

V

DEUX HEURES APRÈS

L'absence de Jeanne se prolongea pendant plus de deux heures, dont la longueur parut encore doublée à celui qui l'attendait, en proie à une impatience et une angoisse qu'on se figure facilement et que tout le monde eût ressenties à la place de M. Darun.

Onze heures venaient de sonner, quand tout à coup un bruit léger se fit entendre dans l'escalier, puis de petits pas précipités glissèrent sur le parquet du palier, et enfin une main hâtive introduisit la clef dans la serrure de la porte.

— C'est Mlle Lattey ! pensa le jeune homme.

C'était elle, en effet.

Elle paraissait très fatiguée, encore plus émue et son mignon visage, fort assombri, n'annonçait rien de bon.

— Excusez-moi, dit-elle en entrant, de vous avoir fait attendre si longtemps... Mais je ne voulais pas revenir sans vous rapporter une certitude et le plus de détails possible sur la réalité de votre position... Je tenais à savoir... et je sais !

— Je vois que vous rapportez de mauvaises nouvelles, interrompit-il.

— Hélas !

— Ce que vous supposiez... ce que vous craigniez...

— Etait vrai !

— C'est abominable ! s'écria-t-il, repris du désespoir violent qu'il avait déjà montré au début des révélations, encore peu certaines, de la jeune fille.

— Voyons, calmez-vous, fit-elle. Vous m'avez promis d'être sage, d'avoir du sang-froid. Il le faut et je compte sur votre énergie.

Elle se laissa choir sur une chaise.

— Je suis brisée de fatigue, poursuivit-elle ; asseyez-vous aussi. Ecoutez-moi... J'ai beaucoup de choses à vous raconter...

— Pauvre enfant ! murmura-t-il, brusquement attendri par l'air de lassitude et de bouleversement de Jeanne. Que de mal vous vous donnez pour moi !

— Oh ! ce n'est rien... si je vous sauve !

— Qu'avez-vous donc appris ?

— Voici, fit-elle. En vous quittant, j'avais mon plan. Comme ouvrière, j'ai travaillé plusieurs fois pour une dame Renaud de la Renaudie, dont le mari est juge d'instruction. Cette dame m'a toujours montré une grande sympathie et s'intéresse à moi. Je pensais que par elle, ou plutôt par son mari, j'aurais les renseignements de première main sur l'épouvantable affaire de l'avenue d'Orléans.

Je ne me trompais pas, comme vous allez le voir...

Mais, d'abord, je voulais passer rue des Vosges, entrer au n° 5, pour m'assurer si l'on était réellement venu, afin de vous arrêter, ainsi que j'avais cru le comprendre...

Vous n'ignorez pas, monsieur Darun, que je suis, de mon métier, corsetière, et que j'ai travaillé, aussi à ce titre, plusieurs fois, pour votre... malheureuse femme... Elle avait été très satisfaite de moi... et c'est de la sorte, en me rendant chez vous pour mon travail, que je vous ai rencontré vous-même... que je vous ai connu un peu...

— Je me le rappelle très bien, dit-il.

— Et que j'ai appris sur votre compte... sur votre vie... quelques détails... qui font que je sais mieux... et que je sais plus ce qui vous regarde... que vous ne le croyez.

— Ah ! fit-il, en l'interrogeant d'un regard à la fois inquiet, timide et troublé, sous lequel Jeanne détourna les yeux, en rougissant avec quelque embarras.

— Mme Edouard Darun, reprit-elle aussitôt, comme pour éviter de répondre à cette interrogation muette, m'avait recommandée à une ou deux dames qu'elle fréquentait dans sa propre maison... ce qui m'avait procuré leur pratique et m'amenait assez souvent au n° 5 de la rue des Vosges.

— En effet, Elisa m'avait parlé de vous... Elle vantait votre habileté et votre goût...

— C'est ainsi, je le répète, qu'il m'arriva de vous rencontrer assez souvent, soit dans la rue, soit dans l'escalier même de la maison, à l'heure où vous rentriez de votre bureau... Oh ! vous ne me voyiez pas toujours... Vous aviez l'air préoccupé... parfois triste... Je me disais que vous ne paraissiez pas heureux... et je commençai à... m'intéresser à vous...

Sa voix tremblait un peu.

Elle vit qu'il allait l'interroger, et se hâta de continuer pour ne pas lui laisser le temps de poser la question qu'elle lisait dans ses yeux et sur ses lèvres.

— Je me dirigeai donc, poursuivit-elle, du côté de la rue des Vosges. J'avais un bon prétexte pour entrer dans votre maison.

Je dirais que j'allais chez Mme Louis, vous savez, la locataire du quatrième, au-dessus de qui vous demeurez...

— Oui... Je ne la connais guère que de nom, à peine de vue. Je ne crois pas lui avoir jamais parlé.

— Elle m'avait priée de passer chez elle pour un petit travail de réparation.

En arrivant au coin de la rue, et le n° 5 est tout près du boulevard Beaumarchais que j'avais suivi, je n'aperçus rien d'insolite que deux fiacres qui stationnaient un peu plus bas, vers la place des Vosges.

La vue de ces voitures me causa une vive commotion... Cela correspondait à ce que j'avais entendu dire, dans le rassemblement, que les agents de la Sûreté étaient partis dans deux fiacres...

Cela confirmait mes craintes.

Je n'hésitai plus.

M'avançant bravement, je descendis la rue jusqu'au n° 5, où j'entrai, de mon air le plus naturel.

Dans la loge de la concierge je distinguai un individu qui se dissimulait de son mieux derrière les rideaux du lit, de façon à rester inaperçu pour quelqu'un dont les soupçons n'eussent pas été excités déjà.

— Mme Louis est-elle chez elle ? demandai-je à la concierge.

— Oui... oui... fit-elle vivement. Vous n'avez qu'à monter.

Je la remerciai et me dirigeai vers l'escalier ; mais avant de monter, feignant de boutonner ma bottine, je m'arrêtai, écoutant.

J'étais hors de vue. J'entendis, néanmoins, l'homme remarqué par moi qui disait :

— Quelle est cette jeune fille ?

— C'est une petite ouvrière qui rapporte ou vient chercher de l'ouvrace. Pourra-t-elle ressortir ?

— Sans doute. Il n'y a que ceux qui iront chez lui qu'on retiendra.

J'en savais assez, n'est-il pas vrai ? Et le doute n'était plus possible.

Cependant, je me décidai à monter jusqu'au cinquième, où je sonnai à votre porte.

Un homme vint m'ouvrir, et s'effaça pour me laisser entrer, sans rien me dire.

Mais cela ne faisait pas mon affaire. Je voulais rester libre de mes mouvements.

— Mme Louis ? demandai-je.

— Ce n'est pas ici.

— Ne suis-je donc pas au quatrième ? fis-je d'un air étonné.

— Non, vous êtes au cinquième.

— Ah ! pardon, répondis-je en riant. Je suis montée trop haut... Je suis si distraite !

Et je redescendis vivement.

L'homme s'était avancé sur le palier, et, penché sur la rampe, me suivait des yeux. Il voulait s'assurer de la vérité de ma réponse.

Je sonnai à la porte de Mme Louis, qui vint m'ouvrir elle-même et s'écria :

— Ah ! vous voilà, mademoiselle... vous êtes en retard... je vous attendais !

L'agent qui me guettait, rassuré par ces paroles, se retira, et j'entrai chez ma cliente, où je restai environ une demi-heure.

Jeanne s'arrêta un instant.

— C'était ce qu'ils appellent une *souricière* ! murmura le jeune homme, qui, maintenant, semblait absorbé par l'intérêt que lui inspirait le récit de Jeanne Lattey.

— Je demeurai peu chez Mme Louis, continua Jeanne. J'essayai de l'interroger, adroitement, mais je constatai qu'elle ne savait encore rien, et, dès que je fus libre, je m'échappai, pour courir, cette fois, chez Mme Renaud de la Renaudie, puisqu'il n'était pas douteux qu'on venait pour vous arrêter, et que, par conséquent, vous étiez accusé...

— Voilà ce que je ne comprendrai jamais ! balbutia M. Darun.

— Vous comprendrez bientôt...

Je trouvai Mme de la Renaudie qui me reçut aussitôt.

J'avais préparé ma petite entrée. Il s'agissait, après tout, de lui conter la vérité, à savoir qu'en revenant de Montrouge j'avais vu un rassemblement... que je m'y étais mêlée... que j'avais cru comprendre qu'on supposait que la femme... coupée en morceaux... était une dame Elisa Darun... que je connaissais, ayant travaillé pour elle... et que je venais me mettre à la disposition de la justice... si je pouvais lui fournir quelques renseignements utiles, etc.

Je crus que Mme de la Renaudie allait me sauter au cou.

— Cela tombe à merveille, s'écria-t-elle. C'est justement mon mari qui est chargé de l'instruction de cette horrible affaire. — Il vient de rentrer pour manger une bouchée, car, depuis ce matin, il n'a pas désemparé, ne quittant point la maison du crime, interrogeant, réunissant tous les témoignages... Il retournera au Palais dans un quart d'heure... Je vais vous présenter à lui...

Ce qui fut fait.

Ici, la voix de Jeanne faiblit ; elle eut un court frisson.

— Qu'avez-vous ? demanda le jeune homme, d'un accent troublé.

— Je quitte seulement le juge d'instruction, reprit-elle avec effort. — Il m'a emmenée avec lui...

conduite à la Morgue. On m'a mise en présence des débris... de ce corps de femme... Quel affreux spectacle !...

— Pourquoi... pourquoi vous a-t-on imposé cette torture ? s'écria M. Darun, devenu tout à fait livide.

— M. de la Renaudie supposait qu'en essayant des corsets à Mme Darun... j'avais pu remarquer quelque signe particulier... On me demanda les mesures que j'avais prises... Je me les rappelais... On mesura le tronc... dont les bras et les jambes ont été détachés avec une férocité inouïe... pour s'assurer si cela concordait... Car c'est bien Mme Darun qu'on croit être la victime de cet horrible assassinat.

— Et les mesures étaient exactes ?

— Oui... à peu près.

— Oh ! c'était bien elle ! fit le jeune homme d'une voix sourde.

— La justice en est convaincue... Beaucoup de témoignages recueillis semblent le prouver... On m'a présenté un mouchoir brodé avec son initiale, une boucle d'oreille...

— Et vous les avez reconnus ?

— Oui...

— Plus de doute, alors !

— On m'a demandé si votre femme ne s'était jamais plainte de vous... ne m'aurait pas, par exemple, parlé de votre jalousie... ou si je n'avais pas quelque sujet de supposer que... la légèreté de sa conduite... eût pu vous irriter contre elle... et troubler votre ménage...

Jeanne avait baissé les yeux.

— Vous vous taisez ?

— Je répondis qu'elle ne m'avait jamais parlé de tout cela... et que je n'avais rien remarqué...

— Ah !

— Mais d'autres personnes... ont parlé différemment... Et cela contribue à vous faire soupçonner, accuser...

— Infamie !

— Il faut bien que je vous mette au courant de la situation... que je ne vous en cache aucun des dangers !

— Mais je ne puis demeurer diffamé et déshonoré aux yeux du monde, accepter...

— Ce n'est pas en vous livrant que vous prouverez votre innocence.

— Est-ce en me cachant, alors même qu'il me serait possible de me cacher longtemps ?

— Nous verrons cela... plus tard. — Mais tout ce que vous auriez dit... tout ce que vous diriez à présent pour vous justifier ne servirait de rien... Il paraît que vous avez été bien imprudent !

— Imprudent, moi !

— Oui, dans tous vos actes, depuis vingt-quatre heures !

— Ah ! je suis maudit ! balbutia-t-il.

VI

OU ÉDOUARD DARUN SE DÉCIDE A PARLER

Jeanne continua de cet accent persuasif que les femmes savent prendre et qui a tant d'action sur certains hommes chez lesquels le sentiment et le cœur ont plus d'empire que le cerveau et la froide raison.

— Non... ne vous désespérez pas... Vous arriverez, un jour ou l'autre, à triompher, à prouver votre innocence... Vous ne le pourriez pas aujourd'hui...

— Mais...

— Que feriez-vous ? — Vous diriez la vérité, n'est-ce pas ?

— Certes !

— Et cette vérité, qui vous a compromis aux yeux de la justice, continuerait de vous compromettre... vous ferait peut-être condamner.

— Je ne puis pourtant pas mentir !

— Non... et puis ce serait inutile et encore plus dangereux. Il est trop tard, maintenant, pour revenir sur les faits acquis.

— Que faire alors ?

— Il faut m'écouter, me croire... croire que je suis une amie sincère... et dévouée... si vous consentez à accepter l'amitié et le dévouement de l'orpheline, de la pauvre petite ouvrière... qui ne peut vous offrir que cela !

— Oh ! mademoiselle... Mademoiselle Jeanne !... s'écria-t-il, entraîné par la douceur communicative et l'héroïsme simple de cette jeune fille qui venait à lui quand tout le trahissait, quand tous l'eussent abandonné.

Il lui saisit la main, la porta à ses lèvres et partit enfin en sanglots.

— Pleurez ! lui dit-elle. Cela vous soulagera.

Deux larmes, en même temps, coulaient sur les joues de la jeune fille qui, profitant de ce qu'il avait le front incliné et ne la voyait pas, le contemplait d'un regard où se lisait tout le secret d'un grand amour mal contenu.

— Si vous saviez, murmura-t-il, combien je suis malheureux... combien triste a été mon existence !

Elle se pencha vers lui, effleura presque de ses lèvres entr'ouvertes, — dans un geste si discret, qu'il n'en sentit rien, — les cheveux bruns du jeune homme, en disant à demi-voix :

— Je le savais !

— Vous !

Il releva la tête et la regarda avec une expression de surprise attendrie et de laisser-aller, d'abandon un peu enfantin, qui révélait brusquement le fonds réel de sa nature.

— Vous saviez... voilà déjà deux fois que vous me dites cela... Comment se fait-il que vous me connaissiez si bien, quand, moi, je vous connais si peu ?

Elle eut un sourire doucement mélancolique et comprima le soupir qui soulevait sa poitrine d'aspect virginal.

— C'est mon secret ! fit-elle avec une gentillesse sur laquelle s'étendait la demi teinte de quelque tristesse du cœur.

— Il faut me le dire, pourtant... je vous en supplie.

— Mais il ne s'agit pas de moi... il s'agit de vous, monsieur Darun. — Parlons de vous... de vous seul !... Avez-vous à présent un peu confiance en mademoiselle Jeanne Lattey ?

— Oh ! complète, absolue !

— Pensez-vous qu'elle n'ait que de bonnes intentions pour vous et le désir de vous sauver ?

— Oui, oui... Ne suffit-il pas de vous voir pour sentir tout ce qu'il y a de bon et d'honnête en vous ?

Une lueur de joie passa dans les yeux bleus de la jeune fille.

— Jusqu'à présent, vous ne vous en étiez guère douté, pourtant ! répliqua-t-elle; et nous nous étions rencontrés souvent... Mais vous m'aviez regardée... sans me voir.

— C'est vrai !... Je m'absorbais en moi-même.

— Comme tous ceux qui souffrent.

— Qui vous a appris à lire de la sorte dans le cœur ?

« Mon cœur ! » pensa-t-elle. — Mais elle garda cette réponse pour elle, et dit seulement :

— La situation est trop grave pour que nous perdions du temps ! — Il ne suffit pas que vous soyez sauvé, momentanément ; — il faut que vous le soyez d'une façon définitive...

— Comment ?... murmura-t-il. Cela n'est pas possible, au point de vue matériel. — Si la justice me recherche, elle finira toujours par me trouver... et, je vous l'ai déjà dit, je ne suis pas homme à rester sous le poids de cette accusation infamante, dont l'idée seule me fait horreur et me rendrait la vie insupportable.

— Nous verrons cela... peut-être trouverons-nous un remède à ce qui vous paraît sans remède... Mais...

— Mais ?...

— J'aurais besoin de connaître quelques détails que j'ignore... de savoir bien nettement ce qui vous a si terriblement compromis... Voulez-vous me raconter ce qui s'est passé entre vous et votre femme, hier au soir ; — me raconter ce que vous avez fait, depuis qu'elle a disparu... si vous me croyez digne ?...

— Oh ! Mademoiselle... s'écria-t-il, en lui tendant la main dans un élan de reconnaissance qui ne laissait aucun doute sur ses sentiments, et en enveloppant la jeune fille d'un regard dont l'expression inconsciente fit qu'elle baissa les paupières.

Néanmoins, elle posa légèrement sa petite main d'enfant dans celle qu'on lui tendait, mais elle ne l'y laissa pas.

— Eh bien ! je vous écoute, fit-elle seulement.

— Hier au soir, commença-t-il d'une voix qui tremblait un peu, Elisa, ma femme, après notre dîner, s'apprêta à sortir. Elle m'en avait prévenu, en rentrant... cela lui arrivait assez souvent... depuis quelque temps... Vous connaissez, sans doute, notre situation... d'ailleurs, je ne la cache point. Je n'ai pas de fortune.... J'ai un emploi à l'Hôtel de Ville, qui me rapporte... ou plutôt qui me rapportait deux mille francs par an... car le voilà perdu... si je suis accusé !... poursuivi !... Ah ! je ne crois pas qu'il y ait d'homme plus cruellement frappé que moi !...

— Est-ce que vous n'êtes pas artiste également ?... Est-ce que vous ne vous occupiez pas de peinture ?

— En effet... autrefois... j'avais le goût de la peinture... mais le temps m'a manqué toujours pour y travailler... et, depuis mon mariage... il y a deux ans, j'y ai, pour ainsi dire, renoncé...

— Pourquoi ?

— Ma femme, voyant que cela ne rapportait rien, trouvait que c'était du temps gâché, et, dans mon désir d'augmenter le plus possible son bien-être matériel, j'avais jeté de côté mes pinceaux, afin d'occuper mes heures libres à des travaux supplémentaires de copie que je faisais, soit à mon bureau, soit chez moi.

— Est-ce que les tableaux que j'ai vus dans votre salon sont de vous ?

— Oui.

— Moi, je les trouve très beaux ! fit-elle naïvement.

Il passa sur le visage du jeune homme, en entendant ces paroles, une expression de ravissement d'abord, ensuite de tristesse, et il répliqua :

— Ce n'était pas l'avis d'Elisa. — Elle se moquait sans pitié de ce qu'elle appelait mes croûtes !

Il y eut un court silence.

— Elisa, reprit-il tout à coup, comme pour échapper à quelque réflexion pénible, — était, elle, véritablement artiste, et musicienne jusqu'au bout des ongles. — Son talent sur le piano... qu'elle avait appris à Saint-Denis, où elle a fait son éducation... en sa qualité de fille d'officier pauvre... était des plus remarquables. Quand nous fûmes mariés, comprenant qu'avec ce que je gagnais nous resterions dans une gêne voisine de la misère, elle se décida à reprendre les leçons qui lui donnaient le pain quotidien avant que je la connusse.

— Oui, je sais... fit la jeune fille.

— Je vous avouerai, poursuivit Edouard, que cela me fut très pénible... pour plusieurs raisons... J'aimais passionnément ma femme... et j'éprouvais une sorte d'humiliation à constater que mon travail seul était insuffisant pour la nourrir... pour lui procurer les joies et le bien-être qu'il est si naturel d'assurer à celle qu'on aime, qu'il est si doux de pouvoir lui offrir... puis, ses leçons ne tardèrent pas à l'absorber complètement... surtout dans les derniers six mois... Elle était toujours dehors... Nous ne nous voyions plus guère qu'à l'heure du repas du soir... De mon côté, je travaillais comme un nègre... Le peu d'heures que, par hasard, nous passions ensemble, quand ses leçons en ville lui laissaient quelque répit... je n'en jouissais pas même... puisque je devais les employer à l'écrasante besogne de mes travaux administratifs supplémentaires...

Ce n'était plus un intérieur... ce n'était plus un ménage... mais l'association de deux travailleurs réunissant leurs salaires plus que leurs existences... Tout le charme de la vie à deux avait disparu...

— Elle avait beaucoup... beaucoup de leçons ?

— Oui, sans doute... et, malgré cela, notre vie matérielle restait des plus mesquines... on paie si mal ces leçons de piano... Puis, elle n'avait guère le temps de veiller à notre intérieur... Quand elle rentrait, elle était fatiguée... Mais vous devez comprendre cela mieux que personne... vous qui vivez de votre travail... et je ne m'explique même pas comment votre petit ménage peut être si bien tenu... ajouta-t-il en jetant un regard presque d'envie autour de lui, à travers cette chambrette brillante de propreté, où régnait un ordre coquet fait de rien, et qui lui donnait l'aspect d'un nid, dont Jeanne eût été l'oiseau.

— Oh ! répliqua celle-ci, c'est bien simple. Je me lève un peu tôt, je me couche un peu tard. Les journées sont très longues... on a le temps de tout faire... D'autre part, je travaille chez moi... je gagne moins qu'à aller dehors... seulement, je suis plus indépendante... Continuez, je vous prie.

— Donc, reprit Edouard, ce soir-là, Elisa s'apprêtait à sortir.

Il s'arrêta, parut embarrassé.

Jeanne évitait de le regarder.

— Je... je dois vous dire, ajouta-t-il enfin avec effort, que, depuis un certain temps... j'étais devenu un peu... jaloux...

La jeune fille leva sur lui ses grands yeux bleus, puis les détourna tout à coup.

Evidemment, elle comprenait l'embarras de son hôte et ne voulait pas l'augmenter.

Lui était devenu très pâle.

— Est-ce que vous aviez remarqué ?... demanda-t-elle timidement.

— Rien de positif... Cependant, je trouvais... je ne sais comment dire !... Les façons d'Elisa, à mon endroit, me paraissaient si froides... si indifférentes... Elle attribuait cela à la fatigue... à l'ennui que lui causait notre gêne matérielle... Je savais qu'elle rêvait une autre existence... Puis, il [illegible] paraissait singulier qu'elle eût tant de leçons, le soir, à une heure où elles sont le plus rares généralement... enfin... enfin... j'étais jaloux !...

— Quand on aime... c'est naturel ! dit Jeanne.

— N'est-ce pas ? — D'ailleurs, j'ignorais absolument chez qui elle allait... le nom et l'adresse de ses élèves... Dès le début, cela s'était passé ainsi... Par caractère, je suis confiant... et j'ai le respect de la liberté d'autrui... Au commencement, je n'y pensais pas... J'écoutais ce qu'elle me disait... je ne songeais pas à l'interroger... Plus tard, le pli était pris. Quand je voulus m'informer plus nettement, elle se blessa... Nous eûmes des explications... pénibles... et qui ne m'apprirent rien... Bref... trois jours avant celui dont je vous parle... je m'étais assuré que les rares adresses que j'avais pu tirer d'elle...

— Étaient fausses ? interrompit vivement Jeanne Lattey.

— Non, pas tout à fait... seulement, elle y allait moitié moins souvent qu'elle ne m'avait dit... et à d'autres heures que celles désignées par elle.

La voix du jeune homme tremblait, et ce fut avec des larmes mal contenues qu'il ajouta :

— Cette découverte me causa un affreux serrement de cœur.

— Du courage ! dit la jeune fille doucement, en lui prenant à son tour les mains qu'elle serra d'une pression rapide. — Vous n'étiez pas heureux... je m'en doutais...

— Vous vous en doutiez ? répéta-t-il avec surprise.

— Ne m'interrogez pas... Poursuivez votre récit.

— Eh bien... ce soir-là... je m'étais résolu à la suivre. — Cependant, il y a dans l'espionnage quelque chose de si répugnant... puis... méprisez-moi de ma faiblesse... si vous voulez... j'avais peur de savoir...

— Vous êtes bon, fit Mlle Lattey ; et vous aimiez !

— Je la priai donc de renoncer à sa sortie.

« Tu écriras que tu as été malade », lui disais-je.

— Impossible ! répliqua-t-elle sèchement. — C'est une nouvelle maison où l'on doit me présenter... Et nous sommes trop misérables... pour que je renonce à un gain probable.

Je n'insistai plus. Ce mot : « nous sommes trop *misérables* », m'avait blessé. Nous étions pauvres, mais cela n'allait pas jusqu'à la misère. Avec mes travaux extraordinaires... je me faisais trois mille francs par an. Elle gagnait environ dix-huit cents francs...

— Mais c'est la fortune, cela ! s'écria Jeanne.

— Pour vous peut-être... pour une autre femme ayant des goûts plus simples... pour elle, non... Donc, elle mit son chapeau, prit ses gants et sortit... sans me présenter même le front, pour un baiser banal, et sans un mot d'adieu.

Dès qu'elle eut fermé la porte, et que je n'entendis plus son pas dans l'escalier, je m'élançai sur ses traces.

VII

SUR LA PISTE

— Au moment où j'atteignais la porte cochère, continua le jeune homme, j'aperçus la silhouette d'Élisa se dirigeant du côté du boulevard. — Cela ne m'étonna pas. — D'après ce qu'elle m'avait dit, ou ce que j'avais cru entrevoir dans ses paroles, plutôt, la maison où elle se rendait devait être dans la direction de la Madeleine...

— Elle vous avait nommé la rue ? interrompit Jeanne.

— Je le crois... J'en suis même certain... Il n'est pas douteux que je le savais à cet instant... mais depuis, les événements atroces qui se sont succédé m'ont tellement troublé... que ce nom a fui de ma mémoire... Bien que je le cherche, sans cesse, je ne puis me le rappeler, et je serais incapable de le dire à présent.

— Voilà qui paraîtrait bien invraisemblable à un juge d'instruction, croyez-moi, et qui tournerait contre vous !

— En effet !... Cependant, qui, à ma place et frappé aussi cruellement que je le suis, qui donc n'eût perdu la mémoire ?

Quoi qu'il en soit, si Élisa devait se rendre du côté de la Madeleine, soit qu'elle allât à pied, soit qu'elle prît l'omnibus, il était naturel qu'elle suivît le boulevard.

Je pensais, moi, qu'elle irait à pied, car elle prétendait toujours qu'à moins de cas exceptionnels, elle économisait même les trente centimes de l'omnibus ; elle expliquait, de la sorte, l'heure tardive à laquelle souvent elle rentrait à la maison.

Ce soir-là, ce qui pouvait être le plus favorable à la réussite de mon projet, c'était qu'elle ne montât dans aucune espèce de véhicule, car il est beaucoup plus facile de suivre une personne à pied. Mais, arrivée au bout de la rue, elle tourna à droite, et je dus hâter le pas pour ne point la perdre de vue, au cas, qui me parut dès lors probable, où elle prendrait la tête de ligne place de la Bastille.

En effet, en suivant le boulevard Beaumarchais, dans le sens qui la rapprochait de la rue Saint-Antoine, elle tournait le dos à la Madeleine... et, à moins qu'elle n'eût menti... Le cœur me battait avec violence. — Maintenant, la honte de cet acte d'espionnage m'avait quitté. Je me passionnais à cette poursuite, et le sentiment qui me dominait, qui, brusquement, avait éteint tous les autres, était un désir ardent, aveugle, de savoir où elle allait.

Jusqu'alors j'avais lutté contre ma jalousie, contre mes soupçons... Je ne voulais pas entendre la première, j'écartais les seconds... Dès que je me fus décidé à suivre ma femme, dès que j'eus fait quelques pas derrière elle, en me cachant d'elle, je fus comme un autre homme...

Le doute avait disparu de mon esprit... Ce n'était pas seulement une conviction, c'était une certitude absolue pour moi qu'elle avait menti... qu'elle n'allait pas où elle m'avait dit... que sa sortie la conduisait à quelque but, encore inconnu de moi, mais qui ne pouvait être que criminel !...

— Et cette certitude s'est confirmée ? s'écria vivement Mlle Lattey.

— Oui et non !

Il porta ses mains à sa tête, qu'il serra d'un geste convulsif.

— Je ne devais pas savoir la vérité... Je ne la sais pas... Je ne la saurai jamais !... Je me débats au milieu des ténèbres... J'en ai vu assez pour l'accuser... Je n'en ai pas vu assez pour dire : — C'est vrai !

— Calmez-vous, et achevez votre récit.

— Vous avez raison... Excusez-moi... J'ai des moments de désespoir dont je ne suis pas maître... Où en étais-je ? Ah ! m'y voici. — Vous savez qu'à l'angle du boulevard et de la place, à la hauteur du restaurant des *Quatre Sergents de la Rochelle*, il y a une station de voitures ?

— Sans doute.

— Élisa s'y arrêta brusquement, puis, se retourna

[illegible] pour s'assurer qu'elle n'était pas suivie.. Je n'eus que le temps de me jeter dans l'ombre protectrice d'un kiosque de marchand de journaux.

Il est certain qu'elle ne me vit pas, car, à mon extrême surprise, elle monta dans le dernier des fiacres de la file, celui qui se trouvait le plus rapproché de moi... Un bec de gaz y jetait sa lumière crue... Je n'étais pas très éloigné, et j'ai la vue excellente. Je lus donc le numéro de la voiture... Je l'ai là encore dans les yeux... C'était le numéro 3729.

Cet acte, de la part d'Elisa, qui prétendait ne jamais prendre de voiture de place... et, d'ailleurs, dans l'état de nos finances, c'était un luxe que nous devions nous interdire presque absolument, l'un et l'autre... ne pouvait que confirmer encore mes soupçons.

Un dernier sentiment de lâcheté s'empara de mon cœur... Inconsciemment, je m'élançai vers le fiacre, afin d'arrêter Elisa, de lui dire que j'étais là... C'était me condamner à ne rien apprendre... Et c'était ce que voulait mon instinct... Il y a des vérités qu'on a terreur de connaître... Mais avant que je l'atteignisse, la voiture était déjà partie, et se dirigeait en passant devant les magasins de nouveautés des *Phares de la Bastille*, vers le pont d'Austerlitz.

Alors, tout-à-coup, une fureur froide s'empara de moi.

Ce soir-là, voyez-vous, mademoiselle, je ne m'appartenais pas... J'obéissais à des impulsions irréfléchies, violentes, contradictoires, qui se succédaient avec une rapidité foudroyante, sans aucune transition appréciable.

Je sautai donc en fiacre à mon tour, après avoir montré au cocher le fiacre qui s'éloignait, en disant :

— Suivez cette voiture... ne la perdez pas de vue.

Le cocher comprit la situation, car il saisit les rênes avec empressement, sachant, par expérience, que ces courses-là sont les mieux payées.

— Et vous donneriez tous ces détails au juge d'instruction, si vous vous trouviez en face de lui ? demanda Jeanne Lattey.

— Je voudrais l'éviter... Il m'est pénible, vous le comprenez, d'avouer à un étranger... que je doutais de ma femme... que j'étais jaloux... Ce serait accuser... ce serait presque déshonorer la malheureuse...

— Et, pourtant, vous seriez contraint de parler... Ne devinez-vous pas les conséquences atroces qu'on en tirerait ? Un mari jaloux, dirait-on, est capable de tout.

— J'aurais donc raison de me taire ?

— Ce serait encore plus grave... et ce serait inutile. La police a retrouvé les deux cochers, le vôtre et celui qui conduisait votre femme... Vous ne pourriez rien cacher ! — Continuez. — Vous avez suivi la voiture jusqu'à...

— Jusqu'à l'avenue d'Orléans. — Le chemin, ignorant où j'allais et combien de temps j'irais, me parut d'une longueur insupportable. — J'appelais et je redoutais à la fois l'instant où le fiacre s'arrêterait, où j'en verrais descendre Elisa, où mon sort et le sien se décideraient d'une façon irréparable.

En effet, il était bien évident qu'elle m'avait menti, qu'elle se rendait, en cachette, dans un quartier dont je ne lui avais jamais entendu parler, et qui était à l'opposé de celui où elle m'avait dit être attendue.

Qui donc l'attendait là où elle allait ?

S'il s'était agi d'une nouvelle leçon de piano, eût-elle agi comme elle faisait ?

— Cela n'est pas probable, dit faiblement Jeanne. Mais les apparences trompent beaucoup, et on n'a pas le droit de condamner, tant qu'on n'a pas vu... de ses yeux vu...

— Hélas !... C'est là un des côtés les plus affreux de mon affreuse situation... Je ne puis ni l'estimer ni la mépriser, ni l'aimer à présent, ni la haïr, et je me débats dans le vague, dans l'incertain... Tout est possible... tout est à croire... rien n'est prouvé...

— Il faut la plaindre... et il faut vous sauver !

— Ah ! mademoiselle... mademoiselle Jeanne, vous êtes la seule personne qui m'ait dit les paroles qui consolent et qui réconfortent... et, malgré l'horreur de ma situation, depuis que je suis près de vous, chez vous, il me semble que je respire une atmosphère pleine de douceur apaisante...

— Vrai ! s'écria-t-elle avec joie. — Vous me faites bien heureuse, en me disant cela !

Elle se tut, puis reprit presque aussitôt avec une finesse féminine :

— Cela prouve qu'il faut m'écouter, me croire et suivre mes conseils.

— Je ne demande pas mieux ! — N'ai-je pas déjà commencé ?

— Ce n'a pas été sans peine ! Mais continuez... continuez ! ajouta-t-elle, ainsi qu'elle faisait toujours, quand leur conversation prenait un caractère plus intime.

Le visage de M. Darun, qui s'était éclairci, pendant une minute, s'assombrit de nouveau, et il continua, en ces termes :

— Je connais fort mal le quartier de la gare de Sceaux, et, dans mon trouble, j'aurais même ignoré où j'étais au juste, si, en passant, je n'avais aperçu le *Lion de Belfort*.

Devant moi, s'étendait l'avenue d'Orléans, fort déserte, dès que la nuit avance.

Il circulait si peu de voitures sur cette large voie, que mon cocher ne craignant plus de perdre de vue le coupé qu'il suivait, et craignant que la personne quelconque qui occupait ce coupé ne constatât la poursuite dont elle était l'objet, — que mon cocher, dis-je, avait ralenti l'allure de son cheval, et que la distance qui séparait les deux fiacres s'était considérablement augmentée.

Tout à coup, il cessa de marcher.

Je penchai la tête en dehors de la portière, pour lui demander la cause de ce brusque arrêt.

Du bout de son fouet, il me montra l'autre voiture, arrêtée également contre le trottoir de gauche.

Ma femme avait ouvert la portière.

Je la vis sauter légèrement à terre et s'approcher du siège de son cocher pour le payer, sans doute.

Elle était donc arrivée !

Je descendis à mon tour, ne m'inquiétant plus d'être vu par elle, tant mon émotion était grande...

J'étais comme fou !

Je payai également mon cocher, sans songer que j'aurais pu le garder...

— Ce qui aurait mieux valu ! interrompit Jeanne. « Il y aurait un témoin de vos actes... tandis...

— Tandis qu'il n'y en a plus !.! — c'est vrai ! continua M. Darun avec découragement. — Mais pouvais-je prévoir l'horreur des suites ?...

Il eut un frisson, et ajouta :

— Quand j'eus payé, je me retournai pour m'élancer et rejoindre Elisa, ou pour continuer de la suivre...

— Eh bien ?

— Elle avait disparu !

— Et la voiture ?

— La voiture s'éloignait en remontant l'avenue, d'une allure qui ne me laissait aucun espoir que je pusse l'atteindre.

Du reste, je n'y pensai même pas sur le moment. Ma femme n'y était plus... et c'était elle que je voulais retrouver.

Je partis en courant, me disant qu'elle avait

tourné peut-être le coin d'une rue dont j'entrevoyais l'amorce près de l'endroit où Elisa avait mis pied à terre.

La rue était déserte... j'en lus le nom sur la plaque... C'était la rue Dareau.

Cette rue très solitaire, assez courte, est coupée, environ à moitié de sa longueur, par une rue transversale qui porte le nom de rue Hallé.

Peut-être avait-elle pris cette rue... mais de quel côté ? — Il eût fallu pour cela qu'elle marchât avec la rapidité d'un oiseau qui vole. — Néanmoins, je m'engageai d'abord dans la portion de droite... que je parcourus en vain... puis, rétrogradant, je m'engageai dans la portion de gauche... Rien... toujours rien !...

On eût pu se croire à cent lieues de Paris, tant ces voies étaient mornes, désertes, silencieuses, paraissaient inhabitées. — Pas une boutique d'ouverte ! — Pas une lumière aux fenêtres...

En suivant ces rues, alternativement, arrivé à une certaine hauteur, je retrouvais d'autres rues qui me ramenaient à l'avenue d'Orléans.

J'y revins machinalement... Je m'arrêtai à l'endroit où il me semblait que ma femme s'était arrêtée elle-même.

Il y avait là un magasin dont la large devanture était fermée. La porte d'entrée était beaucoup plus bas ; — et j'avais la certitude qu'Elisa, en quittant la voiture, ne pouvait qu'avoir remonté en une direction qui l'éloignait de moi.

Que faire ?

Je restai là, hébété, souffrant beaucoup... le cœur serré... la tête en feu... comme foudroyé par la certitude de quelque catastrophe épouvantable...

Je croyais qu'elle ne menaçait que mon bonheur à jamais détruit... hélas !

Enfin, je tendis l'oreille... Le bruit d'un pas venait jusqu'à moi...

VIII

LA FIN DE LA NUIT

— Qui était-ce ? demanda vivement la jeune fille.

— Vous allez le savoir. — Sur le moment, ce fut un soulagement que le bruit de ce pas encore lointain. — Si c'était elle !

Le cœur humain est une si étrange chose, et je suis si peu fait pour haïr, les sentiments de colère et de mépris pour autrui, — bien que je sois capable d'emportements passagers, — me sont si pénibles, si pesants, qu'à l'idée de la revoir, ce fut presque un mouvement de joie qui s'empara de moi... Il me sembla que ce fait qu'elle revenait démontrait son innocence.

Elle allait peut-être me prouver que c'était bien pour s'entendre au sujet d'une nouvelle leçon de musique qu'elle était sortie...

Prendre une voiture de place pour se rendre dans ce quartier désert n'avait rien de coupable en soi, était, au contraire, tout naturel...

J'avais bien l'idée qu'elle m'avait parlé du quartier de la Madeleine ; mais je pouvais avoir confondu, m'être trompé...

Peut-être n'était-ce pas pour ce soir-là, ou ne devait-elle s'y rendre qu'après avoir fait cette première course.

J'étais si troublé que je ne songeais même pas à l'heure avancée... qui faisait que les tramways de Montrouge et de Châtillon, rencontrés par moi, au début, ne marchaient plus.

Cependant, toutes ces illusions ne tardèrent point à s'envoler. — Ce bruit de pas se rapprochait, et à mesure qu'il se rapprochait, qu'il devenait plus distinct, il n'y avait plus moyen de le prendre pour un pas de femme. — Il était lourd, pesant, régulier.

Enfin, au tournant de la rue Dareau, apparut un homme.

C'était un gardien de la paix.

Je courus vivement à lui.

Cet agent faisant sa ronde dans le quartier, pourrait, sans doute, me donner un renseignement... Si Elisa avait passé près de lui, il l'aurait remarquée...

Voyant que j'avais affaire à lui, il s'arrêta.

— Pardon, lui dis-je, n'auriez-vous pas croisé, tout à l'heure, une jeune femme marchant vite ?

— Une jeune femme ? fit-il, en me regardant aussitôt d'un air à moitié narquois, à moitié défiant. — Où cela ?

— Ici, aux environs, dans l'une des rues que vous venez de traverser...

— Rue Hallé ou rue Dareau, alors ?

— Oui, peut-être, je ne sais pas...

— Je n'ai pas remarqué ! — Comment est-elle faite ?

— Assez grande, très brune, jeune, mise élégamment, tout en noir... avec une voilette...

— Non... je n'ai rien vu ressemblant à ça. — Qu'est-ce que vous lui voulez à cette personne ?

— C'est ma femme ! répondis-je avec quelque embarras, qu'augmenta son regard, accompagné d'un sourire qui indiquait qu'il ne croyait pas un mot de ma réponse.

— Votre femme ! répéta-t-il. — Et vous ne savez pas où elle est ?

Je ne pouvais raconter mes soupçons et mes angoisses à cet agent. J'inventai une fable quelconque.

— Elle m'avait donné rendez-vous ici, lui dis-je. Je devais venir la reprendre chez des amis où elle a passé la soirée... et...

— Et où sont ces amis ?

— Je ne me rappelle plus le numéro.

— Qu'est-ce que vous voulez que j'y fasse ? répliqua-t-il d'un ton assez bourru ; et, haussant les épaules, il s'éloigna de son pas lourd et rythmé de vieux soldat.

Mais il ne tarda guère à se retouner pour voir ce que je faisais.

J'étais resté sur place.

Il s'éloigna encore, puis s'arrêta de nouveau, à l'angle d'une rue, et je constatai qu'il m'observait.

Cette surveillance me parut insupportable.

Je comprenais bien que cet homme se défiait de ma présence en cet endroit, qu'il flairait quelque délit probable ou possible... qu'au moins il me prenait pour un coureur d'aventures plus ou moins avouables.

Je m'éloignai à mon tour, reprenant toujours le même chemin, tournant toujours dans le même cercle de petites rues qui me ramenaient toujours à l'avenue d'Orléans... et, chaque fois que j'y remettais les pieds, il me semblait distinguer, à distance, la silhouette du gardien de la paix qui me guettait et à qui mes allées et venues constantes paraissaient de plus en plus suspectes.

Une église s'élève non loin de là, près d'un carrefour appelé les Quatre Chemins.

Tout à coup l'heure sonna.

Je tressaillis.

C'était deux heures du matin.

J'éprouvai une sensation d'absolu découragement.

Qu'est-ce que je faisais là, à pareille heure ? Ma conduite me parut absurde.

Évidemment, j'avais perdu la trace d'Elisa. Évidemment, elle devait être rentrée à la maison, depuis longtemps...

L'idée qu'elle fût partie pour ne plus revenir, ne pouvait, n'est-ce pas, se présenter à mon esprit ?

— Oh ! non !

— Et je pouvais encore moins prévoir l'épouvantable crime...

Il s'arrêta tout frissonnant, ainsi qu'il lui arrivait chaque fois qu'il faisait allusion à ce crime dont nous ne connaissons encore que peu de détails.

— C'est alors que vous êtes rentré rue des Vosges, interrompit Jeanne, dont le doux et intelligent visage exprimait tout l'intérêt passionné pris par elle à ce récit, qui, cependant, ne lui apprenait rien qu'elle ne sût déjà en partie.

— Oui, fit-il. — J'étais brisé de fatigue, et cette fatigue me rendait un peu de bon sens, m'amenait à comprendre combien cette recherche à travers des rues inconnues de moi était absurde. — Cela ne pouvait me mener à rien.

Il était certain qu'Elisa avait dû pénétrer dans l'une de ces maisons qui m'entouraient, et que, depuis longtemps, elle en était ressortie pour retourner chez nous.

Le désir de rentrer, à mon tour, s'empara de moi avec la même violence que celui de la suivre s'en était emparé quelques heures auparavant, et je me mis à redescendre vivement l'avenue d'Orléans.

— Oubliant l'agent de police, dont vous venez de parler et qui vous surveillait à distance, sans que vous y songeassiez...

— Comment l'avez-vous appris ?

— Il l'a dit au juge d'instruction.

— Je comprends...

— Cet homme vous accompagna encore quelques instants, jusqu'à la hauteur de la gare de Sceaux ; puis, convaincu que vous vous éloigniez pour ne plus revenir, il reprit sa ronde ordinaire. — Et tout cela est bien malheureux ! murmura Jeanne pensive.

— Comment ?

— Ne sentez-vous pas vous-même, en m'écoutant, combien cela justifie les soupçons qui ont fini par se réunir sur votre tête ?

— Mais, au contraire, puisqu'il m'espionnait, il a bien vu mes actes...

— Il a vu que vous guettiez une femme... que vous la guettiez avec agitation...

— Eh bien ?

— Et quand il a cessé de vous surveiller, il ignore ce que vous êtes devenu, ce que vous avez fait !

— C'est vrai ! répliqua le jeune homme frémissant. — C'est vrai !... Ah ! c'est abominable !... Pouvais-je prévoir ?... Et d'ailleurs, est-ce que toute ma vie ne répond pas pour moi ?...

— Voyez-vous, reprit Jeanne, vous avez eu deux mauvaises inspirations : — La première, de suivre Mme Darun...

— Je souffrais tant !... Vous ne savez pas ce que c'est que d'aimer, de craindre de n'être pas aimé !

— Peut-être ! fit-elle si faiblement que c'est à peine s'il l'entendit.

D'ailleurs, il n'eut pas le temps de s'appesantir sur cette réponse, car la jeune fille ajouta aussitôt :

— La seconde, c'est d'être revenu chez vous.

— Je ne comprends plus.

— C'est bien simple, pourtant. Si vous étiez resté, vous auriez vu, sans doute, celui ou ceux qui ont accompli le crime ; ou, vous étant là, ils eussent dû aller plus loin... et votre présence surveillée jusqu'à la fin vous eût créé un alibi...

— En effet ! fit-il, la regardant avec une sorte de surprise admirative pour sa perspicacité. — Mais j'étais chez moi, avant trois heures du matin, et ce n'est qu'après cette heure que les assassins ont pu...

— Vous ignorez que la concierge du numéro 5 de la rue des Vosges, dormant profondément au moment où vous avez sonné, ne se rappelle point l'heure exacte à laquelle elle vous a tiré le cordon.

— J'en donnerai ma parole...

— La parole d'un homme soupçonné, accusé, n'a point de valeur.

Édouard Darun resta une minute accablé par la netteté de ces déductions.

— Mais, reprit la jeune fille, il faut que vous ayez marché bien vite pour n'avoir pas mis plus de temps à revenir du haut de l'avenue d'Orléans.

— Je marchais très rapidement, en effet, malgré ma fatigue... J'avais la fièvre et comme une hâte folle de regagner la maison, d'y constater la présence de ma femme.

A ce moment, je puis presque dire que mes soupçons, que ma jalousie, ne me préoccupaient plus. Ce qui dominait en moi, c'était une inquiétude lancinante, une vive et terrible appréhension, une terreur vague qui me serrait le cœur et me troublait le cerveau... Je ne marchais pas... je courais... Était-ce un pressentiment ? Oui, ce devait en être un... Plusieurs fois, dans ma vie, j'ai reçu de ces obscurs avertissements dont on ne comprend la portée que plus tard, lorsque les événements accomplis vous les expliquent et leur donnent une affreuse réalité.

— Pauvre ami ! soupira-t-elle très doucement avec une expression de touchante sympathie. — A votre retour, que s'est-il passé ?

— En arrivant dans notre appartement, je le trouvai dans l'obscurité... Cela ne m'étonna pas trop. — Elisa avait dû se coucher et s'était endormie, sans doute, après m'avoir attendu quelque temps.

Cette idée me rassura et me consola, pour ainsi dire.

S'il en était ainsi, si elle était calme et tranquille, malgré son absence inexplicable pour moi, c'est qu'elle n'avait rien à se reprocher, et qu'aux premières questions que je lui poserais, elle avait le moyen de dissiper tous mes soupçons, d'éclairer le mystère apparent de sa conduite.

Aussi, avant même de faire de la lumière, je me dirigeai à tâtons vers la chambre à coucher, je trouvai le lit... j'étendis la main...

Le lit n'était point défait, et il était vide !

J'eus une sueur froide.

Je ne pouvais en croire le témoignage de mes sens.

J'appelai : — Elisa ! Elisa !

Rien ne répondit.

En dehors de ma respiration que je percevais un peu courte et un peu haletante, il régnait autour de moi un silence de mort.

Je cherchai des allumettes.

Je n'en trouvai point.

Il devait y en avoir dans la cuisine.

Je m'y rendis... je ne sais comment...

Puis je revins avec de la lumière.

L'appartement était exactement tel que je l'avais laissé à mon départ.

Le lit, ainsi que le toucher me l'avait déjà révélé, était intact.

Je parcourus les pièces, l'une après l'autre, machinalement... mes dents claquaient... cherchant la preuve, une trace quelconque de son passage... un meuble dérangé... un chapeau ou un pardessus jeté sur une chaise... J'ouvris les armoires... afin de m'assurer que ses vêtements n'y étaient pas...

C'était absurde... mais je ne raisonnais plus... Je souffrais...

Enfin, je me laissai tomber sur un fauteuil où je restai jusqu'au matin, accablé, stupide, ne comprenant pas.

IX

LE MARI

Le jour naissant devait retrouver Edouard Darun, dont nous allons poursuivre, nous-même, le récit, pour plus de clarté, dans la position où nous l'avons laissé.

Le malheureux jeune homme n'avait point fermé les yeux une seule minute.

Il était resté là, l'oreille tendue au moindre bruit ; tressaillant au plus petit de ces craquements que le travail du bois des meubles, sous l'influence des changements de température, sème à travers le silence des nuits ; — courant à la fenêtre, s'élançant sur le balcon, — car il régnait un balcon tout le long de l'appartement, — chaque fois que le roulement sourd d'une voiture attardée semblait se rapprocher de la rue des Vosges.

C'était peut-être Elisa qui, retenue n'importe où, par n'importe quelle raison, revenait enfin chez eux !

Mais le craquement n'avait pas de suite ; mais la voiture passait sur le boulevard, devant la rue, sans y pénétrer, ou, si elle pénétrait dans la rue, passait devant la maison sans s'y arrêter.

Il faut avoir vécu les heures lugubres et énervantes de l'attente pour comprendre ce qu'elles apportent avec elles de torture morale, de surexcitation et d'abattement de tout l'être sensible.

Il faut avoir attendu une personne chérie en retard et sur le compte de laquelle on est inquiet, pour connaître quel écho violent éveillent dans le cœur tous ces bruits d'habitude indifférents, dont chacun pourrait amener le retour qu'on appelle de ses vœux ardents.

Pendant ces siècles, le mari parcourut la gamme entière de toutes les suppositions, jusqu'aux plus invraisemblables, aux plus absurdes, aux plus insensées.

Pendant ces siècles, son cerveau où battait la fièvre, où l'angoisse secouait toutes ses fibres l'une après l'autre, construisit vingt volumes de romans divers et contradictoires, — tous destinés à expliquer cette absence de sa femme, — et ne l'expliquant pas.

Il alla des fureurs de la jalousie poussée à son paroxysme, aux abattements qui nous livrent sans force à tous les pardons, — en se disant :

« C'est fini... Je la chasserai, si elle rentre... Je ne veux plus la voir, ni lui parler ! »

Puis, sentant tout à coup les larmes monter à ses yeux, comprenant qu'au moment où elle apparaîtrait devant lui, il la serrerait, peut-être, passionnément dans ses bras en lui criant :

« Enfin, te voilà donc ! »

Après tout, rien ne prouvait qu'elle fût coupable.

Il peut se faire qu'on ne puisse revenir. — On peut être retenu... on peut être malade ; — on peut ne pas trouver de voiture. — On peut être écrasé par quelque véhicule qui passe. — On peut être attaqué par des voleurs ou des assassins...

Si elle était morte !

A cette supposition, ses cheveux se dressaient, un frisson glacé lui courait le long du dos.

Il se croyait aussi malheureux qu'il soit possible de l'être.

Quelle erreur !

Tant qu'il reste un espoir, une lueur dans la nuit où se débat l'esprit, — le malheur n'est pas complet.

C'est seulement devant l'irréparable qu'on en savoure bien toute la cruauté ; c'est alors que toutes ces souffrances qui vous faisaient hurler auparavant vous paraissent presque du bonheur relatif.

Qu'importent les larmes, s'il reste une espérance, si fugitive, si lointaine, si hors d'atteinte qu'elle paraisse ?

Les larmes qui brûlent sont les larmes que le baiser de celle qu'on pleure ne pourra plus jamais, jamais essuyer !

Quand il cessait de la croire morte, Edouard se figurait qu'Elisa, lasse de lui, l'avait quittée pour ne plus revenir, et cette idée lui causait un autre genre de douleur qui lui semblait aussi intolérable.

Enfin le jour vint.

Ce fut un soulagement pour le jeune homme.

D'abord les premiers rayons de la lumière matinale amènent avec eux presque toujours un peu d'apaisement et une détente des nerfs.

« C'est le moment où elle va rentrer ! » pensait-il.

Tout ce qui pouvait l'avoir retenue, pendant la nuit, n'existait plus.

Mais si elle tardait encore ?

Si la journée s'écoulait comme s'était écoulée la nuit ?

Que ferait-il ?

Que dirait-il ?

Les Darun n'étaient pas assez riches pour avoir une bonne à demeure.

Chaque matin, une femme du voisinage venait pour les gros ouvrages.

Elle préparait le premier déjeuner, puis s'en allait vers midi.

Lorsque cette femme âgée et qu'on appelait dans le quartier la mère *Sibolka* — surnom provenant de ce qu'elle racontait avoir aimé dans sa jeunesse un Polonais qu'elle pleurait toujours, — lorsque cette femme sonnerait à la porte, à son heure habituelle, — comment lui expliquerait-il l'absence d'Elisa.

S'il avait été sûr de l'amour de sa femme, Edouard n'eût pas hésité à raconter la vérité, — à savoir que Mme Darun n'était pas rentrée et qu'il était fou d'inquiétude.

Mais, par un phénomène, moins rare qu'on ne le suppose, bien qu'il ne se fût jamais dit qu'Elisa ne l'aimait pas ; bien qu'il n'eût jamais *cru qu'il le croyait*, — sous la commotion terrible qui l'agitait, cette vérité qui est au fond de nous et que nous n'écoutons presque jamais lui était apparue.

Il *savait*, à présent, qu'il ne devait pas compter sur cette affection ; qu'elle n'existait pas ; que, depuis son mariage, sauf les premiers jours, il se leurrait volontairement d'une foi qu'il n'avait plus, — il se mentait... il fermait les yeux pour s'éviter la netteté d'une révélation trop cruelle !

Dans ces conditions, n'ayant pas en lui la *certitude* que, si sa femme avait passé la nuit dehors, c'était par un concours de circonstances avouables, légitimes, indépendantes de la volonté ; — n'ayant pas la *certitude* qu'elle reviendrait, si cela lui était matériellement possible, il ne se sentait pas le courage de révéler, ainsi, tout de suite, cette absence.

Il éprouvait le besoin de la cacher, comme on cache, au premier moment, une chose dont on a honte et qui compromet notre honneur.

Edouard n'était pas de ces maris qui vont racontant à tous le ridicule dont ils sont atteints et la douleur intense et profonde dont personne ne les plaint.

Il eût, peut-être, tué celle qui portait son nom, qu'il avait aimée ardemment, qu'il aimait encore, dans un emportement de folle jalousie ; — il n'eût pas ébruité son malheur, à moins d'y être absolument contraint par les événements.

Aussi, quand la mère Sibolka sonna, — et il connaissait trop bien son coup de sonnette pour s'y tromper — avait-il pris la résolution de ne pas lui laisser deviner la vérité.

Pâle comme un mort, il lui dit que : « Madame avait dû sortir à la première heure, que peut-être elle ne serait pas là pour le déjeuner, que lui-même irait déjeuner au dehors, » — et il s'esquiva précipitamment.

Où allait-il ?

Il n'en savait trop rien !

L'idée lui était venue de signaler la disparition d'Elisa à la préfecture de police, de demander qu'on la recherchât.

Puis le sentiment qui avait déjà clos ses lèvres le retint encore.

Décidément, il ne consentirait à une semblable démarche que quand tout espoir de retrouver sa femme par lui-même l'aurait abandonné.

D'abord, il pouvait se faire encore qu'elle rentrât d'une minute à l'autre.

Il n'y croyait guère. — Mais c'était possible... bien qu'un pressentiment obstiné et d'une netteté impitoyable lui dît que c'était fini... qu'il ne la reverrait plus !...

Il se résolut, néanmoins, à courir chez tous ceux à qui elle donnait des leçons et dont il savait les noms et les adresses.

La liste n'en était pas longue.

Ces gens-là, il ne les avait pas vus ; — eux ne l'avaient pas vu davantage. — Il ne donnerait pas son nom... il s'informerait, sous un prétexte quelconque... raconterait, par exemple, qu'on lui avait recommandé Mme Darun qui devait donner des leçons à une personne de sa famille, et qu'il venait aux renseignements pour savoir si on était content de sa méthode et des progrès de ses élèves, etc., etc.

Cette tournée lui fut épouvantable.

Il n'y apprit rien qui pût le renseigner sur le sort de celle qu'il cherchait, et il constata qu'elle n'était point connue à deux des endroits où il croyait qu'elle allait à certaines heures, notamment dans la soirée.

Alors il revint comme un fou chez lui, — trouva l'appartement vide.

La femme de ménage était repartie à son heure habituelle... Elisa n'avait point reparu.

A ce moment, il était environ cinq heures de l'après-midi.

Depuis la veille au soir, il n'avait pris aucun aliment.

Ses jambes tremblaient sous lui ; la tête lui tournait ; — il fut sur le point de s'évanouir.

Cela lui rappela, bien qu'il ne sentît point la faim, qu'il y avait nécessité pour lui de manger, s'il ne voulait devenir incapable de toute action et de toute énergie, dans un moment où il en avait besoin plus que jamais.

Il alla dans la salle à manger, ouvrit le petit buffet en acajou, sortant d'une fabrique de meubles de la rue Saint-Antoine, y trouva quelques restes du dîner de la veille, avala deux ou trois bouchées, but un verre de vin et se sentit un peu plus de courage.

Alors l'idée lui vint de retourner avenue d'Orléans, de refaire à pied, en plein jour, la route qu'il avait parcourue la nuit, en voiture, à la suite de sa femme.

Qu'espérait-il de ce voyage de découverte ?

Rien, évidemment.

Cependant, en y réfléchissant, il se dit tout à coup, — ce à quoi il n'avait pas pensé dans le trouble de ses idées, depuis le matin, car les choses les plus simples sont souvent celles auxquelles nous songeons en dernier lieu, — qu'il pourrait pénétrer dans les maisons, s'informer auprès des concierges, si, la veille, à telle heure, on n'avait pas vu une femme de tel âge, portant tel costume, enfin dont il donnerait le signalement.

Une fois cette pensée, si naturelle, conçue, il ne s'agissait plus que de la mettre à exécution, et il sortit aussitôt.

Il marchait, la tête penchée, l'air si préoccupé, le visage si pâle, les traits si tirés, qu'une ou deux personnes se retournèrent pour le considérer ; mais il ne s'en aperçut pas, de même qu'il avait absolument oublié de prévenir à son bureau et de justifier son absence.

Ce ne fut qu'en arrivant à l'avenue d'Orléans qu'il releva la tête et commença à regarder autour de lui, à examiner les objets extérieurs.

Dès ses premiers pas, il fut frappé de l'agitation qui semblait régner sur ce point.

Des groupes de plus en plus nombreux et compacts occupaient les trottoirs et une partie de la chaussée, et des escouades d'agents sillonnaient la voie publique.

On entendait la phrase sacramentelle :

— Circulez, messieurs... Allons ! circulez !

Tout à coup, une voix glapissante éclata aux oreilles du jeune homme :

« Demandez la 2e édition du ***, journal du soir. — *Le crime de l'avenue d'Orléans. — Une femme coupée en morceaux. — Horribles détails !* — Cinq centimes, un sou ! »

Les passants s'arrachaient les numéros du journal, et c'est à peine si le pâle voyou, dont les cordes vocales à demi brisées râlaient et demandaient grâce, — pouvait parvenir à satisfaire sa nombreuse clientèle du moment.

Edouard Darun avait tressailli, et sa lividité eût encore augmenté, si cela n'avait été impossible.

Poussé par un instinct dominateur, non de curiosité, mais irrésistible et provenant, sans doute, de quelque obscur pressentiment, il s'était approché du crieur, avait acheté un numéro du ***, journal du soir.

Une fois en possession de la feuille en question, au lieu d'y jeter les yeux immédiatement ou de poursuivre son enquête à travers le quartier, il était entré dans un café borgne, où il s'était installé au coin le plus isolé.

Ce que disait le journal, nous le savons en partie.

Il racontait la découverte du corps de la femme coupée en morceaux, dans les termes à peu près où la commère mise en scène par nous, au premier chapitre, racontait elle-même cette effrayante découverte.

Quant aux autres détails, peu nombreux encore à cette heure, que pouvait donner le rédacteur du fait divers, ils étaient relatifs aux agissements de la justice, dont nous savons par Jeanne Lattey tous les résultats actuellement importants pour la clarté du drame véridique que nous rapportons.

Après avoir lu, Edouard Darun, pris d'une angoisse affreuse, convaincu de la réalité du malh[illegible] qui le frappait, s'était élancé dans la foule [illegible] n'osait plus s'assurer de ce qu'il [illegible]

C'est là, c'est à ce momen[illegible] l'avait aperçu et reconnu.

On sait le reste.

X

OU JEANNE SE MONTRE « DÉTECTIVE » DE PREMIÈRE FORCE

Depuis quelques instants, M. Darun s'était tu, ayant terminé le récit des événements et des sensations subis par lui, à partir de l'heure où sa femme était sortie, la veille au soir.

Le malheureux jeune homme reprenait haleine, brisé par le renouvellement d'angoisse que lui avait causé cette évocation du passé d'hier.

— Pardonnez-moi, lui dit alors Jeanne, de vous avoir contraint à un surcroît de douleurs, en exigeant de vous ce triste récit... Si j'avais pu l'éviter... moi qui ne vous désire que du bien... croyez que je l'eusse fait... Mais, dans votre intérêt, je devais entendre de votre bouche... tout ce que vous venez de raconter.

— Dans mon intérêt ! répéta-t-il avec une sorte d'amertume.

— Oui, monsieur Darun... et vous allez le comprendre.

Le voyant plus sombre et plus découragé, elle devenait plus douce et presque tendre, avec cet instinct de la femme, vraiment femme, qui devine si bien qu'à soulager les douleurs morales, les bonnes intentions et même les actes ne suffisent pas, et qu'il y faut surtout la chaleur communicative du cœur. Ce n'est pas seulement le pansement qui guérit la plaie, c'est surtout la main qui applique le pansement.

— Je vous écoute, fit-il, à demi gagné déjà et comme amolli par le fluide caressant et sympathique qui se dégageait de la personne de Jeanne.

— Presque tout ce que vous venez de me dire, je le savais en partie. Les questions de M. Renaud de la Renaudie, juge d'instruction, m'avaient mise au courant de la situation. Les racontars des autres témoins, qu'il me communiquait, afin de me délier la langue, sans doute, m'en ont aussi appris long. — Enfin, mes propres observations antérieures venaient combler les lacunes.

— Vos observations ?

— Oui... J'avais eu quelques rapports avec Mme Darun, ne l'oubliez pas... et il était facile d'entrevoir, au premier coup d'œil... que certains... tiraillements troublaient votre union...

La voix de Jeanne hésita.

— Achevez ! dit-il vivement.

— Et qu'elle ne se plaisait pas chez elle !... ajouta la jeune fille.

— Oh ! balbutia Edouard ; se serait-elle plainte... m'aurait-elle accusé ?...

— Beaucoup de femmes ont ce besoin de confier à d'autres femmes... tout ce qui leur passe par l'esprit... et se plaindre est leur plus douce occupation.

— Ainsi... elle aurait parlé à d'autres qu'à vous ?

— N'en doutez pas !

— Je ne voulais pas le croire... Je vous jure que je ne méritais pas...

— J'en suis certaine... Il suffit de vous voir pour deviner que vous êtes bon... et que vous êtes faible ! — répliqua Mlle Lattey, mais d'un ton si insinuant, avec un si joli regard, que ce reproche ou cette critique devenait une preuve d'amitié de la part de celle qui l'adressait, et faisait plaisir à celui qui en était l'objet.

— Vous êtes magicienne !

— Pas tant que cela. — Pour tout ce que j'ai compris... pour tout ce que j'en ai déduit, il suffit d'un peu de bon sens et de logique... Rien n'est plus simple.

Elle fronça ses fins sourcils châtains, plus foncés que ses beaux cheveux blonds, en personne qui s'apprête à un sérieux travail de déduction, et tout son être se revêtit, en un instant, de cette gravité calme, presque sévère, qui lui donnait un aspect nouveau, et qui n'était peut-être pas le moins charmant.

— Parlez ! lui dit-il, évidemment dominé et tout prêt à lui laisser la direction de ses idées et même de ses actes.

— Voici, fit-elle. Du moment où vous serez en présence du juge d'instruction, vous serez obligé d'expliquer pourquoi vous n'avez pas déclaré la disparition de votre femme, aussitôt que vous l'avez eu constatée !

— C'est vrai !

— Vous direz donc les inquiétudes, les soupçons que cette disparition vous avait inspiré ?

— Cela n'est pas douteux.

— Il vous faudra donc avouer que, depuis vingt-quatre heures, vous étiez plus ou moins à sa recherche, sans en parler à personne, en vous cachant même, comme quelqu'un *qui craint* que cette disparition ne soit constatée immédiatement.

— En effet... Mais, à cela, j'avais un motif si légitime !... Tout mari... à ma place...

— En eût fait autant, soit. — Mais ce motif, si légitime, ne l'est que pour vous, qui lisez dans votre cœur... et pour moi... qui crois en vous... et qui vous comprends.

Le jeune homme baissa la tête, frappé de la netteté et de l'évidence de ce raisonnement.

— Le juge, poursuivit Jeanne, n'y verra que ceci : — C'est que votre femme vous trompait probablement ; que vous étiez jaloux ; que vous l'avez suivie ; que vous étiez, de votre propre aveu, sur le lieu du crime à l'heure où le crime a été commis.

— Et voilà ce qui est infâme !

— C'est logique !

— Mon Dieu ! fit-il accablé ; je crois que vous avez raison !

— Ajoutez à cela le témoignage du gardien de la paix à qui vous avez parlé... à qui vous avez menti... qui a constaté la pâleur de votre visage... la fièvre de vos regards, l'agitation de vos mouvements, et qui vous a perdu de vue vers les deux heures du matin. — N'oubliez pas que votre femme de ménage racontera, de son côté, le mensonge que vous lui avez fait lorsqu'elle vint le matin, lorsque vous lui dites que Mme Darun venait de sortir pour une course pressée... alors qu'elle avait passé la nuit hors du domicile conjugal...

M. Darun se taisait, écrasé par cet ensemble de faits groupés qui le condamnaient, qui le livraient sans défense à la plus abominable des accusations.

— Je ne parle pas, continua la jeune fille, du témoignage des deux cochers, qui est terrible contre vous... de ces deux cochers dont l'un a conduit votre femme avenue d'Orléans, dont l'autre vous a conduit à sa suite, ou mieux, à sa poursuite, au même endroit. — Je laisse de côté le témoignage de la concierge de la maison où l'on a découvert le corps si affreusement déchiqueté...

— Cette concierge ment ! Je ne suis entré dans aucune maison, ce soir-là.

— C'est alors quelqu'un qui vous ressemble qui lui a parlé... Et vous ne pourrez pas le prouver. — Et puis... enfin... vous étiez jaloux... Vous ne le nierez pas... et on croit un homme jaloux... capable de toutes les violences, de toutes les fureurs, même les plus criminelles... La férocité de l'assassin tournera contre vous... On vous accusera avec d'autant plus de vraisemblance qu'il a mis plus d'acharnement et plus de raffinement à dépecer ce pauvre corps... qu'on croit être le corps d'Élise Darun...

— Qu'on *croit être*, dites-vous ? — Hélas ! il n'est

que trop vrai... C'est bien elle ! — Nul doute n'est possible... Elle est bien morte, puisqu'elle n'est pas revenue !

— On n'a pas retrouvé la tête ! répliqua faiblement Jeanne.

— Mais c'est sa taille... c'est son âge...

Jeanne, à son tour, se taisait.

— D'ailleurs, vous-même, vous avez reconnu son mouchoir et sa boucle d'oreille...

— Oui.

— Et les mesures prises par vous sur la vivante s'appliquaient à ce qui restait du corps de la morte.

— Mme Darun avait le tour de taille et de poitrine ordinaire d'une jeune et jolie femme, bien faite et qui est mince.

— Mais alors, est-ce que vous supposez... ?

Il s'était levé, tremblant, les yeux égarés, en proie à une émotion qui semblait lui ôter la liberté de son jugement.

— Calmez-vous, par grâce ! fit la jeune fille, légèrement apeurée du contre-coup produit par ses paroles ambiguës.

— Pourquoi n'avez-vous rien dit au juge, à ce M. Renaud de la Renaudie, qui vous interrogeait ? s'écria-t-il, en prenant les deux mains de Mlle Lattey, et en plongeant ses yeux bruns brûlés de fièvre dans les yeux bleus emplis de limpidité et d'ardente sympathie qui supportèrent leur regard. — Mais à moi, à moi, vous parlerez !

Tout à coup, elle détourna les yeux.

— Jeanne, Jeanne, poursuivit-il plus doucement, la voix angoissée, je vous en supplie, à genoux, au besoin... si vous savez quelque chose... répondez ! ne me cachez rien !...

— Je n'ai rien dit... — reprit-elle.

Elle s'arrêta, releva ses longues paupières...

Il était là, palpitant, suspendu à ses lèvres.

— Je n'ai rien dit parce que je ne sais rien ! fit-elle précipitamment, après une imperceptible hésitation.

— Ah ! murmura-t-il, à demi déçu, à demi convaincu.

Elle le ramena près de la chaise qu'il avait quittée, sans dégager ses mains d'enfant, — car elle avait des mains et des pieds de proportions lilliputiennes, qui achevaient d'idéaliser sa mignonne petite personne, sans lui ôter rien de son énergie contenue, énergie des nerfs au service d'une volonté vaillante ; — le força de s'asseoir, par une douce pression, et resta debout devant lui, le contemplant, l'étudiant, pour ainsi dire, avec une perspicacité passionnée.

— Non, répéta-t-elle, je ne sais rien. — Et puis les objets qui ont été reconnus comme lui ayant appartenu ôtent toute espèce de doute, n'est-ce pas ?

— Oui, oui, évidemment.

— Il faut croire, monsieur Darun, que ce corps en lambeaux, que ce corps de femme, est bien le corps d'Elisa.

Elle ajouta avec autorité :

— Ne pensez plus à cela... et revenons à votre situation présente.

XI

LE TRIOMPHE DE L'AMOUR

On eût dit que la voix de la jeune fille, que son contact, sa seule présence agissait sur Edouard à la façon de ces puissants calmants dont la médecine, aujourd'hui, dispose, et qui lui servent à supprimer, sinon la maladie, du moins l'excès de souffrance par lequel elle devient une torture et une agonie anticipée.

Le mouvement de surexcitation auquel il venait de céder avait disparu ; le découragement paraissait moins amer en lui ; il prenait quelque chose de cet aspect confiant et rassuré que revêt l'enfant lorsqu'il se sent soutenu, lorsqu'il sait que veille sur lui une sollicitude caressante et dévouée.

Depuis quelques heures qu'il se trouvait là près de cette pauvre petite ouvrière, si désarmée et si isolée elle-même, il était moins seul, moins abandonné.

Jeanne entrait en lui imperceptiblement, par une douce violence de rayonnement affectueux qui les avait déjà rapprochés et unis à un point étrange, dont, lui-même, il ne se rendait pas compte.

Maintenant, il avait en elle une confiance absolue, complète ; il ne lui venait plus à l'idée de lui taire quoi que ce soit.

Il *pensait haut*, — ce qui est la plus grande jouissance des âmes aimantes et des cœurs ardents comme des natures sincères, pour qui la pleine franchise et l'expansion sont comme l'air pour nos poumons, comme la lumière pour nos yeux.

— Oui, continuait Jeanne, si vous résumez votre situation, si vous analysez les actes accomplis, si vous songez aux coïncidences fatales qui vous ont mêlé, inconsciemment, mais directement, aux faits de cette soirée sinistre, vous comprendrez que tout vous accuse, et qu'il est rare même qu'au début, un tel ensemble de *preuves* se réunissent contre un malheureux *prévenu*.

Edouard lui tenait toujours les mains et l'écoutait, sans protester, en homme qui ne lutte plus, qui, enfin, voit clair dans sa situation.

Et, cependant, il était moins désespéré qu'au commencement.

— Non seulement, disait toujours la voix sympathique et pénétrante de Jeanne Lattey, vous avez contre vous tous les témoignages ; non seulement, vous avez contre vous les *racontars*, — *qui vont se produire*, soyez-en certain, — des amies et des voisines de Mme Darun, lesquelles laisseront sous-entendre que vous ne viviez pas en très bonne intelligence avec cette dernière...

Il eut un geste de protestation à ces paroles.

— J'admets que ce soit exagéré. — J'en suis convaincue, poursuivit la jeune fille ; mais les autres ne le croiront pas, et vous ne pouvez le prouver.

— Je n'avais pas songé à tout cela ! murmura-t-il. Je ne voyais que mon innocence.

— Mais encore, ajouta-t-elle, vous serez vous-même obligé de reconnaître que vous étiez jaloux, et, ainsi que je vous l'ai dit, tout à l'heure, on croit un homme jaloux facilement capable de tous les crimes.

Or, étant donné que c'est Mme Darun qui a été assassinée, comme elle n'avait point d'argent sur elle, ou n'en avait que très peu...

— Trois à quatre francs, tout au plus, fit-il.

— ... Comme, d'autre part, le peu de bijoux qu'elle portait, ce soir-là, était sans valeur, — l'idée que le vol ait été le mobile du crime, cette idée sera écartée. — Est-ce vrai ?

— Oui.

— Reste donc la supposition d'une vengeance de mari outragé, ou se croyant outragé.

— Mais si ma femme...

Un afflux de sang passager lui monta aux pommettes.

— ... avait un amant...

Sa gorge se séchait en prononçant ce mot.

— Eh bien ?

— Cela pourrait être, ce... cet amant, qui l'eût tuée !...

— Malheureusement pour vous, il faudrait prouver l'existence de cet amant... et je dois vous dire qu'auprès de tous ceux avec qui j'ai pu avoir occasion de parler d'elle, elle passait pour fidèle à ses devoirs.

— N'est-ce pas ? s'écria-t-il avec un vif soulagement, oubliant, dans sa jalousie rétrospective, ou dominé par un sentiment de dignité, que ce fait, s'il était prouvé, deviendrait accablant pour lui et militerait en faveur de l'accusation qui pesait sur sa tête. — N'est-ce pas, vous le croyez aussi ?

— Ce que je crois n'a pas d'importance, répondit-elle évasivement. — Donc, si Mme Darun n'avait pas d'amant, l'idée du vol ne pouvant se soutenir, qui avait intérêt à la tuer ? Un seul homme : — Celui qui était jaloux d'elle, — son mari !

Comment repousserez-vous cette accusation ?

Jeanne retira ses mains et se détacha de lui ; — on eût dit qu'elle s'apercevait seulement de cet abandon, auquel elle avait cédé, sans réflexion, sous l'impulsion de quelque poussée secrète et inconsciente.

— Je dirai la vérité, répondit-il machinalement, comme il avait déjà fait plusieurs fois.

— Elle vous perdra. — Nierez-vous ? — Tous les accusés nient. — Désignerez-vous quelqu'un que vous soupçonniez ?

— Non.

— Connaissez-vous un motif à cet assassinat épouvantable ?

— Non.

— Alors, concluez vous-même.

— Mais c'est à la justice de chercher le coupable, de le découvrir...

— Croyant l'avoir trouvé, elle ne cherchera pas ailleurs... puis, l'assassin s'est entouré de telles précautions qu'il est presque impossible de le trouver... du moins, *quant à présent et avec ce que l'on sait.*

— Que dois-je faire ? reprit-il.

— Vous cacher, jusqu'à ce que vous ayez réuni les preuves de votre innocence.

— Me cacher... Où ?... Je n'ai pas d'argent... Comment vivre ?

Il avait baissé la tête.

Tout à coup, elle alla à la fenêtre, l'ouvrit ; — un premier rayon de jour naissant fit pâlir la lueur de la lampe qui les avait éclairés pendant la nuit.

— Voici le jour, dit-elle.

— Déjà ! s'écria-t-il, surpris.

Il regardait le ciel pur, teinté des premières blancheurs opalisées de l'aurore.

— Oui... la nuit a passé vite.

— Je ne l'oublierai pas, cette nuit... si triste... et si douce... grâce à vous.

Il contemplait la jeune fille, charmé, reconnaissant, avec une expression de respect et d'admiration, qu'elle devina très bien, et qui la fit rougir un peu... de bonheur et aussi de fierté... d'avoir été comprise et d'être jugée ce qu'elle valait.

— Moi, non plus, monsieur Darun, je ne l'oublierai pas, répondit-elle avec un léger embarras ; si j'ai eu la joie de vous avoir sauvé ?

— Sauvé pour quelques heures... Mais que vais-je devenir ? répéta-t-il pour la seconde fois.

— C'est ce que nous verrons bientôt. L'important, c'était que vous ne fussiez pas arrêté hier au soir, et que vous comprissiez que votre devoir n'est pas de vous livrer. Il faut rester libre pour garder les moyens de reconquérir votre honneur et l'estime des honnêtes gens. — Allons, ajouta-t-elle presque gaiement, vous êtes mort de fatigue...

— Et vous, Jeanne ?

— Moi... je ne m'en aperçois pas... J'ai passé plus d'une nuit au travail... ce qui est [illegible]. Vous devez avoir faim.

— Faim ?...

— Sans doute... moi, j'ai très grand'faim. Rien ne creuse autant que de veiller... Permettez-moi de vous offrir à déjeuner, ajouta-t-elle, avec son joli sourire.

— Mais...

— Oh ! ce ne sera pas luxueux ! — Je vais vous dire le menu : — du lait, du café... un peu de pain grillé.

— Je ne sais... je ne dois...

— Ne me refusez pas... Vous me feriez de la peine... Je croirais que mon déjeuner vous paraît trop pauvre.

— Je vous jure !...

— A la bonne heure... D'autant plus que je fais des frais... de grands frais... le café et le pain grillé... pour vous, monsieur mon hôte !

— Appelez-moi votre frère, votre ami ! s'écria-t-il, en allant vers elle et lui baisant les mains qu'elle lui tendait, rougissante et rieuse, avec des larmes presque dans ses yeux d'azur.

— Soit... on ne refuse rien à sa sœur... quand elle est une amie... vraie et sincère...

— Et dévouée !

— Si vous voulez. — Donc, obéissez-moi.

— Que faut-il faire ?

— Rien.

— Ce n'est guère !

— C'est pourtant ce que vous pouvez faire de mieux en ce moment. — Nous avons encore à causer beaucoup... et longtemps... et sérieusement. Vous aurez besoin d'avoir toute votre tête... votre esprit bien clair et bien net. — Nous avons à régler votre avenir prochain... — Ainsi, mettez-vous là, dans le fauteuil Voltaire et restez tranquille, pendant que je vais *préparer le repas !*

— Cependant...

— Je le veux !

— J'obéis.

Elle était allée chercher le fauteuil Voltaire dans la pièce voisine ; elle l'amena, en le roulant, près du mari d'Elisa, et le lui montra du bout de ses petits doigts si frêles qu'on craignait de les casser, en y posant trop fort ses lèvres.

Edouard était, en effet, brisé de fatigue, après les trente-six heures d'agonie morale et d'angoisses physiques qu'il venait de traverser.

Heureux de son obéissance, — l'obéissance est si douce de l'homme à la femme ! — il s'enfonça dans le fauteuil, bien résolu, du reste, à ne point dormir.

Il regardait Jeanne aller et venir avec ses mouvements d'oiseau, marchant si légèrement qu'elle semblait glisser et qu'on ne l'entendait pas plus que si elle eût été l'évocation gracieuse de quelque fantôme de jeunesse et de bonté calme et souriante.

Elle avait ouvert une porte qu'il n'avait pas vue d'abord, et qui conduisait de la première pièce à une cuisine, grande comme un mouchoir de poche, suffisant, néanmoins, à la fée de ce nid.

Peu à peu, pourtant, les paupières du jeune homme battirent, son regard se troubla, et l'immobilité, la douce fraîcheur de la matinée, cette allure silencieuse et rythmée de la jeune fille, — jointes à l'horrible fatigue qui détendait ses nerfs, — firent qu'il s'endormit enfin d'un sommeil profond.

Alors, elle s'arrêta, le contempla une minute avec un visage où se lisait le triomphe de quelque victoire longtemps rêvée ; puis elle s'approcha, les yeux humides, murmurant :

— Dors... oui... dors... Moi, je veillerai sur toi. Non, *ce n'est pas le corps d'Elisa*, ce n'est pas le corps de ton indigne compagne, qu'on a trouvé... Oui, elle avait un amant... Dors !... Je te sauverai, moi qui t'aime de toute mon âme, depuis le jour où je t'ai vu !

PREMIÈRE PARTIE

Clara Mignon

I

AVATAR

Par une jolie matinée d'avril, bien ensoleillée, pleine des parfums du printemps, une femme mise avec une extrême recherche descendait d'un wagon de première classe, à la station de Saint-Maur-les-Fossés, sur la ligne du chemin de fer de Vincennes à Brie-Comte-Robert.

Cette femme, très brune, puissante, d'allure prétentieuse, bien que déjà sur le retour, ressemblait étonnamment, malgré la voilette épaisse qui couvrait son visage, de façon à en dissimuler en partie les traits, à ce personnage mystérieux dont nous avons signalé les agissements étranges et rapporté les paroles singulières au deuxième chapitre du prologue.

Après avoir donné son ticket à l'employé de la gare, elle descendit la rampe qui mène à Saint-Maur, puis s'arrêta, comme pour s'orienter.

En effet, au bas de la rampe, elle se trouvait en face de trois chemins, et il était visible qu'elle craignait de s'égarer, en prenant l'un ou l'autre, tous trois paraissant conduire à peu près dans la même direction.

Soit qu'elle eût hâte d'arriver, soit qu'elle ne fût pas femme à longues hésitations, elle se décida brusquement à entrer dans un petit cabaret, situé à quelques mètres, en face d'elle, et qui était vide à cet instant de ses consommateurs habituels, le temps matinal, — il était à peine neuf heures, — ayant amené peu de voyageurs de Paris.

— Pardon, madame, dit-elle en s'adressant à une femme encore jeune, assise au comptoir, où elle vérifiait le compte d'une pile de soucoupes, en grosse faïence épaisse à braver tous les heurts ; — pourriez-vous m'indiquer le chemin de la *Maison Sauvaneaud* ?

— La maison Sauvaneaud ? répéta la cabaretière. Oh ! vous n'y êtes pas.

— Cependant, c'est bien ici Saint-Maur-les-Fossés ?

— Sans doute, mais la maison dont vous parlez est située, en dehors du pays, de l'autre côté de Saint-Maur, sur la route de la Pie, en suivant le cours de la Marne.

— On peut y aller à pied, néanmoins ?

— Pour sûr... il y a vingt minutes de chemin.

Ses yeux s'abaissèrent sur les bottines cambrées, à hauts talons dits Louis XV, qui chaussaient l'étrangère, et elle ajouta, avec un sourire narquois :

— ... Peut-être... une demi-heure.

— Peu importe ! répliqua la dame d'un ton cassant et dédaigneux, avec un très léger accent qui semblait indiquer qu'elle n'était point d'origine française. — Pourvu que je sache le chemin, j'arriverai...

— Oh ! je vais vous le montrer.

La cabaretière quitta son comptoir, vint sur le pas de la porte.

— Tenez... vous voyez cette route qui passe là, c'est la grand'rue de Saint-Maur. — Vous la suivrez jusqu'à un autre chemin sur votre droite, qui vous mènera à un large sentier bordé de peupliers...

— La route de la Pie ?

— C'est cela même.

« La maison que vous cherchez s'y trouve, à droite... Elle est isolée, entourée de prés qui descendent jusqu'à la Marne.

— Porte-t-elle un numéro ?

— Je ne pense pas... En tout cas, je ne le connais point. — Mais c'est une petite maison carrée, blanche, précédée d'une cour plantée, et suivie par derrière d'un jardin... le tout clos de murs... On y entre par une porte à un seul battant, peinte en vert, et à grillage de fer, dans le haut.

— Merci, madame... avec ces renseignements, je ne puis me tromper.

Et saluant d'une inclinaison sèche de la tête, la dame s'éloigna dans la direction indiquée.

En dix minutes, elle atteignit la route de la Pie, après avoir traversé la principale rue de Saint-Maur.

Elle était, dès lors, en rase campagne.

La route s'étendait, presque droite, sablonneuse, défoncée de larges ornières creusées par les roues des charrettes de paysans, entre une double rangée de superbes peupliers, à travers une plaine plate, où s'élevaient, de distance en distance, les murs de quelque jardinet entourant une maisonnette, du genre de celles affectionnées par les Parisiens en villégiature.

Le côté droit de la route n'offrait guère à la vue que des prés verdoyants, quelques champs mal cultivés, un ou deux bouquets d'arbres clairsemés.

Certes, ce n'était pas la belle et grande nature, rien de pittoresque ; mais il y avait de la verdure, de l'horizon, du ciel bleu. — Non loin, on devinait les rives agréables de la Marne, aux eaux embourbées de plantes aquatiques, dont les longs filaments bruns ressemblent à des nichées de serpents, et les alouettes s'élevaient devant la promeneuse, tandis que les pinsons vocalisaient leur unique phrase, qui part et monte comme une fusée, pour s'éteindre brusquement, et se rallumer de nouveau.

Par exemple, la marche était fatigante dans ce terrain de sable, où les hauts talons de la dame s'enfonçaient et, parfois, tournaient sur quelque caillou, à lui faire craindre une entorse.

Aussi son visage exprimait-il un mécontentement caractérisé et une impatience qui avoisinait l'irritation.

— Quand on habite dans ces conditions on est bien sûr de ne pas être dérangé souvent ! grommela-t-elle ; et c'est sans doute ce qu'*ils* veulent... si ce sont bien eux !...

La dame allait peut-être continuer son monologue, lorsque ses yeux noirs, au regard dur et sombre, et qui semblaient voir de loin, s'arrêtèrent sur une maisonnette, à quelque distance, dont l'aspect général répondait assez bien à la description qu'on lui avait faite.

Cette maisonnette, entourée de murs, formant un carré long, — beaucoup plus long que large, — montrait, par-dessus les murs, la façade blanche de son premier étage.

Elle était isolée et avait, au soleil printanier qui la frappait de trois quarts, en cet instant, un aspect particulier de gaîté et de *bonheur*, car les *choses*, aussi bien que les gens, ont leur expression propre et significative.

En se rapprochant de quelques pas, l'étrangère aperçut enfin la petite porte d'entrée qui répondait parfaitement, elle aussi, au signalement donné par la cabaretière.

— C'est bien là, se dit la dame. Je vais savoir ce qu'il en est.

D'une allure résolue, elle se planta devant la porte et tira une chaînette de fer rouillée par la pluie, — mettant en branle une sonnette, — non sans constater, en même temps, que la grille à claire-voie de cette porte était close d'un volet plein.

— Allons ! dit-elle mentalement, quels que soient ceux qui vivent là-dedans, ils tiennent fort à n'être pas vus à l'improviste et sans s'y attendre.

Une minute environ s'écoula, puis un pas léger se fit entendre, sous lequel craquait le sable de la cour, le volet s'ouvrit et une tête de jeune femme apparut.

A cette vue, la visiteuse ne put réprimer complètement un assez vif mouvement de surprise, mais de cette sorte de surprise qu'on éprouve lorsqu'on atteint tout à coup un but poursuivi, et qui se compose d'autant de triomphe que d'étonnement.

Quant à la jeune femme, quelle qu'elle fût, son doux et charmant visage ne manifestait que cette curiosité banale qu'inspire l'aspect d'une personne inconnue et dont la présence est inattendue.

— Mademoiselle Jeanne Lattey ? demanda cette dernière.

— C'est moi, madame.

— Je désirerais vous parler.

— Si vous voulez vous donner la peine d'entrer...

Et, ce disant, Jeanne, puisque c'était bien elle, en effet, Jeanne tourna la clef qui fermait intérieurement la porte et l'ouvrit toute large.

La dame entra.

Elle se trouvait dans une petite cour de quelques mètres carrés, ou, plutôt, dans une sorte de petit parterre, dont les murs disparaissaient sous le lierre, la vigne et le chèvre-feuille dont on les avait revêtus de la base au faîte, sans compter les buissons verts, qui formaient comme autant d'avant-postes.

En face, trois marches de pierre conduisaient à l'entrée principale de la maison, — élevée d'un seul étage sur rez-de-chaussée, — et flanquée d'une fenêtre de chaque côté.

Celle de gauche, qui n'était point fermée, laissait apercevoir une petite cuisine. — Celle de droite, fermée, était garnie de rideaux de mousseline blanche, dont l'un, légèrement écarté et soulevé par une main invisible, retomba brusquement dès qu'apparut la visiteuse que nous avons suivie jusqu'à présent.

Ce détail insignifiant n'échappa point à celle-ci. Ses yeux inspectaient tout ce qui l'entourait avec une vivacité et une curiosité extraordinaires.

— Je vous demande pardon, dit alors Jeanne, de vous introduire ainsi... mais je n'ai point de domestique... et je suis obligée de tout faire par moi-même.

— Comment donc, mademoiselle, loin de vous en excuser... vous pourriez vous en vanter ! s'écria la dame en amenant sur ses lèvres charnues et un peu trop chargées de carmin le plus aimable sourire dont elle put disposer. — Cela est vraiment merveilleux et digne d'admiration... si vous êtes bien... la personne... dont on m'a parlé... à qui j'ai affaire... l'artiste... plein de goût... et de talent... déjà... dont j'ai vu quelques petits tableaux... délicieux...

— C'est moi, oui, madame, fit Jeanne.

Elle rougit faiblement, en faisant cette réponse, — tandis que, inconsciemment, sans doute, ses grands yeux bleus se tournaient vers la fenêtre dont le rideau venait de retomber.

— Alors, poursuivit la visiteuse, je ne regrette point la peine que j'ai prise pour venir jusqu'ici. — Car c'est au peintre que je désire parler... et c'est le peintre que je désirais connaître.

— Si madame veut prendre la peine de me suivre, répliqua la jeune fille, en élevant tout à coup la voix, je vais la conduire à l'atelier. — Permettez-moi de passer devant pour vous montrer le chemin.

Elle avait gravi les trois marches qui conduisaient à un corridor, lequel coupait le bâtiment en deux et aboutissait au jardin véritable, s'étendant derrière la maison, et dont une seconde porte encadrait la verdure et les fleurs, formant, de la sorte, un petit tableau de genre, où la nature elle-même faisait tous les frais.

A moitié du corridor, sur la gauche, s'ouvrait l'escalier, et la dame, en y arrivant, constata que la maison était double en profondeur, — c'est-à-dire qu'il y avait quatre chambres au rez-de-chaussée, et vraisemblablement autant au premier étage.

— L'atelier est au-dessus, dit Jeanne, en commençant à gravir les marches.

La dame la suivait, plongeant ses yeux noirs et investigateurs dans tous les recoins, — visiblement ennuyée de trouver toutes les portes fermées sur son passage ; puis les reportant sur la jeune fille qu'elle pouvait étudier tout à son aise, puisque celle-ci lui tournait le dos.

Mlle Lattey, mise avec une extrême simplicité, portait, pour tout costume, une de ces robes de chambre, à coupe dite « princesse, » de couleur claire, fond bleu, avec rayure plus foncée, qui lui seyait à ravir.

Cela l'avantageait en la grandissant un peu, et laissait tout leur charme à ses formes délicates et comme aériennes.

Echancrée au cou, par derrière et par devant, cette robe dégageait sa nuque gracieuse, où voltigeaient en flocons quelques mèches rebelles de sa blonde chevelure, relevée haut sur la tête. Ses avant-bras mignons, fermes et blancs comme du lait, sortaient des manches demi-courtes, et ses petits pieds cambrés se moulaient dans des mules de satin bleu piqué.

Point de bijoux à proprement parler, car on ne pouvait raisonnablement donner ce nom aux boucles d'oreilles lilliputiennes, avec une turquoise, probablement fausse, qui piquaient le lobe rosé de son oreille finement découpée, ni à l'anneau d'or, — qu'on avait dû faire faire sur commande, tant il était petit, — et qui entourait l'un des doigts de la main gauche, semblable à une alliance.

A ses deux poignets ronds s'enroulait un ruban de velours bleu, en guise de bracelet, et le même velours bleu entourait le cou.

Tout cela n'avait aucune valeur vénale, non plus que la fleur naturelle, un brin de lilas, fraîchement cueilli, placé dans le nuage léger de ses cheveux de soie dorée !

Mais, cependant, pour quiconque eût vu Jeanne Lattey six mois auparavant, tout cela éclatait de coquetterie, racontait le désir de plaire, de même que son visage rayonnait d'une expression de bonheur intense et profond qui devait frapper une autre femme, et que la dame inconnue définissait en elle-même, par ces mots :

« Elle aime et est aimée ! »

C'est qu'il y a de la fleur chez la femme, et qu'elle s'ouvre et s'épanouit au rayon d'amour, comme la rose au rayon de soleil.

— Madame, je suis à vos ordres, et je vous écoute, fit Jeanne en se retournant et en montrant un canapé de jonc tressé, pour inviter son hôtesse à s'asseoir.

Elles étaient dans l'atelier

II

L'ATELIER

Cet atelier n'était, à proprement parler, qu'une vaste pièce, exposée au nord et bien éclairée, qui avait été agrandie par la suppression d'une cloison, dont on distinguait encore les amorces au plafond et sur les murailles.

La maison n'avait point de grenier et possédait un toit plat à l'italienne, dans cette partie regardant le jardin, toit destiné, sans doute à former terrasse.

Mais on n'avait pas exécuté ce projet, de telle sorte que Mlle Lattey, ainsi qu'elle l'expliqua à la visiteuse, avait pu, avec une faible dépense, y faire ouvrir une large baie, fermée d'un vitrage, d'où le jour nécessaire tombait en abondance.

Quant à la pièce elle-même, il n'y régnait rien de ce luxe d'étoffes, de bibelots, de meubles rares ou curieux, qu'on trouve habituellement chez MM. les artistes plus ou moins à la mode.

Tout cela était remplacé par une profusion de fleurs dans des vases simples et des jardinières bon marché, qui donnait à cet atelier un aspect féminin dont on ne s'étonnait point, puisque Mlle Lattey venait de déclarer que le peintre, c'était elle-même.

Par exemple, un grand nombre d'esquisses, *études de fleurs*, *études de paysages*, *tableaux de genre*, représentant des scènes d'intérieur, ornaient les murs, — et surtout une série de *portraits de femme*, reproduisant Mlle Lattey, en personne, dans toutes les poses et dans tous les costumes.

Ce fut là ce qui frappa tout d'abord la dame brune, car, après les avoir vivement inspectés, elle s'écria :

— Mais qui donc a fait de vous tous ces portraits ou, plutôt, toutes ces *études* ?... Cela est parfait de ressemblance... exquis de sentiment et de vérité !

Jeanne était devenue très rouge.

— C'est moi, répondit-elle. Mes moyens ne me permettent point de payer des modèles, et comme je m'appartiens... sans rétribution, ajouta-t-elle en souriant, avec l'aide d'une glace, je puis ainsi étudier la nature sur ma propre personne...

— Vraiment. — C'est inouï !...

— Pourquoi donc ? — Beaucoup d'artistes en font autant... Je sais bien qu'il vaudrait mieux varier les modèles et surtout en trouver de plus parfaits que je ne suis... mais ce sera pour plus tard... si je gagne un peu plus d'argent que je n'ai fait jusqu'à présent.

— Oh ! n'en doutez pas, interrompit son interlocutrice, avec empressement. Quand on possède votre joli talent... on ne peut manquer de réussir... et la preuve, c'est que, si je viens, c'est après avoir vu un tableau, exposé chez Goupil... et que j'ai acheté... Je voudrais en avoir un second, de la même main, formant pendant... Est-ce possible ?

— Certainement, fit la jeune fille dont les yeux s'allumèrent d'un vif éclat de joie.

— Je vous en donnerai le prix que vous demanderez, poursuivit la dame ; et comme mon salon, où je compte le placer, en très bonne compagnie, est fréquenté par un grand nombre de personnes riches et d'amateurs étrangers, cela vous fera de plus une réclame... Je ne doute point que cela ne vous amène d'autres commandes...

— Vraiment, madame, je suis confuse de la sympathie que vous me témoignez...

— Vous avez du talent et j'aime beaucoup les artistes. — Mais il faudra que vous ayez la complaisance de venir chez moi. — Je veux vous montrer la place destinée à votre futur chef-d'œuvre, la lumière qu'il recevra... Connaissant le milieu où il sera... vous n'en travaillerez qu'avec plus de sûreté, pour qu'il produise le plus grand effet possible.

— Sans doute, madame... mais à qui ai-je l'honneur de parler ?

— Voici ma carte, fit la dame, en lui remettant un petit carton qu'elle sortit d'un sachet de satin brodé, un peu trop parfumé d'un parfum un peu trop fort.

La jeune fille y jeta les yeux et tressaillit légèrement.

La carte portait :

« MADAME CLARA MIGNON »

Et plus bas cette mention :

« *Samedi.* »

— Qu'avez-vous ? demanda Mme Clara Mignon, à qui ce mouvement n'avait pas échappé, et dont les prunelles noires devinrent brusquement plus sombres et plus dures, sous la poussée de quelque inquiétude secrète.

— Moi... madame... rien... répliqua Jeanne, reprenant son sang-froid par un violent effort de volonté.

— Est-ce que mon nom vous serait connu ?

— Nullement... ce qui cause ma surprise, c'est que je vous croyais étrangère... à votre accent... et que ce nom est tout à fait français.

La dame la regardait avec une attention profonde.

Mais le visage de Jeanne était, maintenant, si calme et si souriant, que Clara Mignon se rasséréna tout à fait.

— Votre observation est juste, répliqua-t-elle. Je suis, en effet, d'origine anglaise... mais j'ai épousé un Français... M. Louis Mignon, qui s'occupe de commerce et voyage pour l'une des principales maisons de gros de Paris... dont il est associé. — Du reste, voici près de vingt ans que j'habite la France... et je constate, depuis cette époque, malgré tous mes efforts, que l'accent anglais est un de ceux qui ne se perdent jamais.

— Cette carte ne porte point votre adresse, observa la jeune fille.

— C'est vrai... si vous voulez me prêter un crayon, je vais l'écrire.

Et la dame s'approcha d'une table, — couverte de feuilles de papier, de gravures et de dessins de toute espèce, — où reposait la boîte de couleurs.

Elle y prit un crayon et ajouta sur la carte :

« 39, boulevard de la Madeleine. »

— Je demeure au quatrième étage, disait-elle en même temps, et vous me trouverez tous les jours jusqu'à deux heures.

En relevant la tête pour donner cette explication, elle aperçut un tableau commencé, sur un chevalet qu'elle n'avait pu voir de la place où elle était auparavant.

— Ah ! ah ! fit-elle, voici quelque chose qui promet d'être charmant. Vous y travaillez, sans doute, en ce moment ?

— Oui, madame... c'est pour l'exposition.. si j'ai le bonheur que cela soit reçu.

La toile, plus grande et plus importante que les autres, représentait une jeune paysanne, en jupon court, coiffée d'une cornette blanche, d'où s'échappaient ses cheveux ébouriffés, le haut du corps couvert d'une chemise de grosse toile, qui dégageait à demi la poitrine, les manches retroussées jusqu'aux épaules et en train de donner du grain à toute une tribu de volatiles de basse-cour, sur un fond de lilas en fleurs et d'arbustes verts, où se jouait la lumière matinale d'une belle journée de printemps.

Cela était vivant, gracieux, plein de naturel dans les mouvements, traité avec une grande simplicité et une sincérité un peu naïve, qui donnaient un charme extrême à ce sujet si ordinaire.

La petite paysanne, souriante, n'était autre, naturellement, que Mlle Lattey, transformée en fille de ferme, pour la circonstance, mais facile à reconnaître à l'expression de bonté intelligente de son jeune et frais visage, et au dessin de ses bras fermes et ronds, dont la visiteuse avait le modèle sous les yeux.

— Oh ! ravissant ! s'écria cette dernière. Ne doutez pas que cela ne soit reçu...

— Vous croyez ?... fit Jeanne, toute émue et toute fière.

— J'en suis certaine... D'ailleurs, au besoin, je pourrais vous recommander ou vous faire recommander aux membres du jury... Je connais beaucoup de ces messieurs...

— Je vous en remercie, madame.

— Ah ! je suis enchantée, vraiment enchantée, d'être venue... et je ne regrette plus ma peine...

Alors, prenant un ton maternel, Clara Mignon ajouta, de son air le plus aimable :

— Mais, vous ne vivez pas toute seule ici, ma chère enfant. — Vous avez, sans doute, vos parents...

— Non, madame, je suis orpheline...

— Ah ! la pauvre petite mignonne... orpheline !... Et comment avez-vous appris la peinture ?

— Autrefois... quand mon père vivait... Il avait été frappé de mes dispositions pour le dessin... Puis, à sa mort... la misère me contraignit, d'abord, à gagner mon pain par un travail d'ouvrière... Enfin, il y a quelques mois... grâce à la protection d'une dame... j'ai pu me remettre à la peinture... et vous voyez que je n'ai pas eu tort !

— C'est admirable !... merveilleux !... Il faut voir ces miracles pour y croire. — Mais, encore une fois, il est impossible que vous habitiez seule... cette grande maison isolée... reprit la dame, que cette idée semblait préoccuper tout particulièrement.

— Seule, en effet, répliqua la jeune fille, je ne le suis pas tout à fait, mais cela revient presque au même...

— Comment cela ?

— J'ai mon frère avec moi...

— A la bonne heure. — C'est une compagnie... et une protection...

— Une compagnie, oui... et bien douce à mon cœur... Une protection, non...

— Que voulez-vous dire ?

— Mon pauvre frère... est infirme...

— Infirme !

— Paralysé des jambes. — Il ne quitte point la chambre.

— Ah ! ah ! fit Clara Mignon, sur un ton singulier. Voilà qui est navrant, et ajoute à vos charges...

— Oh ! je ne m'en plains pas !... Nous nous adorons !

Ce « nous nous adorons » fut prononcé avec un accent si sincère et si passionné qu'un sourire d'expression indéfinissable desserra les lèvres trop rouges de l'Anglaise.

— Oui, je comprends, dit Clara. C'est très beau... Vous êtes non seulement une grande artiste... mais aussi une petite sainte. Allons, je sens que je vous aime déjà.

Mme Mignon tendit la main à la jeune fille.

Celle-ci y posa la sienne avec une imperceptible hésitation, où se devinait un peu de répulsion.

La dame, cependant, ne parut pas s'en apercevoir.

— Maintenant, je vous quitte, reprit-elle. Il faut que je rentre à Paris. — Nous nous sommes entendues, n'est-ce pas ? — Et je compte sur votre prochaine visite...

— Vous pouvez y compter, madame.

Cinq minutes après, Clara Mignon s'éloignait sur la route en murmurant :

— *Enfin, les voilà retrouvés !...*

...Tandis que Jeanne Lattey, après avoir repoussé soigneusement la porte de la route, traversait en courant le jardinet du devant et s'élançait dans la maison, en criant de sa voix douce et passionnée :

« Edouard ! Edouard ! »

M. Darun apparut aussitôt, sortant de la chambre dont le rideau s'était refermé précipitamment à l'arrivée de la visiteuse.

Si la jeune fille était changée, embellie par le désir et la certitude de plaire, et portait dans ses grands yeux profonds et pleins de vie le rayonnement du bonheur, *lui* n'était pas moins transformé.

Il avait le même rayonnement qu'*elle*, et son visage intelligent, débarrassé de la teinte de tristesse et de l'amertume du désespoir qui le voilaient, lorsque nous le vîmes pour la première fois, se montrait dans tout l'éclat de la jeunesse ardente à boire à la coupe de la vie, où l'amour a versé son miel parfumé et son vin généreux.

Elle lui jeta ses jolis bras autour du cou.

— Oh ! si tu avais entendu ce qu'on a dit de ta peinture ! J'en étais toute fière et comme folle de joie. — Je savais bien que tu étais un grand artiste !

— Je suis la main, tu es l'inspiration, ma bien-aimée, répondit-il, en lui fermant les paupières de deux longs baisers.

— Mais sais-tu qui était cette dame ? reprit-elle tout à coup en redevenant plus grave.

— Non, qui était-ce ? — Je ne la connais point.

— Je ne l'avais jamais vue, non plus. C'est Clara Mignon !

Il eut un brusque soubresaut.

— Celle qui a...

— Celle qui a trouvé le mouchoir brodé et qui l'a remis au juge d'instruction...

— Que venait-elle faire ici ? demanda-t-il, avec une sorte d'effroi. Est-ce qu'elle se doute ?...

— Elle ne se doute de rien du tout. — Elle a acheté un de tes tableaux... signés de ta petite Jeanne... et elle venait lui en commander un autre... et me prier de passer chez elle.

— Et tu iras ? s'écria-t-il, inquiet.

— Certes !

— M. Renaud de la Renaudie a tenu parole et m'ouvre la porte ! ajouta Jeanne, mais tout bas pour elle seule.

III

LE PARADIS RETROUVÉ

Le surlendemain, après le déjeuner du matin, Jeanne dit à M. Darun :

— Je vais à Paris.

— Chez cette personne ? demanda-t-il.

— Oui. Je ne puis tarder davantage. — Dans la position où je suis, ayant l'espoir d'une commande bien payée, il ne serait pas naturel que je montrasse si peu d'empressement, et nous devons tout faire pour ne pas éveiller la moindre suspicion, pour ne donner naissance à aucun commentaire. — Ce frère infirme, que j'ai inventé pour le besoin de la cause, ainsi que le dirait le juge d'instruction, est déjà bien assez invraisemblable !... Cela peut passer ici, à la campagne, dans cette maison isolée, où nous ne voyons personne, où personne ne nous voit... mais si quelque dame Clara Mignon était prise du moindre doute, du plus petit soupçon... nous serions perdus !... Il faudrait fuir... et Dieu sait si nous le pourrions...

— Mais toute une journée sans toi ! — Que vais-je devenir ?

— Comment, ce que vous allez devenir, monsieur ? — Vous allez travailler... et puis vous serez bien sage... vous ne vous montrerez pas... vous ne mettrez pas le nez aux fenêtres... Si vous vous promenez dans le jardin, ce sera sans bruit, en passant par la porte de derrière...

— Et puis, je penserai à toi !

— Et puis vous penserez à moi tout le temps... Et tu te plains !... Oh ! que c'est vilain !

— C'est que tu ne sais ce que pèsent les heures, quand tu n'es pas là.

— Elles te pèsent juste ce qu'elles me pèsent à moi... plus ne serait pas possible !

— J'ai peur...

— De quoi ?

— Si tu allais ne pas revenir !

— Si je ne revenais pas, un jour... c'est que je serais morte !

— Ne dis pas cela ! fit-il pâlissant.

— Sois tranquille... tant que tu auras besoin de moi, tant que tu m'aimeras autant que je t'aime, je ne veux pas mourir... et tu sais, la volonté de ta petite Jeanne, c'est quelque chose !

Il l'avait prise dans ses bras, il la serrait contre lui, et leurs lèvres s'étaient rencontrées et semblaient ne pouvoir plus se détacher.

— Maintenant, reprit-elle, soyons raisonnables. — Écoute-moi bien. — J'ai tout préparé dans la salle à manger pour ton déjeuner de midi. — Tu n'auras qu'à te mettre à table.

— Mais quand cela ?... Tu ne m'as pas quitté depuis que je suis réveillé.

— Quand cela ? Pendant que tu dormais... Je me suis levée au petit jour.

Tout en babillant, elle avait mis sur sa robe noire un léger pardessus de demi-saison, et coiffé sa jolie tête d'un chapeau simple, qui lui allait à ravir, et qu'elle avait elle-même chiffonné de ses *menottes* industrieuses.

— Je suis prête, dit-elle avec un soupir étouffé ; je vais t'enfermer à double tour, mon pauvre chéri, comme un prisonnier...

— Prisonnier de l'amour, prisonnier de ma Jeannette...

— Tiens ! voilà un joli titre pour un tableau : — *Le Prisonnier d'amour !*

— Je ferai le tableau !

— Et celui-là, nous ne le vendrons pas !

— Jamais !

— Si on sonne, laisse sonner, et ne donne pas signe de vie ; n'oublie pas que tu es paralytique et que tu ne peux pas bouger de ta chambre !

— Oui...

— Ne m'accompagne pas... même dans la cour, et ne me regarde pas partir... en soulevant le plus petit coin de rideau.

— Je te le promets ! — Mais j'ai fait un petit trou... un tout petit trou... dans le rideau de mousseline de la fenêtre du premier... et je te verrai par là...

— Ah ! si tu abîmes nos tentures à présent ! dit-elle en riant. — Mais puisque c'est fait... regarde. Seulement, si je t'aperçois... je ne reviens plus... jamais... jamais !

Elle lui tendit ses lèvres fraîches, puis se détacha de lui, et s'enfuit presque en courant sans retourner la tête.

Il entendit le bruit de la clef fermant à double tour la porte d'entrée du jardin, et grimpa vivement au premier, où il colla son œil au trou qu'il avait ménagé dans le rideau, pour la regarder, sans être vu, quand, par hasard, les nécessités de leur existence cachée forçaient la jeune femme à le quitter pour quelques instants ou pour quelques heures.

Jeanne fila droit, d'abord, sur la route ; puis, arrivée à un tournant, elle s'arrêta, inspecta le chemin et les champs environnants, fit une brusque volte-face et, posant les deux mains sur sa bouche, envoya dans la direction de la maisonnette une volée de baisers.

Alors elle disparut au coude du sentier.

Elle avait les yeux pleins de larmes, — larmes de bonheur, car il existe pour les amours profondes qui meurent où elles s'attachent, comme une pointe d'âcreté douloureuse dans l'excès du bonheur, longtemps rêvé, longtemps attendu sans espoir, puis tout à coup venu et que l'on craint toujours de voir s'échapper.

Lui, après être resté encore, après qu'elle eut disparu, à son poste d'amoureux, derrière le rideau, — il se secoua et, s'éloignant à regret, gagna d'un pas lent son atelier, où il vint se placer devant son chevalet, — celui où un tableau représentait Mlle Lattey en petite Jeanneton villageoise, montrant ses jolis bras sous les manches retroussées de sa grosse chemise écrue, et donnant du grain à ses poules favorites.

La voir ainsi, c'était encore la voir un peu, beaucoup, pour cette âme d'artiste que l'amour sincère et ardent d'une adorable femme avait tiré de sa chrysalide, en lui donnant des ailes.

Travailler à son portrait, c'était encore l'aimer un peu, beaucoup, passionnément !

Il prit sa palette et son pinceau et, d'une main caressante, chercha à mieux rendre le regard profond de ces yeux bleus, si tendres et si fiers, si doux et résolus, où l'on croyait sentir, par moments, comme une promesse et une révélation de l'immortalité de l'être moral.

En travaillant, il pensait... il pensait aux six mois écoulés, au paradis retrouvé par elle. — Il comparait sa vie passée et sa vie présente. Il s'emplissait de reconnaissance et d'amour infini pour la fée qui avait tout transformé en lui et autour de lui par un miracle de bonté, de jeunesse souriante et de dévouement sublime.

C'est que, plus on connaissait Jeanne, plus on s'attachait à elle, plus on l'appréciait, plus on l'aimait.

Que cet homme de vingt-cinq ans se fût pris brusquement d'une belle passion de jeunesse pour cette jeune fille de dix-huit ans qui se trouvait sur sa route, au moment du malheur et de la défaite, comme une fée bienfaisante ; que la reconnaissance pour ce cœur dévoué se fût unie en lui à l'ardent désir né de la grâce et du charme rayonnant autour de cette frêle et séduisante personne, — il n'y avait là rien d'étonnant, — et le contraire seul eût pu surprendre.

Mais, — et ceci fait l'éloge de Jeanne, la peignait tout entière d'un trait, — en l'aimant, Edouard n'avait pas senti seulement le désir qu'elle fût à lui. — Il avait rêvé instantanément, avec la même violence, de vivre avec elle, de confondre sa vie avec la vie de Mlle Lattey, et, chose si rare, l'estime profonde, la confiance absolue, étaient venues en lui sur les mêmes ailes que la passion.

De la passion toute pure, dans le sens banal et l'on peut dire brutal du mot, tout homme en a, plus ou moins, au service de toute femme agréable qui vient à lui.

Cela traverse le cœur, comme un bolide traverse le ciel éblouissant et ne laisse point de trace, après une courte trajectoire enflammée à travers notre existence.

Cette passion, il l'avait éprouvée déjà pour Elisa, pour sa femme. C'avait été la griserie aveugle et généreuse d'un cœur ardent qui cherche à se donner. Aucun autre sentiment ne s'y était mêlé ; — et ces liens d'affection, d'estime réciproque, les seuls indestructibles, qui se développent peu à peu dans le mariage, quand l'homme et la femme apprennent à s'estimer et à se fondre ensemble par les luttes de la vie et la connaissance plus intime de leurs qualités sérieuses et profondes, — ces liens ne s'étaient point formés !

Après les premiers enivrements de ce qu'on est convenu d'appeler la lune de miel, Edouard n'avait plus trouvé en face de lui qu'une créature égoïste, fantasque, s'éloignant de lui. Il avait senti que la confiance, au lieu de s'affirmer, chancelait, devenait doute.

La coquetterie qui l'avait charmé, tant qu'elle s'adressait à lui, commença à l'inquiéter, quand il dut constater qu'elle s'adressait à l'univers entier.

Il n'y eut pas accord des âmes, des cœurs, des esprits.

Aimé... l'était-il ?...

Voulant le croire, se cramponnant à ce désir, à cette espérance, il s'y déchira.

Il fut inquiet, jaloux, il n'eut ni le calme, ni la foi.

Il fut malheureux !

Quelle différence avec Jeanne ! — Là tout était pur, tout était sincère, tout était noble et grand. — On pouvait jeter la sonde dans ce cœur, sans trouver jamais le fond de vase.

Pauvres, sans ressources, réduits à la dernière extrémité, ainsi qu'on le verra, elle avait fait régner autour de lui l'ordre, travaillant, souriante et courageuse, sans jamais se plaindre, toujours assez heureuse par ce fait qu'elle l'aimait, pourvu qu'il l'aimât. Puis, elle lui avait dit :

« Sois artiste ! — Ne t'inquiète de rien. — Si c'est la misère aggravée au début, que m'importe ? — Suis ta route. Nous grignoterons ensemble un morceau de pain, si nous n'avons pas autre chose, et j'y ajouterai mes baisers et mes chansons ; — car elle avait un joli filet de voix et gazouillait, sans cesse, à l'instar de ses oiseaux chéris et qui vivaient avec elle en familiarité, comme s'ils l'eussent reconnue pour sœur et de même race qu'eux.

Pour s'installer, pour louer une maisonnette, pour établir un semblant d'atelier, elle avait trouvé de l'argent, emprunté, nous saurons bientôt à qui.

Les modèles coûtent cher.

« Je serai ton modèle ; — lui avait-elle dit, un peu rougissante ; et, en quelques jours, avec cet instinct merveilleux de l'amour et cette intelligence fine qui s'alliait chez elle aux tendresses du cœur, elle avait appris la science de se poser, de se draper suivant les caprices et les besoins du peintre ; se disant jamais fatiguée, bien que cela la fatiguât beaucoup, surtout au début.

— Mais c'est une vie épouvantable que je vais te faire mener ? lui disait-il. Poursuivi, obligé de me cacher, ne pouvant jamais sortir, tu seras prisonnière et tu ne verras personne.

— Tu es l'univers pour moi, lui répondait-elle

Et c'était vrai !

Elle aimait la campagne, les fleurs et les bêtes.

Elle se plaisait à tout... avec lui.

Leur petit intérieur était tenu dans une propreté qui lui donnait un air de luxe. — Jamais il ne la voyait travailler, et tout travail était toujours fait.

De son nom, elle avait tiré trois noms, appliqués à ses diverses incarnations.

C'était *Jeanneton*, le matin, quand elle s'occupait du ménage et préparait leur frugal repas.

Puis venait le tour de *Jeannette*, au moment des poses à l'atelier.

Quant à *Jeanne*, c'était la bien-aimée, l'amoureuse et la compagne, l'amie, la future épouse, lorsque l'amant aurait prouvé son innocence et reconquis sa place dans le monde.

— Ah ! lui disait-elle en soupirant, j'y travaille pour toi, à cette réhabilitation ; — mais pour toi seul, vois-tu, mon chéri. — J'ai un peu peur du monde et de ta liberté qui me prendrait quelque chose de toi, et le plus heureux temps de ma vie aura été celui... où nous sommes si malheureux !

— En attendant, il faut que tu aies du génie... s'il a été fait trop souvent de souffrances, nous prouverons qu'il peut être fait aussi de bonheur.

Et, en effet, le talent très réel d'Edouard, à cette chaleur, à ce plein soleil, se développait merveilleusement.

Ses petits tableaux, signés : *Jeanne Lattey*, — puisqu'il était censé ne pas exister, ou, du moins, ne pouvait avouer son existence, — avaient plu, commençaient à se vendre, apportaient, maintenant, une sorte de bien-être dans leur ménage.

A chaque succès obtenu, il lui baisait les mains, en disant, attendri :

— C'est à toi que je le dois. — Tu es ma vie, tu es mon bonheur ! Tu es tout !

— Je suis ta *Mascotte !* faisait-elle en souriant ; puis elle fredonnait, fière, heureuse, et attendrie aussi :

A moi seul que ne donne-t-on,
Jeanne, Jeannette et Jeanneton !...

Et pourtant, quelle que fût la reconnaissance du jeune homme, quelle que fût son admiration pour la jeune femme, il était loin de savoir encore tout ce qu'elle faisait pour lui, tout ce qu'il lui devait, et que la vie de Jeanne, triple dans leur intérieur, s'augmentait d'une quatrième existence à l'extérieur, dont il était toujours le but, et que nous allons connaître.

IV

OÙ JEANNE ALLAIT, CE MATIN-LÀ, EN QUITTANT ÉDOUARD

On se rappelle que Clara Mignon avait dit à Jeanne de venir la voir, avant deux heures de l'après-midi.

Il suffisait donc d'arriver chez la dame vers une heure, et s'y présenter plus tôt n'eût guère été convenable, la Parisienne, — nous entendons par là la femme qui habite Paris, — n'ayant point pour habitude d'être matinale.

Or, Jeanne était trop fine pour risquer de déplaire à sa nouvelle protectrice, en allant la surprendre en déshabillé, au moment où l'art n'a pas eu le temps de venir au secours de la nature, — chez les coquettes sur le retour, telle qu'était Mme Mignon.

Cependant, en parlant comme elle faisait, il était certain qu'elle serait à Paris, dès onze heures, — et c'est, en effet, ce qui arriva.

Mais, au sortir de la gare de Vincennes, au lieu de prendre l'omnibus de la Madeleine qui l'eût conduite chez Clara, — Mlle Lattey prit une voiture et se fit conduire boulevard du Palais, à l'angle presque du quai des Orfèvres.

C'est là que demeurait M. Renaud de la Renaudie, le juge d'instruction chez qui elle s'était rendue, déjà, le soir de la découverte du *Corps d'Elisa*, alors que Darun attendait les nouvelles qu'elle allait rapporter et qui devaient confirmer au jeune homme qu'il était bien réellement accusé d'être l'auteur de cet épouvantable assassinat.

Depuis les six mois écoulés, cette affaire criminelle n'avait point fait un pas.

D'abord, malgré toutes les recherches les plus minutieuses, on pourrait presque dire les plus désespérées de la police, la *tête* de la victime n'avait point été retrouvée.

Il avait donc fallu, pour établir son identité, se contenter de l'ensemble des témoignages recueillis, qui tous concordaient à reconnaître Mme Darun dans ces lambeaux humains.

La boucle d'oreille, en morceaux, le mouchoir déchiré, portant une initiale, et qui avait certainement appartenu à la jeune femme, enlevaient, d'ailleurs, tous les doutes.

Enfin, la disparition d'Edouard Darun, qui se cachait, eût suffi pour démontrer que c'était lui l'assassin et que c'était bien Mme Darun qui avait été assassinée.

Seulement, dès l'instant qu'on ne trouvait pas le coupable, l'affaire avait dû être *classée*, c'est-à-dire ajournée.

Les recherches continuaient, et on ne désespérait pas de mettre la main sur l'accusé, tôt ou tard ; mais bien d'autres crimes, — il n'en manque jamais, — étaient venus solliciter l'attention du public.

Les journaux avaient cessé de parler de :

« L'horrible trouvaille de l'avenue d'Orléans. »

Et personne n'y pensait plus, en dehors du monde spécial de la justice, où l'on n'oublie rien.

A onze heures et demie précises, Jeanne sonnait à la porte de l'appartement personnel du juge d'instruction, et, après avoir fait passer son nom par l'entremise de la bonne qui lui avait ouvert, était introduite immédiatement dans un salon vaste et sévère, ainsi qu'il convient au salon d'un magistrat.

— Madame vous prie de l'attendre un instant, avait dit la domestique en se retirant.

Ce salon, richement meublé, semblait annoncer de la fortune, et, de fait, M. Paul-Antoine Renaud de la Renaudie, d'une vieille et excellente famille du Calvados, où il possédait des biens considérables, aurait pu vivre, s'il l'avait voulu, en gentilhomme terrien, sans s'occuper de quoi que ce soit que de toucher ses fermages et de se livrer aux plaisirs de la chasse dans ses prairies et dans ses bois.

Il avait, de plus, épousé une jeune fille qui lui apportait une dot magnifique, — Mlle Léonie Patroskoff, — une Russe, ainsi que l'indiquait son nom.

Au moment où se passent les événements que nous avons entrepris de raconter, il y avait une dizaine d'années que M. de la Renaudie était marié, et tout autant qu'il remplissait les difficiles fonctions de juge d'instruction près le tribunal de la Seine.

C'était une homme d'une quarantaine d'années, très estimé pour son zèle, assez prisé pour son intelligence, et généralement aimé de ceux qui l'approchaient.

Quant à Mme de la Renaudie, elle venait d'avoir trente ans.

Ils n'avaient point d'enfants.

Tout à coup, la porte du salon s'ouvrit, et elle entra.

C'était une personne de taille moyenne, un peu maigre, aux formes allongées, châtain clair, avec des yeux pâles, entre le gris et le bleu.

Sans être jolie, elle était très agréable, surtout par la douceur de ses façons un peu félines.

L'air très intelligent, la voix sympathique et bien timbrée, — quand elle voulait plaire, quand elle voulait séduire ceux à qui elle avait affaire, elle y apportait les façons propres aux Slaves en général et aux Russes en particulier, qu'on a justement caractérisées par le verbe enguirlander.

En apercevant Jeanne, elle courut à elle, la prit dans ses bras, la baisa au front, lui disant :

— Ah ! ma chère enfant, que je suis aise de votre visite ! — Y a-t-il du nouveau ?

— Oui, madame, répliqua Jeanne, qui semblait tout à fait chez elle, en face de la femme du juge d'instruction.

— Je m'en suis doutée, à vous voir de si bonne heure. — Qu'est-ce ?

— Avant-hier, Mme Clara Mignon est venue chez moi.

— Ah ! ah !

— Et m'a invitée à me présenter chez elle.

— A merveille. — Contez-moi cela !

Elle conduisit Jeanne à un canapé où elle la fit asseoir, et s'y assit près d'elle.

— C'est à M. de la Renaudie que je dois cela, n'est-ce pas ? continua Jeanne.

— Certes. — J'y ai quelque peu peiné... mais j'y suis arrivée.

— Que vous êtes bonne ! fit Mlle Lattey.

— Je vous aime et je vous admire, répliqua la Russe. Je vous l'ai dit ; — mon gros chagrin est de [illegible] vous avez d'enfants... Si j'avais une fille, [illegible] voulu qu'elle vous ressemblât de tous points... Faute de mieux, je vous regarde comme [illegible]... auprès de qui l'âge me permet de jouer un peu la maman... puisque vous y consentez.

— Oh ! madame, la pauvre petite orpheline, la [illegible] ouvrière vous aime bien aussi, allez... et n'oubliera jamais ce que vous avez fait pour elle, ce que vous êtes pour elle... Je devais si peu m'y attendre de la part d'une personne de votre [illegible] dans votre position...

— Voulez-vous bien vous taire, mon enfant ! — Nous autres Russes, nous n'écoutons que notre cœur... Nos ennemis disent : notre fantaisie. Soit. [illegible] en dehors de l'affection très vive et très sincère que vous m'avez inspirée... vous savez qu'à vous aider, à vous protéger... à combattre avec vous dans l'œuvre touchante et noble que vous avez entreprise, j'ai aussi mon petit intérêt personnel. — Allons, parlez... je vous écoute.

Et Mme de la Renaudie, renversée en arrière sur [illegible], en une pose un peu orientale, sortit de [illegible] de son peignoir du matin... assez mal [illegible] de même que sa chevelure abondante et [illegible] en désordre sur sa tête de chatte, aux pommettes légèrement saillantes, — une blague pleine de tabac blond et se mit à rouler dextrement une cigarette.

— [illegible] crime qu'on nous reproche à nous autres femmes russes, dit-elle en riant : la cigarette ! — Quand mon mari reçoit ses solennels et [illegible] confrères, il faut bien que je cache ce [illegible]... mais entre nous, je puis être moi tout entière, n'est-il pas vrai ? — Vous n'en [illegible] pas ?

— Non, répliqua Jeanne en souriant. Cela vous va très bien, mais j'ai idée que cela m'irait très mal.

— La petite coquette !

— Quand on ne l'est que pour celui qu'on aime. Mais pour celui-là... je le suis passionnément !

— Et vous avez raison... — Maintenant, causons.

Jeanne alors lui raconta par le menu la scène que nous avons rapportée, c'est-à-dire comment Clara Mignon était venue la voir et lui avait commandé un tableau.

— À mon tour, reprit Mme de la Renaudie, de vous expliquer comment les choses se sont passées avant cette visite.

Mme de la Renaudie lança deux bouffées de sa cigarette, puis commença :

— Cela n'était point facile, je vous assure. — Mon mari est défiant, et, du moment où il faut lui laisser ignorer la vérité, je suis obligée d'user de mille précautions, où je crains toujours de m'embarrasser et de me couper moi-même. — Vous le confessez, c'est un homme intègre, qui n'admet que le droit chemin. — Il m'aime beaucoup... il fait tout ce que je veux... sauf sur un point, où il juge son honneur professionnel engagé... Et puis, il est homme, il est magistrat... Il sent et il voit autrement que nous... qui sommes femmes, — moi, Russe... et vous, amoureuse... Cela se vaut ! — Pour lui donc, M. Darun est coupable, le seul coupable, évidemment coupable ; nul ne l'en fera démordre ; aucun raisonnement même ne modifiera sa conviction.

— Hélas ! soupira Jeanne.

— Il ne changera d'avis que devant des faits, des faits doublement, triplement prouvés.

— Et c'est ce que nous cherchons...

— Mais ce que nous n'avons pas encore trouvé. — D'autre part, pour lui, il n'y a pas de doute que la femme dont a découvert le corps, que cette pauvre créature a été [illegible] assassinée par M. Darun, et j'avoue que moi-même, je me sens, malgré tout ce que vous m'avez dit, aussi [illegible] que vous au contraire.

— Assassinée, interrompit Jeanne, oh ! non pas !... J'ai seulement une conviction [illegible] si vous préférez, un secret instinct, une seconde vue [illegible] qui me démontre que la justice et que les hommes se trompent.

— Vous pouvez avoir raison... mais cela ne suffit pas... et vos motifs...

— Mes motifs que je ne puis rendre sérieux pour les autres, le sont beaucoup pour moi... J'ai vu peu Mme Darun... Si peu que je l'aie vue, je l'ai jugée tout de suite. — C'était une femme coquette, ambitieuse, rusée, sans cœur, qui n'aimait point son mari... capable de tout pour sortir de la position médiocre où elle se déplaisait... Mais je reconnais que je n'ai point de preuves... et j'en cherche.

— Chère enfant ! — Je vous admire... Je n'ai jamais vu aimer comme vous aimez !... C'est là ce qui m'a charmée, séduite et conquise... Votre passion a fini par m'enflammer aussi d'un beau zèle et m'a amenée à croire... ce à quoi personne n'aurait cru à ma place... à l'innocence de M. Darun !

Son regard s'adoucit et s'attrista un peu.

— Voyez-vous, reprit-elle mélancoliquement, toute femme, vraiment femme, porte en elle le rêve de quelque grande passion, bien folle et bien [illegible], faite de doux sacrifices et de grande abnégation, en dehors de toutes les règles et de toutes les lois ordinaires. — La plupart n'ont point la force de le réaliser... et puis, il faut être deux pour cela... Chez moi... ce rêve est resté à l'état de rêve... J'aime beaucoup M. de la Renaudie... mais il y a plus d'estime et d'amitié dans mon affection pour lui que d'amour proprement dit... Notre vie trop simple et trop facile... ne s'y prêtait point... Son caractère à lui... non plus... ni peut-être le mien... à moi, qui suis plutôt une rêveuse qu'autre chose.

Aussi votre amour [illegible] et me passionne comme une jolie chose qu'on se contente d'admirer et de posséder par la vue... ne pouvant l'avoir autrement... et je réchauffe avec bonheur la tiédeur de mon existence incomplète à la chaleur ardente de la vôtre... Je vis un petit peu de votre vie... de vos luttes... Cela est charmant... et je m'y donne tout entière... — Quand on ne fait pas de roman dans sa vie, on en lit... et cela vous passionne tout de même.

— Dites tout simplement que vous êtes bonne et généreuse, madame.

— Si vous voulez. — Donc, j'ai cru tout de suite à l'innocence de M. Darun... qui, pour moi, femme, comme pour vous, ne fait pas doute.

Elle se mit à rire.

— Et nous complotons toutes les deux, en faveur de l'innocence persécutée.

— Et nous triompherons !

— Peut-être. — Je le désire... Vous vouliez voir Mme Clara Mignon, être mise en rapport avec elle.

— N'ai-je pas raison ?... Trouvez-vous naturel, vraisemblable, que cette femme, tout à coup, dans un endroit où la foule stationnait depuis plusieurs heures, où la police avait fait les recherches les plus minutieuses, ainsi que dans tous les environs de la maison du crime, — trouvez-vous vraisemblable que cette femme, tout à coup, ait aperçu, ramassé le mouchoir que personne n'avait vu ?

— Vraisemblable, non... possible, oui !

— Cela m'avait déjà frappée, le premier soir, lorsque je vins me mettre à la disposition de M. Renaud de la Renaudie, dans le but de savoir, au juste, quel danger courait Édouard... pardon... Monsieur Darun. — Depuis, rappelée près de votre [illegible] plusieurs fois, [illegible] et dire tout ce que je pouvais savoir, [illegible] de la suite, bien des détails qui ont [illegible] encore mon incrédulité. On m'a lu les passages de la déposition de cette dame… Et j'ai su qu'elle prétendait ne point connaître Mme Darun…

— Rien ne prouve qu'elle la connaissait.

— Je crois, pourtant, me souvenir qu'une fois, en essayant un corset à Mme Darun, j'aperçus, sur la cheminée, une lettre prête à mettre à la poste, et portant ce nom…

— En êtes-vous certaine ?

— Hélas ! non. — Cela ne m'intéressait point, à ce moment… Mais, quand on prononça ce nom, devant moi, plus tard, il frappa mon oreille et réveilla un vague ressouvenir… Or, vous comprenez que si Mme Darun connaissait cette Clara Mignon, qui prétend ne l'avoir jamais vue et qui a fourni la principale preuve de son identité… le moyen d'accusation le plus terrible contre M. Darun…

— Oui, cela donnerait fort à penser… Aussi, j'ai obtenu, sur votre insistance, que mon mari vous recommandât à elle… Il ne le voulait pas… Cette femme ne lui plaît pas beaucoup… je dois le constater… Mais ses rapports avec elle, pendant l'instruction qui dure toujours, quoique sans bruit, l'autorisent à lui parler de vous. Elle passe pour fort riche… Elle a un salon où il va beaucoup de monde… Elle prétend aimer les arts et les artistes… Convaincu qu'il m'aidait dans une bonne action, il a enfin consenti à ce que nous désirions toutes les deux… Et vous voyez que cette personne est venue…

— Je vous en remercie de tout cœur, madame.

— Et vous avez raison… Car, voyez-vous, il m'en coûte de mentir à mon mari… Il a tant de confiance en moi… Et puis les hommes sont si simples… même ceux qui passent pour les plus perspicaces… comme un juge d'instruction, par exemple… qu'on a presque une certaine honte de jouer si facilement de leur crédulité. Lorsque je lui contai que Mlle Latour était artiste… qu'elle peignait fort bien… que la pauvreté uniquement… l'impossibilité de louer un atelier et de vivre pendant qu'elle se livrerait à son art l'empêchaient seules de suivre sa vocation et de montrer son talent… je crus qu'il allait me rire au nez… Eh bien, pas du tout… Il fut le premier à me dire : — Aidons-la !

— Pardonnez-moi, fit Jeanne, très émue, en lui prenant les mains et les portant à ses lèvres avec un sentiment de reconnaissance touchante ; pardonnez-moi de vous contraindre à ces vilaines choses.

— Votre confiance en moi, — à qui vous avez livré votre cœur et le salut de celui que vous aimez, en me disant tout, — mérite que je fasse l'impossible pour vous servir.

— Je vous devrai sa vie… je vous devrai son honneur… je vous dois mon bonheur… Cela, pourrai-je vous le payer ?…

— Oui, en m'aimant un peu.

— Oh ! beaucoup ! — Ne le voyez-vous pas ? fit Jeanne en levant sur elle ses grands yeux limpides et profonds.

— Si… si…

— Quant à l'argent que vous nous avez prêté… avant peu…

— Voulez-vous vous taire, méchante, et ne point parler de cela… Vous me le rendrez, le jour où vous épouserez M. Darun… Vous comprenez que, de la sorte, j'ai intérêt à votre succès, ajouta Mme de la Renaudie, en riant.

Elle embrassa Jeanne avec effusion.

— Maintenant, qu'allez-vous faire ?

— Je vais me rendre chez Mme Clara Mignon, — [illegible] de mal chez elle… Si bien [illegible]bles, j'apprendrai nécessairement quelque chose. Seulement…

Jeanne s'arrêta, hésitante.

— Achevez, mon enfant.

— J'ai encore un service à vous demander.

— Avec joie, je vous le rendrai.

— Je ne sais si vous pourrez.

— Voyons… Est-ce bien difficile ?

— Peut-être. — Voici ce dont il s'agit :

Par moi-même, quelle que soit mon activité, j'ose dire mon énergie, et, à coup sûr, ma volonté inébranlable, je ne puis que bien peu de chose. — Je suis femme… jeune… fort inexpérimentée en ces matières, où je ne suis guidée que par mon cœur et mon instinct. Beaucoup de démarches nécessaires me sont interdites… Là où un homme passe inaperçu… une jeune fille de mon âge…

— Et de votre gentillesse, interrompit la Russe…

— … attire l'attention… et c'est ce que je dois éviter à tout prix. — J'ai toujours peur qu'on ne devine la vérité, qu'on ne découvre que M. Darun a trouvé un asile chez moi… Cette histoire d'un frère infirme ne peut résister au plus petit soupçon, au moindre examen… Je suis tenue, par là, de vivre dans la retraite, condamnée à ne pas trop me montrer, à faire oublier mon existence… Elle se trouve encore masquée par cette occupation artistique… qui m'a créé une nouvelle personnalité, sous laquelle le petit nombre d'indifférents de qui j'ai pu être connue jadis n'iront point chercher l'ancienne petite ouvrière misérable. — De plus, le temps me manque… Je dois rester auprès de celui… que j'aime… et parce que sa séquestration deviendrait insupportable, si je le laissais souvent et longtemps seul, et parce qu'il ignore ce que je fais pour lui, de ce côté, ce que je pense… ce que je suppose.

— Pourquoi ne le lui dites-vous pas ?

— Oh ! vous ne le connaissez pas ! — Il en deviendrait fou… Il aurait peur aussi des dangers que je puis courir… D'ailleurs, à quoi bon lui donner un espoir qui peut ne point se réaliser ? — Il sera temps de lui parler, le jour où j'aurai besoin de son action personnelle, le jour où je lui dirai :

« Voilà la preuve de ton innocence ! »

— Je comprends tout cela… c'est juste. — Mais…

— Il faudrait donc que quelqu'un m'aidât directement… quelqu'un qui pût suivre une piste… s'informer sur tel ou tel fait… sur les agissements… les relations… de telle ou telle personne que je lui désignerais… En un mot qui jouât, à mon bénéfice… et pour *moi seule*, le rôle de la police.

Jeanne se tut, attendant avec une angoisse visible la réponse qu'allait lui donner Mme de la Renaudie.

Celle-ci ne répondit pas immédiatement ; — pourtant, elle souriait.

— Eh bien, dit-elle enfin, ce que vous demandez là, ma chère enfant, n'est pas facile à réaliser ; mais, comme j'y avais déjà songé de mon côté…

— Vraiment !

— Dame ! on n'est pas femme de magistrat sans connaître un petit peu les rouages de la justice et sans se douter des moyens nécessaires à la réalisation de l'œuvre si délicate et si épineuse que vous avez entreprise… Donc, j'avais pensé à ce que vous dites… et je crois que j'ai votre affaire.

— Alors, s'écria Jeanne avec un élan de joie presque enfantine, je suis sûre du succès !

— Je connais, poursuivit Mme de la Renaudie, un des agents les plus habiles de la police secrète… et qui n'a rien à me refuser…

— Comment cela ?

— C'est bien simple ! — Il est Russe, comme moi… C'était un paysan et je lui ai sauvé la vie… en lui facilitant la fuite en France… — Me devant le vie, je crois qu'il donnerait, au besoin, sa vie pour moi...

— Ah ! — Et il serait libre... il consentirait...

— Il consentira à tout ce que je lui demanderai. — Quant à être libre, il doit l'être, puisque le voilà de retour à Paris... depuis hier...

— De retour ?...

— Oui, il arrive d'Amérique, où il était parti à la recherche d'un banqueroutier... qui a emporté des millions et ruiné une foule de familles. — Après toute une odyssée de plusieurs mois à travers le nouveau monde, il a découvert et fait arrêter le coquin... C'est même à cause de cela qu'on n'a pu l'employer dans « l'affaire de l'avenue d'Orléans », — ce que mon mari a beaucoup regretté... car il apporte à l'exercice de son dangereux métier une activité, un zèle, une intelligence hors ligne.

— Et vous pourrez me mettre en rapport avec lui ?

— Oui.

— Mais vous dites que vous lui avez sauvé la vie... que vous l'avez fait fuir... Est-ce qu'il avait commis... quelque délit grave... en Russie ?

— Un délit d'amour... Il avait aimé une jeune fille... une Française... institutrice chez le boyard dont il dépendait... Mais c'est toute une histoire... un drame sombre et romanesque... C'est pour se venger qu'il est entré dans la police... pour rechercher celle qui l'a indignement trompé et livré à une mort atroce, dont le hasard, ou la Providence, en ma personne, l'a sauvé. — Et il apportera d'autant plus d'ardeur à vous aider dans vos recherches... que cette créature, bien jeune alors, car je vous parle de six ans, s'appelait aussi Elisa !

— Elisa ! répéta Jeanne, très surprise.

V

HISTOIRE D'IVAN

Après cette première exclamation, Jeanne réfléchit quelques secondes, puis elle reprit avec un léger mouvement d'épaules :

— Quel enfantillage ! Il y a des milliers de femmes qui portent le même petit nom.

— Évidemment. — Aussi est-ce pour cela que je ne vous en avais pas parlé encore.

— D'ailleurs, Mme Darun n'est jamais allée en Russie... et le nom de famille de cette femme...

— Le nom de famille, Ivan, — c'est mon Russe, — ne l'a jamais su. — Laissons donc cela de côté, écoutez son histoire, car il vous en parlera, certainement, un jour ou l'autre, et il est bon que vous la sachiez pour paraître, tout au moins, vous y intéresser, — ce qui augmentera son zèle et son désir de vous plaire.

Et Mme de la Renaudie commença en ces termes :

— Il y a six ans, j'étais déjà mariée depuis quatre ans et fixée en France. A l'un des voyages fréquents que j'y faisais avec ma famille, — ainsi qu'ont accoutumé la plupart des Russes de quelque distinction, j'avais connu M. de la Renaudie... J'eus le bonheur de lui plaire et il ne me déplut pas.

Une fois mariée, je m'installai à Paris, près de mon seigneur et maître, pour qui j'ai, d'ailleurs, rétabli le servage en sa personne, ajouta-t-elle en riant, et mes parents retournèrent en Russie, qu'ils ne quittèrent pour ainsi dire plus.

C'est moi, maintenant, qui vais les voir, environ tous les deux ans, soit en compagnie de mon mari à l'époque des vacances, soit seule, et, chaque fois je reste près d'eux, un mois ou six semaines.

Mes parents, qui sont de la meilleure noblesse moscovite, possédaient et possèdent encore des biens immenses aux environs de Moscou ; des forêts pleines de gibier, où l'on chasse le loup et même l'ours ; des plaines couvertes de moissons et de villages, dont, avant 1811, — le servage n'était pas encore aboli, — les pauvres paysans qui les habitaient appartenaient à ma famille, au même titre que la terre et ses produits.

Nos propriétés confinent, mais à plusieurs lieues de distance, à celles du prince Paul Kérédine, possesseur d'une étendue de terre presque aussi grande qu'un de vos départements français.

Les Kérédine sont d'une vieille race, dont les représentants ont toujours occupé de hauts emplois auprès des tsars, qui les ont comblés de richesses et de bienfaits.

Le prince dont je vous parle est le dernier représentant de cette race.

Resté veuf de bonne heure, avec une fille unique dont la santé chancelante lui inspirait de vives inquiétudes, — et, en effet, la pauvre enfant est morte depuis, — il tomba dans une sorte de mélancolie ou de misanthropie qui lui fit prendre en dégoût le monde, ses plaisirs, ses triomphes et ses devoirs.

Il donna sa démission des emplois qu'il occupait et vint se fixer dans ses terres, où il refusa d'entretenir des relations avec aucun de ses voisins, avec aucun des boyards de la province.

Renfermé chez lui, il vivait seul avec sa fille, âgée d'une dizaine d'années, pour laquelle il avait fait venir, disait-on, une institutrice française, qu'on ne voyait pas plus que lui, car elle ne venait jamais à Moscou, mais de la beauté de laquelle on parlait, par ouï-dire, sur le rapport vague de quelques serviteurs attachés au service du château.

Elle était, du reste, fort jeune.

Ivan prétend qu'elle ne pouvait pas avoir plus de dix-huit ans à cette époque.

Donc, il y a six ans, je me trouvais chez mes parents. — C'était vers la fin du mois d'août. — Il faisait un temps magnifique et chaud. — J'en avais profité pour monter à cheval, car vous savez que je suis une excellente écuyère et que j'ai la passion de l'équitation. — J'adorais, dans ces vastes plaines, m'élancer au hasard, courir droit devant moi au triple galop, à travers les allées de nos bois de sapins et de bouleaux qui, en plus d'un endroit, ont des aspects de forêt vierge.

Parfois, mon père m'accompagnait ; mais, le plus souvent, j'étais seule, — et c'était le cas, ce jour-là.

Tout à coup, au détour d'un sentier ombreux, sur le rebord d'un fourré épais, j'aperçus un corps...

Mon cheval avait fait un violent écart et s'était jeté de côté, refusant d'avancer...

Je dois vous dire, ma chère Jeanne, que je ne m'intimide pas facilement, et que j'ai quelque courage personnel...

Aussi, loin de rebrousser chemin et de m'enfuir, à la façon d'une de vos petites Parisiennes bien énervées, je donnai de la cravache à ma monture et la forçai d'approcher.

Alors, je reconnus que le malheureux, étendu là, et qui ne bougeait pas plus que s'il eût été mort, était un moujik.

Sa tête pâle reposait sur les grosses racines d'un sapin, tandis que le reste du corps suivait la déclivité du terrain, allant, par une pente douce, rejoindre le sentier où je m'étais engagé.

Ses pauvres vêtements étaient en lambeaux, déchirés par les épines et les ronces de la forêt, couverts de sang en plus d'un endroit.

Sa maigreur était effrayante, bien que les traits du visage, qui ne manquait pas d'une certaine beauté, accusassent la jeunesse.

Je crus d'abord qu'il était victime de quelque accident. Il était peu probable qu'on se fût donné la peine d'assommer un pauvre diable qui ne devait rien posséder.

Mais, en le regardant de plus près et plus attentivement, je m'aperçus qu'il devait être seulement évanoui.

Sa pâleur, si grande qu'elle fût, provenait de la faiblesse, occasionnée par une perte de sang considérable, car je constatai, tout à coup, que la tête, avant de reposer sur la racine de l'arbre, avait dû porter sur l'angle d'une grosse pierre, à quelques centimètres, qui gardait la trace visible de ce choc.

La chose était claire à présent ; — il était tombé, s'était blessé, avait perdu connaissance.

Néanmoins, cela n'expliquait pas son état de maigreur ; cela n'expliquait pas non plus que ses vêtements fussent lacérés, couverts de boue, ainsi que les vêtements d'un homme qui a longtemps erré à travers bois, en cherchant les endroits les plus épais et les plus infranchissables.

Je sautai vivement à bas de mon cheval, que j'attachai à un arbre voisin, et comme il y avait un ruisseau qui coulait presque à mes pieds, je pris de l'eau, qui était très froide, entre mes deux mains, et lui en aspergeai le visage, puis, trempant mon mouchoir dans la même eau, je le lui passai sur les tempes et sur les yeux, enlevant le sang qui le couvrait et le défigurait en partie...

Décidément, ajouta Mme de la Renaudie, en souriant, pour un Russe et pour un moujik, il n'était pas mal du tout, et je m'intéressai tout de suite à lui.

La fraîcheur de l'eau ne tarda pas à le ranimer, car il s'agita faiblement et souleva ses paupières, qu'il referma aussitôt en murmurant :

— A boire... à boire !

Comme je ne m'aventurais jamais au bois sans emporter une petite bouteille plate, couverte de cuir et munie de son gobelet, où il y avait un peu de vin d'Espagne, je dévissai le gobelet, formant fermeture, je le remplis d'eau glacée, et je lui en fis avaler quelques gorgées qui parurent lui procurer un bien infini.

Pour le coup, il ouvrit tout grands les yeux et me regarda, d'abord avec étonnement, puis avec terreur.

— Oh ! mon Dieu ! murmura-t-il, je suis perdu !

— Perdu ! m'écriai-je ; que voulez-vous dire ?

— Vous allez me livrer !

Il me regardait maintenant avec une défiance un peu sauvage, essayant de se soulever, prêt à prendre la fuite, s'il en avait eu la force.

— Te livrer, répétai-je. — Pourquoi cela ... — As-tu commis quelque crime ?

Il est d'habitude, chez nous, interrompit la femme du juge d'instruction, de tutoyer les inférieurs, et notamment les moujiks.

— Non... non... mais j'ai fui... et si je suis repris... je périrai sous le knout !...

— Sous le knout ! demandai-je ; — pourquoi ?... qu'as-tu fait pour redouter ce châtiment ?

En parlant, et à mesure qu'il reprenait ses esprits, il me regardait avec attention.

Il est probable que ma figure lui plut, qu'il lût dans mes yeux la sympathie que j'étais toute disposée à lui accorder, le sentiment de pitié que ses dernières paroles avaient éveillé en moi, car il reprit, moins agité :

— Vous avez l'air doux... vous avez l'air bon... Jurez-moi de ne pas me dénoncer... Moi, je vous jure que je n'ai commis aucune mauvaise action... aucune action honteuse ou criminelle... et je vous dirai la vérité...

— Je te jure de ne point te dénoncer, répliquai-je, alors même que tu aurais commis quelque faute, même grave.

J'avais déjà trop vécu en France, poursuivit Mme de la Renaudie, et mes sentiments s'étaient déjà trop modifiés, à beaucoup d'égards, pour que l'idée de livrer ce malheureux à son maître pût naître en moi... Quelques années plus tôt, restée encore un peu barbare, peut-être eussé-je agi différemment.

Quoiqu'il en soit, il vit que j'étais sincère, car il reprit presque aussitôt :

— Je m'appelle Ivan... je suis au service du prince Paul Kérédine...

Je tressaillis ! — Je savais que le prince Kérédine passait pour un homme sombre et impitoyable, capable des plus grandes violences et d'actes de férocité réelle, contre ceux qui dépendaient de lui, bien que la loi ne le lui permît pas ; — mais, dans ses vastes domaines, qui irait le dénoncer ? — Qui oserait se plaindre ou lui résister ?

Ivan continua :

— Je me suis enfui, il y a dix jours, pour échapper à l'horrible supplice auquel il m'avait condamné... Depuis dix jours, j'erre à travers les bois, m'enfonçant dans les fourrés les plus épais, au risque d'être dévoré par les bêtes féroces... mangeant quelques baies sauvages, quand j'en trouve, en réalité, mourant de faim... Mes forces se sont épuisées... Depuis trois jours, c'est à peine si je puis me traîner... Tout à l'heure, en voulant m'approcher de ce ruisseau, pour étancher la soif qui me dévore... une faiblesse m'a pris... mon pied a glissé... je suis tombé... j'ai senti une douleur violente à la tête... et j'ai perdu connaissance...

Il promena un regard inquiet et farouche autour de lui.

— A présent, continua-t-il, je suis à la discrétion des loups... un enfant me terrasserait... Je n'ai plus la force de me défendre... ni d'aller plus loin...

Des larmes remplirent ses yeux, il ajouta :

— D'ailleurs, où irais-je ?... Je serais dénoncé, arrêté dans le premier village où je mendierais mon pain... Autant mourir ici... Ce sera plus vite fait et moins cruel !

En l'écoutant, je constatais chez lui une sorte de culture intellectuelle, de distinction relative qui m'étonnait, étant donnée sa caste.

Sa figure n'annonçait aucun mauvais instinct, aucun vice bas ou redoutable.

Elle était plutôt douce, sans manquer, néanmoins, d'énergie.

Il devait avoir vécu à l'intérieur de la maison, près de ses maîtres, non courbé sous les travaux grossiers de la terre.

— Tu te trompes, lui dis-je ; moi je puis et je veux te sauver.

— Vous ?... Comment ?

— En te donnant asile... chez moi... chez mes parents...

— Qui êtes-vous ? me demanda-t-il.

Je lui dis mon nom de famille.

Il le connaissait et parut rasséréné.

— Oui, fit-il, Petroskoff est un bon maître, aimé des paysans... Il n'est pas dur, impitoyable, comme Kérédine.

Tout à coup son front s'assombrit de nouveau, et il laissa retomber sa tête, qu'il avait soulevée.

— Qu'as-tu ? dis-je.

— Mais si l'on sait que je suis chez lui, Paul Kérédine en sera averti...

Son observation était juste.

Nous décidâmes donc qu'il allait rester caché dans le fourré près duquel il se trouvait, et qu'à la nuit, moi ou quelqu'un de confiance, reviendrait le chercher pour l'introduire à la maison, à l'abri des regards indiscrets de nos serviteurs.

Je lui laissai la bouteille pleine de vin d'Espagne, afin de lui redonner quelque force ; et le signal auquel il devrait se montrer fut convenu entre nous.

Après avoir bu une ou deux gorgées du généreux Xérès, il put, avec mon aide, se soulever et gagner le plus épais du fourré, où nul, certes, ne le découvrirait avant mon retour.

Arrivé là, il se laissa tomber sur ses genoux et porta ma main à ses lèvres brûlantes de fièvre.

— Merci ! me dit-il. Ma vie est à vous !

Puis un éclair s'alluma dans ses yeux gris.

— Oh ! je pourrai me venger ! murmura-t-il.

— De ton maître ? m'écriai-je.

— Non... d'elle.

Il s'agissait d'une femme... Je m'en étais douté... Quelque histoire d'amour...

Peut-être de là provenait en partie ma grande pitié et ma naissante sympathie.

Enfin, je m'éloignai, au galop de ma monture.

VI

DOUBLES AMOURS

— Tout en m'éloignant, poursuivit Mme de la Renaudie, je n'étais pas sans quelque appréhension.

Je m'étais laissé entraîner par un premier mouvement de sympathie et de pitié, mais l'œuvre de salut que j'avais promis de mener à bien présentait plus d'une difficulté.

Je connaissais mon père et je savais qu'il était bon ; ma mère aussi ne manquait pas de générosité, bien qu'imbue à un degré supérieur de nos préjugés russes ; mais mon père pouvait craindre de se mettre mal avec le prince Kérédine, si ce dernier apprenait jamais notre intervention en cette affaire, et, quoiqu'il eût quitté la cour, il devait y avoir conservé assez de relations pour être encore en état de nuire à celui par qui il se croirait insulté ou bravé.

Ces objections furent, en effet, celles que mon père me présenta, lorsque je lui racontai mon aventure.

Cependant, sur ma prière instante, et en considération de la promesse faite par moi, il ne voulut pas manquer à ma parole.

Je dois vous dire, ma chère enfant, ajouta Léonie en souriant, qu'on ne m'a jamais beaucoup résisté, lorsque j'ai bien voulu une chose.

A la nuit donc, mon père ayant fait atteler, sous un prétexte quelconque, nous partîmes tous les deux, dans une voiture légère, n'ayant mis dans le secret que notre intendant, un homme sûr, qui ne nous trahirait pas.

Mon père n'avait posé à sa complaisance qu'une condition : c'est que si Ivan était coupable de quelque délit réel contre son maître, nous l'abandonnerions à son malheureux sort.

Cela ne m'inquiétait pas.

Les femmes, vous le savez, ont une façon de voir qui ne les trompe point.

J'étais certaine de l'innocence de mon protégé, du moins, à certains égards.

Tout se passa fort bien.

Je retrouvai sans difficulté l'endroit où j'avais laissé le blessé.

Il fut placé dans la voiture sur des fourrures, et nous revînmes à la maison, où l'intendant nous attendait, après avoir éloigné nos autres serviteurs sous divers prétextes.

On avait vivement aménagé, pour y recevoir Ivan, un petit pavillon isolé, au fond du jardin, qui ne servait à rien et où personne n'allait jamais.

Il pourrait rester là quelques jours... le temps de réparer ses forces... ensuite, on aviserait, s'il y avait lieu.

A minuit, le pauvre diable reposait, étendu sur sa fourrure, où il ne tarda pas à s'endormir, heureux et nous bénissant.

Mon père avait jugé nécessaire de lui laisser ce repos, avant de l'interroger.

Le lendemain, après le déjeuner, nous vînmes le trouver tous les deux, et voici ce qu'il nous raconta :

Six mois environ, avant l'époque où se passait cette rencontre, il s'était accompli chez le prince un petit événement, qui, néanmoins, avait changé complètement les allures de la maison et celles de Paul Kérédine.

Un beau matin, une jeune fille était arrivée, venant de France, afin de s'occuper de l'éducation de l'enfant unique du prince, la petite Véra, âgée d'une dizaine d'années.

Cela avait été, nous disait Ivan, dans son style naïvement imagé, comme un rayon de soleil au milieu des ténèbres, comme le réveil du printemps après l'hiver sombre.

Cette jeune personne, qu'on lui dit se nommer Elisa et être Parisienne, et qu'il n'entendait jamais appeler autrement que Mlle Elisa, apportait avec elle du mouvement, une gaieté, un je ne sais quoi qui dissipait la tristesse morne où avait vécu, jusqu'à cet instant, Paul Kérédine.

Celui-ci n'avait jamais été gai, même à l'époque la plus heureuse de son existence.

A la suite de la mort de sa femme, une douce et aimable créature, paraît-il, mort survenue deux années auparavant, sa misanthropie s'était développée, sous la double poussée du chagrin et de l'isolement, et cet intérieur froid, sans femme, composé d'un homme absorbé en son humeur sombre et d'une petite fille chétive, déjà atteinte du mal de langueur auquel elle devait succomber, — cet intérieur était devenu absolument sinistre.

Du reste, la Française, en général, la Parisienne, en particulier, a cela de charmant qu'elle remplit une maison par sa seule présence et qu'elle y sème la vie et l'activité à pleines mains.

Ivan, comme je m'en étais douté, n'était point resté attaché aux travaux de la terre.

Il était frère de lait de son ancienne maîtresse, Sonia Kérédine. — Cela lui avait valu d'être élevé à la maison, près de sa jeune maîtresse, dont il avait à peu près l'âge. — Aujourd'hui, c'est un homme de trente-deux ans, et il en avait, par conséquent, vingt-six à cette époque, — de telle sorte que, sans cesser d'être un simple moujik, il avait, étant intelligent, attrapé quelques bribes de façons moins grossières et bénéficié d'une petite instruction relative...

Vous n'ignorez pas, ma chère Jeanne, que, dans toutes les grandes familles russes, on apprend et on parle le français.

Ivan, qui ne quittait guère sa jeune maîtresse

[illegible] par l'apprendre un peu de son côté. — Il le comprenait parfaitement, et, sans s'exprimer avec une grande correction, le parlait néanmoins de façon suffisante.

A la mort de Sonia Kérédine, il avait suivi son maître dans ses terres, et il était certes l'un de ceux qui avaient ressenti le plus cruellement la révolution opérée autour de ce dernier par la mort de la jeune femme.

Le prince, devenu veuf, ne s'était plus occupé de lui, et sans le maltraiter positivement, ne lui montrait pas plus de sympathie ou d'égards qu'à n'importe lequel de ses serviteurs ordinaires.

Tout cela changea un peu, à l'arrivée de Mlle Elisa.

L'institutrice, comme de juste, ne savait pas un mot de russe. — Elle fut donc enchantée de trouver auprès d'elle quelqu'un qui, en dehors du prince, comprît et parlât le français et pût lui servir de truchement et d'interprète.

Aussi Ivan fut attaché à sa personne.

Il était jeune, elle aussi.

Il n'était pas mal pour sa classe, certes, beaucoup mieux que tous ceux qui entouraient le prince Kérédine ; — elle était, paraît-il, très jolie, jolie de cette beauté chiffonnée et un peu friponne de ses dix-sept ans ; très brune, avec de grands yeux noirs... quelque chose de fin, de capiteux et de délicat, que je vois d'ici, ajouta Mme de la Renaudie.

Elle s'ennuyait à mourir, perdue dans cette grande demeure vide, à longue distance de la ville, où Kérédine ne recevait jamais personne et vivait comme un ours véritable.

Ce qui devait advenir advint.

Ivan tomba éperdument amoureux de la jeune personne, et celle-ci, qui s'en aperçut, loin de s'en blesser et de s'en irriter, attisa par ses coquetteries et son flirtage savant la passion qu'elle avait inspirée.

— Jamais, nous disait-il avec fièvre, jamais je n'eusse osé songer à elle... jamais je n'eusse osé m'avouer cet amour insensé de la part d'un pauvre moujik, d'un pauvre paysan, si elle ne m'avait encouragé, pris par la main, pour ainsi dire, pour m'amener à ses pieds.

Plusieurs fois, quand le hasard rapprochait nos doigts, soit que je la servisse dans sa chambre, où elle prenait son premier déjeuner seule, soit pour toute autre raison, elle s'était arrangée pour que ce rapprochement fortuit amenât un contact qui faisait courir des frissons dans mes veines, et, au lieu d'éloigner sa main, elle la laissait à ma portée...

Puis, d'autres fois, je sentais comme une douce pression...

Mais je ne pouvais le croire, et je me retirais avec une sorte d'effroi... si bien qu'une fois, elle me dit en riant :

— Est-ce que je te cause de l'horreur, Ivan ?

— Oh ! non, m'écriai-je, tout pâle et palpitant.

Un jour, j'entrai dans sa chambre, après avoir frappé, à l'heure habituelle, pour lui demander ses ordres. C'était le matin ; mais, au spectacle qui m'attendait, je restai sur le seuil, prêt à me retirer, à fuir...

Elle était en jupon, en corset, les épaules et les bras nus, en train de s'essayer un collier, devant une glace.

Elle me tournait le dos, mais elle me voyait dans la glace, qui reflétait ma figure bouleversée.

— Entre donc, et ferme la porte, grand nigaud, me dit-elle.

Je lui obéis.

Alors, elle vint à moi, me montrant ses dents blanches avec un sourire que je n'oublierai jamais, me brûlant du feu de ses prunelles noires, et ajouta :

— Je ne puis fermer ce collier, aide-moi.

Je la regardais, hésitant, suppliant, oui, la suppliant de m'éviter ce supplice... dont la douceur atroce m'attirait et me faisait peur.

— Allons ! je le veux ! reprit-elle, en levant un de ses bras charmants dans un geste d'autorité. Faudra-t-il le knout pour t'amener à faire ce que d'autres, à deux genoux, imploreraient comme une faveur ?

Je lui obéis... j'essayai... mes doigts tremblaient, et chaque fois que j'effleurais, avec crainte, sa chair satinée, ma vue se troublait, et il me semblait que j'allais m'évanouir.

Elle riait, tranquille, et paraissait s'amuser beaucoup de mon embarras, presque douloureux.

Enfin je parvins à fermer le collier.

C'était un collier de perles, qui devait avoir une grande valeur.

— Ne le trouves-tu pas joli ? me dit-elle.

— Si.

— Me va-t-il bien ?

— Oui.

— C'est le prince qui me l'a donné...

— Il est bien heureux !

— Moins heureux que toi... Ce n'est pas lui qui l'a mis ; et il m'en a suppliée à deux genoux pourtant !

Quelque chose comme une douleur lancinante me traversa le cœur.

Hélas ! je ne le savais que trop, que le prince l'aimait... l'aimait avec folie... Je m'en étais aperçu, dès les premiers jours... et une jalousie affreuse, insensée, contre laquelle je luttais en vain, ajoutait ses morsures à celles de la passion sans espoir qui me rongeait.

Elle me regarda encore.

— Mets-toi à genoux, aussi, là, devant moi ! reprit-elle ; que je voie lequel de vous deux est le plus gracieux.

Je tombai à ses pieds... J'étais comme fou... je ne raisonnais plus.

— Ma foi, c'est toi ! fit-elle en riant. Tiens, voilà ma main, embrasse-la, — c'est un régal de prince.

— Quelle jolie coquine ! interrompit Jeanne.

— Ah ! ma mignonne, reprit Léonie, vous allez en voir bien d'autres !

VII

UNE COQUINE

— Il paraît, en effet, continua Mme de la Renaudie, que le prince Kérédine était amoureux de Mlle Elisa ; mais amoureux, comme on le devient à un certain âge, — il avait une quarantaine d'années, — au sortir d'une violente douleur qui a suspendu en vous, pour ainsi dire, toutes les fonctions de la vie.

Kérédine, marié, à trente ans, à une toute jeune fille, charmante et douce, et veuf au bout de cinq ans, n'avait guère connu de l'amour que les promesses et les premiers beaux jours sans nuage ; mais aussi, cet amour rapide et si promptement brisé n'avait pu pousser en lui de ces racines qui ne meurent qu'avec le cœur où elles ont pénétré.

Son caractère, toujours sombre, d'ailleurs, un peu sauvage et fort timide, joint à une violence, proche voisine de la férocité, lorsque ses passions élevaient la voix, ne lui avait point permis de se dépenser au dehors.

Dans la solitude profonde où il vivait, loin du monde, sevré de toutes les distractions, en face de lui-même, le contact d'une personne coquette, artificieuse et dépourvue de sens moral, telle que l'était évidemment l'institutrice de sa fille, devait agir promptement et violemment sur lui, et réveiller tout ce qui dormait ou grondait au fond de cette âme, qui n'attendait qu'une occasion d'éclater et de se répandre.

Je n'ai jamais vu cette femme, mais elle était jolie, à n'en pas douter, d'un genre de beauté plus que rare, inconnu en Russie ; instruite, intelligente, ou, tout au moins, fort rusée, — ce qui revient à peu près au même pour le résultat ; — assez bonne musicienne, et, d'après ce que j'entrevis du récit d'Ivan, usant de la musique pour agir sur le père de sa petite élève.

Toujours est-il que ce dernier, au bout de quelques mois, ne pouvait plus cacher sa passion désordonnée, et que le pauvre Ivan, non moins épris que son maître, souffrait doublement et de son propre amour et de la jalousie cruelle que l'amour d'un autre, dans de semblables circonstances, lui inspirait.

Quant à l'auteur de cette double passion, elle paraissait s'y complaire, attisant celle-ci, et celle-là, les provoquant, les exaspérant, les poussant au paroxysme ; — celle du prince Kérédine, qui n'était ni beau, ni jeune, ni aimable, par ambition, sans doute, avec l'espoir de devenir princesse, un jour ; — celle du moujik, par caprice, fantaisie ou corruption, parce qu'il était jeune, beau garçon, et que cela lui paraissait une compensation.

Cependant, il est à croire que cela ne marchait pas aussi bien du côté de Kérédine qu'elle l'eût voulu, et que ce dernier, habitué à voir plier tout devant sa volonté, et retenu encore par le respect de la mémoire de la femme aimée à qui il avait juré, à son lit de mort, que nulle ne porterait le nom et le titre qu'elle avait portés, — il est à croire dis-je, que Kérédine voulait tout simplement faire sa maîtresse de Mlle Elisa, non l'épouser.

Elle s'en expliqua, paraît-il, très clairement avec Ivan, à la suite de quelque refus de la part du prince, à qui elle résistait de son mieux, non par vertu, mais par ambition.

Elle finit par dire à mon protégé :

« Du moment qu'il ne s'agit que d'amour, c'est toi que je préfère. »

Et elle le lui prouva.

— Peut-on aimer de pareilles créatures ! murmura Jeanne avec une sincère indignation.

— Ma petite mignonne, répliqua Léonie, vous avez une âme d'ange... il y a longtemps que je m'en suis aperçue, — et, dès lors, vous n'accepterez, vous ne comprendrez jamais bien certaines choses de la vie commune. — Mais, en vous mettant à la place d'Ivan, vous devinez l'ivresse, la griserie violente que lui causa ce bonheur inattendu.

Pour ce pauvre paysan russe, au dernier degré de l'échelle sociale, être aimé...

— Oh ! aimé ! fit Mlle Lattey, avec son beau sourire, si fier et si doux à la fois.

— Il le croyait... n'est-ce pas tout comme ? poursuivit Mme de la Renaudie. — Je reprends. — Pour ce pauvre paysan, être aimé de cette jeune fille aux façons distinguées, qui avait, certainement, tout ce qu'il faut pour griser, je le répète, un homme quelconque ; — être le rival préféré du prince Kérédine, de ce maître, devant lequel il avait toujours vu trembler tout le monde, — c'était de quoi perdre la tête.

D'abord, il connut le Paradis.

Cela ne dura pas.

La jalousie le reprit, justifiée par les allures de Mlle Elisa, qui continuait son manège avec le prince... si bien qu'un beau jour, elle en fut victime, et dût subir, à son tour, les volontés de Kérédine, capable, dans sa violence, de commettre un crime pour satisfaire son désir.

— Ah ! interrompit Jeanne. Que fit-elle, alors ?

— Elle raconta tout à ce pauvre Ivan, qui se mordait les poings jusqu'au sang, et crut devenir fou de rage et de désespoir.

Quand elle vit cette exaspération, elle s'efforça de la calmer, ayant peur de quelque acte de démence de son malheureux et candide amant.

Elle y parvint momentanément.

Mais l'amour et la jalousie sont exigeants et ne s'apaisent que pour peu d'instants.

Ivan ne tarda pas à s'apercevoir que sa maîtresse acceptait ou subissait ce partage avec une grande résignation, cherchant tout simplement à tirer le meilleur parti possible de la passion du prince.

Le pauvre moujik retombait du paradis dans l'enfer.

Un autre homme, à sa place, moins amoureux ou plus expérimenté, eût adopté l'une ou l'autre des solutions suivantes :

Ou, jugeant la demoiselle à sa juste valeur, il eût joui tranquillement, comme d'une bonne aubaine, de la part de plaisir qu'il goûtait près d'Elisa ;

Ou, trop fier, il se fût retiré, rompant toute relation avec elle.

Ivan ne sut prendre aucun de ces deux partis.

Il aimait de toute son âme. — Il ne jugeait pas cette créature trop différente de ce qu'il avait vu autour de lui et d'une corruption trop raffinée pour qu'il s'en dépêtrât.

L'idée de la perdre lui paraissait au-dessus de ses forces, de même que l'idée de subir la situation créée par l'institutrice et qui ne semblait pas la gêner beaucoup, ni lui déplaire autrement.

— Cela tue le temps ! lui dit-elle un jour en riant, pendant que lui pleurait. Sans cela, je serais morte d'ennui !

— Que les hommes... certains hommes, du moins, s'écria Jeanne, dont les grands yeux s'emplissaient d'indignation, — sont lâches ! — Devant des mots pareils, il aurait dû fuir !

— Il ne les comprenait pas très bien. — C'était trop parisien, trop civilisé, pour le demi-barbare qu'il était encore, à cette époque.

Enfin, n'y tenant plus, il lui dit :

— Fuyons ensemble !

— Tu es fou ! répondit-elle.

— Je t'aime et ne puis vivre ainsi. — Je ne suis pas fou... mais je le deviendrais.

— A quoi cela nous mènerait-il ?

— Je t'épouserai !

— Toi !

Elle haussa les épaules.

— As-tu de l'argent ? lui demanda-t-elle.

— Non !

— Une position ?

— Non.

— Eh bien ?

— J'essaierai de m'en faire une... Je travaillerai...

— Que sais-tu ? — Rien ! — A quoi es-tu bon, sorti d'ici ? — A rien !

— C'est vrai, murmura-t-il, accablé par le sentiment de son impuissance et de son néant social. — Eh bien, je serai ton serviteur, ton chien, ton esclave, tout ce que tu voudras. — Je t'accompagnerai sans me montrer, et toi...

— Et moi.. que ferai-je ?

— Ce que tu fais... ce que tu faisais avant de venir ici...

— Ah ! oui, donner des leçons, toujours des leçons ! Vivre misérable, dans une position éternellement inférieure, qui se rapproche de la domesticité... Ma foi, non... J'en ai assez !

— Mais tu acceptes bien de la garder, cette position, auprès de Kérédine.

— Tu n'es qu'un enfant... et un nigaud. — Quand on est faite comme je le suis.. quand on a mon esprit et ma résolution... cela ne dure pas toujours.— Ou je me marierai pour avoir une situation nette dans le monde... ou je ferai fortune... Et près de Kérédine... s'il ne veut pas me donner son nom... j'y arriverai... je le crois... Il est aussi fou que toi... et généreux comme un prince.

En voyant la fureur et le désespoir s'allumer dans les yeux d'Ivan, elle ajouta :

— Sois sage... sois patient... Tâche d'avoir le sens commun... Plus tard, quand j'aurai ce que je désire... eh bien, nous partirons ensemble.

— Je le tuerai, s'écria-t-il hors de lui, sous la poussée d'une jalousie que ces paroles cyniques exaspéraient.

— Qui donc ? interrompit-elle, inquiète.

— Kérédine !

Il paraît qu'elle resta un instant silencieuse, et lui dit après plus doucement :

— Toi, assassin... je ne le croirai jamais !... Et ce n'est pas cela, d'ailleurs, qui te rapprocherait de moi, puisque tu serais arrêté, condamné, exécuté...

— Nous nous sauverions tous les deux !

— Et je passerais pour ta complice ! — Merci bien !

— Alors, je dirai tout à Kérédine... et il nous tuera tous les deux !

Pour le coup, elle pâlit, le regardant, comprenant qu'en effet il était capable de cela, dans un moment de désespoir et de passion insensée.

Alors, brusquement, elle changea d'allures et de ton, et lui dit :

— Je vois que tu m'aimes réellement... ainsi que je voulais être aimée... C'était une épreuve... et ta douleur me décide. Viens me trouver, ce soir, à onze heures... Nous causerons de tout cela... et nous prendrons une résolution...

Ivan la quitta, ivre de joie, sans se défier du piège grossier qu'elle lui tendait.

A onze heures, il arrivait dans la chambre de la jeune fille.

Elle était couchée et paraissait dormir.

VIII

OU IVAN APPREND QU'IL FAUT PARFOIS SE DÉFIER DES RENDEZ-VOUS QUE DONNE UNE JEUNE FILLE

— La chambre, continua Mme de la Renaudie, était à peine éclairée par la lueur d'une veilleuse.

Cette lueur, si faible qu'elle fût, suffisait à guider celui qui entrait et permettait de distinguer même les traits de la jeune fille.

Ivan s'avança avec précaution, marchant sur la pointe des pieds, saisi de ce respect presque religieux que l'excès d'amour, dit-on, — dans un cœur naïf et lorsque la femme aimée occupe un certain rang, — inspire à un amant.

Ce n'était pas la première fois qu'il pénétrait ainsi chez Mlle Elisa, et la terreur d'y être surpris, — sachant les conséquences redoutables que cela aurait pour eux, car le prince Kérédine n'était pas homme à supporter un semblable affront, — cette terreur ajoutait encore à l'émotion, et, sans doute, à l'attrait de semblables rendez-vous.

Lorsqu'il fut près du lit, Ivan, étonné de ce sommeil, dans la circonstance, puisque l'attente et la crainte, puis la préoccupation des graves décisions qu'ils allaient prendre, auraient dû tenir éveillée sa maîtresse, — Ivan hésita pendant quelques secondes à l'arracher au sommeil.

Il la contemplait, fasciné par ces grâces féminines, dont elle lui avait donné la révélation complète, et qui agissaient sur lui d'une façon si puissante.

Cependant, il se décida à l'appeler tout doucement, d'abord, par son nom ; puis, voyant qu'elle ne répondait pas, il se pencha sur elle et l'embrassa, en lui disant :

« Elisa, éveille-toi, c'est moi, c'est Ivan. »

Alors, tout à coup, elle bondit, comme si elle s'éveillait en sursaut, poussa un cri, et le repoussa, en se débattant.

Le malheureux, n'y comprenant rien, voulait la prendre dans ses bras, en lui répétant :

« C'est moi... c'est Ivan, n'aie pas peur !... Tais-toi, par grâce !... Tu vas nous perdre !... »

Il se figurait qu'arrachée brusquement à quelque rêve ou cauchemar, elle ne le reconnaissait pas et poursuivait son hallucination, comme il arrive parfois, lorsque le rêve a été de nature à nous impressionner vivement.

Mais plus il essayait de la calmer, plus elle s'effarouchait, plus sa voix s'élevait.

Enfin, elle se jeta à bas du lit, les cheveux défaits, à demi nue, en criant :

— Laissez-moi... Allez-vous-en !... Au secours !

Au milieu de la nuit, dans une maison isolée, où règne le silence qui monte de la campagne endormie, de semblables cris retentissaient lugubres, avec d'effrayantes sonorités.

Le malheureux Ivan, en proie au vertige, se croyant lui-même le jouet de quelque cauchemar, au lieu de s'enfuir, comme il aurait dû le faire, pendant que la retraite ne lui était pas fermée, restait là, hébété, foudroyé, la regardant... Elle courait à travers la chambre comme une folle, se heurtait aux meubles, déchirait sa chemise aux angles, donnant à la pièce et à sa propre personne tout l'aspect du désordre, résultat de quelque scène de violence.

Enfin, distinguant les rumeurs de la maison qui s'éveillait, et notamment un bruit de pas précipités dans le couloir conduisant à la porte de la chambre, l'instinct de la conservation l'emporta pour un instant, et, sans réflexion, il se jeta vers cette porte, l'ouvrit, voulut s'élancer dehors.

Une main vigoureuse, qui le saisit à la gorge, le repoussa à l'intérieur.

C'était le prince Kérédine ; il arrivait en personne, accompagné de deux ou trois serviteurs portant des flambeaux, dont la lumière vive éclaira brusquement les meubles dérangés ou renversés, et Mlle Elisa pelotonnée, dans un coin, près de la fenêtre, et qui, cessant de crier, paraissait prise d'une attaque de nerfs.

— Emparez-vous de cet homme ! s'écria Kérédine, en jetant à ceux qui l'accompagnaient Ivan, à moitié suffoqué par la pression terrible qu'il venait de subir, — et sans même le regarder.

Puis il courut à la jeune fille, la releva, tout éperdu, avec la terreur de celui qui voit en danger la créature passionnément aimée, l'entourant de ses bras, s'efforçant de la calmer, lui disant d'une voix tremblante et pleine d'une douce et profonde angoisse :

— Elisa... qu'y a-t-il donc ? Que se passe-t-il ?... êtes-vous blessée ?

— J'ai peur !... répétait-elle, les yeux égarés.

— Peur... je suis là, reprit-il, moi, Kérédine... Vous n'avez plus rien à craindre !

— Ah ! c'est vous ? fit-elle, comme le reconnaissant seulement. Je suis sauvée !

— Mais, encore une fois, de quoi s'agit-il ! — Qui a osé pénétrer dans votre chambre ?... Un voleur... un assassin ?

— Je... je ne sais pas... Un homme a voulu me prendre dans ses bras... a posé ses lèvres sur les miennes... Je dormais, cela m'a réveillée en sursaut... je me suis débattue... il me poursuivait...

— Quel est ce misérable ? interrompit le prince en se retournant violemment, pâle comme la mort, les yeux étincelants, vers le prisonnier, que ses serviteurs tenaient hors d'état de faire un mouvement.

— Je ne l'ai pas vu, je ne le connais pas, répondit-elle plus faiblement.

Mais Kérédine avait saisi un flambeau et l'approchait du visage de l'inconnu.

— Ivan ! s'écria-t-il.

Et un éclair de haine farouche s'alluma dans les prunelles de Paul Kérédine.

— Ivan ! répéta-t-il. Ah ! misérable... c'est toi... c'est toi...

Le prince posa le flambeau, et ses mains crispées cherchèrent une arme.

Enfin, il sortit un revolver de sa poche, l'arma et coucha en joue son prisonnier.

Ivan ne fit pas un mouvement, n'ouvrit pas la bouche.

Il se savait perdu... et puis, devant cet homme en qui il haïssait un rival, il eût supporté les tortures les plus effroyables plutôt que de s'humilier, de se défendre ou de demander grâce.

C'en était fait du malheureux, si un faible gémissement d'Elisa n'avait détourné l'attention de Kérédine.

Il regarda du côté de l'institutrice.

Celle-ci avait caché ses yeux dans ses mains, comme pour ne pas voir ce qui allait se passer, et tremblait de tout son corps. — Mais...

Mme de la Renaudie s'arrêta.

— Mais ?... fit Jeanne, tout émue de ce récit.

— Mais, reprit Léonie, elle n'eut pas un geste, pas une parole pour implorer la grâce de sa victime.

— Cette femme est abominable ! murmura Jeanne Lattey.

— Cependant, poursuivit Léonie, cela avait suffi pour sauver momentanément Ivan, tout en aggravant encore l'atrocité de sa position.

Le prince abaissa son arme et reprit, en grinçant des dents :

— Non... non... tu ne mourras pas ainsi... Ce serait trop doux... pour celui qui a tenté le crime odieux que tu viens de tenter... pour l'esclave qui a osé... sous mon toit... élever ses désirs et porter ses mains... jusqu'à celle que...

Il n'acheva pas la phrase, et ajouta avec un ricanement farouche :

— Tu mourras du supplice des esclaves... sous le knout !

— Comment ! interrompit Jeanne ; est-ce qu'il en avait le droit ?

— Non, ma chère enfant... mais il le pouvait. Isolé, comme il l'était, entouré de serviteurs qui tremblaient devant lui, nul n'eût osé lui désobéir, et si ce crime affreux s'était accompli et était venu aux oreilles de l'autorité, Kérédine en eût été quitte, croyez-moi, à bon marché.

— Et cette Elisa ne dit rien, ne protesta pas ?

— Non. — On emmena Ivan, toujours silencieux.

« Vous me répondez de lui sur votre tête ! » avait dit le prince.

Que se passa-t-il, après, entre le prince et Elisa ?

— C'est ce qu'il ignore... car il ne les a point revus !

— Comment vous expliquez-vous cette scène ? demanda encore Jeanne.

— Rien de plus simple. — Se sentant menacée par la jalousie d'Ivan, craignant qu'il ne fît quelque coup de tête dangereux, si elle ne lui sacrifiait le prince, qu'il était également dangereux de quitter dans ces conditions ; — obligée, en un mot, de faire un choix, elle avait choisi le prince et le millionnaire, et, pour assurer sa sécurité, à elle, elle livrait Ivan, transformant en une tentative de viol le rendez-vous donné et devenu piège mortel.

— Je ne comprends pas alors qu'Ivan ne l'ait pas dénoncée, et, pour se venger de cette abominable et lâche trahison, n'ait pas essayé de l'entraîner à la mort avec lui, ainsi qu'il l'en avait menacée dans un mouvement de jalousie.

— C'est que le pauvre garçon ne comprit pas lui-même tout de suite la trahison.

Troublé, presque insensé, il se figura, d'abord, qu'en effet, elle ne l'avait pas reconnu... qu'elle avait eu quelque vision étrange... Il y a des crimes qu'on ne conçoit pas... des infamies que l'esprit se refuse à admettre.

Comment voulez-vous que cet homme amoureux, confiant, inexpérimenté, naïf, à cette époque, accusât celle qu'il aimait, quand, nous-mêmes, nous avons peine à croire ce qui, pourtant, n'est que trop vrai ?...

C'est à la réflexion, lorsque le calme relatif rentra en lui, qu'à analyser ce qui s'était passé, qu'à réunir les faits, qu'à se rappeler d'autres détails précédents, il vit la réalité dans toute son horreur.

Jeanne garda le silence ; elle paraissait absorbée dans quelque profonde méditation, et c'est à peine si elle écouta la suite de ce récit.

Cependant Mme de la Renaudie poursuivit :

— Ses gardiens avaient conduit Ivan dans une des caves les plus profondes du château, où l'on ne pénétrait qu'après avoir traversé plusieurs autres caves et descendu un certain nombre de marches, qui en faisaient une sorte de puits humide et sans air.

Il n'y avait, à ce trou, assez semblable aux cachots-oubliettes de la Bastille, qu'une seule issue, close d'une porte épaisse et renforcée encore de lames de fer.

C'était là qu'autrefois, à l'époque où les boyards russes exerçaient dans leur plénitude les droits de la justice féodale, on reléguait les condamnés avant leur exécution.

Pendant le trajet, Ivan aurait pu tenter, peut-être, de se débarrasser de ses geôliers et de fuir à la faveur du trouble et des ténèbres de la nuit.

Il n'y songea même pas, malgré la force herculéenne dont il était doué, en réalité, sous des formes qui n'ont rien de remarquable au premier abord.

Toutefois, il connaissait trop bien le château, y ayant vécu de longues années, pour ne pas se rendre compte de l'endroit où on l'avait conduit.

Après quelques heures de désespoir irréfléchi, peu à peu les idées lui revinrent, puis le sang-froid, et, avec le sang-froid, le désir naturel de sauver sa vie, d'échapper à l'horrible supplice qui l'attendait et qu'il savait le prince très capable de lui faire subir, sans pitié.

Tout à coup il lui revint à l'esprit une vieille légende, qu'il avait entendu raconter à sa maîtresse, à cette jeune femme qui avait vécu si peu de temps et dont l'influence, en se prolongeant, eût sans doute adouci le caractère farouche de Paul Kérédine.

Sonia lui avait conté, un jour, que le dernier prisonnier enfermé, *pour y mourir lentement*, dans cette oubliette, était parvenu à s'en échapper, après avoir creusé, à force de patience, un souterrain qui aboutissait à quelque distance dans la campagne.

Depuis cette époque, on n'y avait plus mis personne.

Cela remontait loin.

Cependant, si ce passage n'avait pas été rebouché, il existait encore.

Ivan se livra aussitôt à cette recherche avec l'ardeur et la perspicacité d'un homme qui n'a qu'une chance de salut.

Finalement, il avait retrouvé cette ouverture, s'y était engagé, et après une longue et terrible lutte contre les éboulements et les obstacles que le temps y avait semés, il était parvenu à s'enfuir.

Pendant dix jours, se sachant traqué comme une bête fauve, il avait pu déjouer toutes les recherches... mais, quand je l'avais retrouvé, à bout de forces, épuisé par la fatigue, les privations de toutes sortes, la faim, la terreur incessante, il était perdu, si je ne l'eusse sauvé.

Après avoir appris ce que je viens de vous apprendre, à mon tour, et s'être assuré que c'était la vérité, mon père ne pouvait plus songer à repousser ou à livrer le malheureux qui n'avait d'espoir qu'en nous.

Nous le gardâmes pendant près d'un mois.

Puis, ayant pu lui procurer un déguisement et un faux passeport, je l'emmenai avec moi, en France, lorsque je retournai à Paris, rejoindre mon mari, M. de la Renaudie.

Là, à la suite de diverses péripéties, qui ne nous intéressent point, il obtint d'entrer dans la police secrète...

— Je ne comprends pas bien le but qu'il y poursuit, interrompit Jeanne, en sortant de sa méditation.

— Il est bien simple, pourtant, répliqua la femme du juge d'instruction. — Cette Elisa était française... Un an après les événements que je viens de vous rappeler, nous apprîmes, par mon père, qu'elle avait disparu de chez le prince Kérédine, à la suite de la mort de la petite Véra, son élève.

Ivan a supposé que, naturellement, elle avait dû revenir, ou qu'elle reviendrait tôt ou tard en France.

Il s'est dit qu'une créature, telle qu'il la connaissait, à présent, ambitieuse, sans scrupule, décidée à tout pour se créer une situation brillante, capable du crime qu'elle avait commis contre lui, ferait, un jour ou l'autre, parler d'elle ; arriverait, un jour ou l'autre, à commettre quelque nouvelle grande infamie ; à tremper, un jour ou l'autre, dans quelque affaire du ressort de la justice des hommes, et que, ce jour-là, ce serait lui qui la découvrirait, qui la livrerait et la ferait punir...

— En effet, oui... murmura la jeune fille pensive, s'il y a une justice ici-bas et dans cette vie, le raisonnement d'Ivan est exact, vraisemblable, en tout cas.

Au moment où Mme de la Renaudie allait répondre à sa jolie protégée, la femme de chambre entra, après avoir frappé, et dit deux mots à l'oreille de sa maîtresse :

— Oui, oui... introduisez-le, répliqua vivement celle-ci.

Puis, se tournant vers Jeanne, pendant que la femme de chambre ressortait, elle dit à Mlle Lattey :

— Décidément, le ciel est pour nous, et ce que femmes désirent, Dieu l'accomplit.

— Qu'y a-t-il donc ?

— Ivan est là, ma chère mignonne, et il demande à me parler.

Elle finissait à peine ces derniers mots que la porte s'ouvrit pour la seconde fois et qu'un homme entra.

IX

OU LES DEUX DEVIENNENT TROIS

Ivan, car c'était bien lui, pouvait avoir une trentaine d'années.

De taille moyenne, assez maigre, le cou un peu dans les épaules, il n'annonçait pas, au premier aspect, cette force herculéenne dont avait parlé Mme de la Renaudie.

Sans être beau, ayant, comme beaucoup de Russes, les pommettes un peu trop saillantes, le nez légèrement écrasé et les lèvres fortes, sa figure pouvait ne pas déplaire par la vivacité intelligente et l'énergie dont elle était empreinte.

Absolument imberbe, en homme qui se rase avec soin, il avait une forêt de cheveux bruns, coupés court et plantés bas sur le front, les yeux gris et enfoncés sous l'arcade sourcilière, très proéminente, le menton développé et carré.

Ses yeux, qui frappaient tout d'abord et éclairaient le visage entier, pouvaient passer de l'extrême douceur à l'extrême dureté.

Pour le moment, ils en étaient à l'extrême douceur, car ils se fixaient sur Mme de la Renaudie, avec cette expression de dévouement et d'adoration presque religieuse qui se lit dans le regard du chien, quand il contemple son maître.

La jeune femme lui tendit la main, en souriant.

Cette main, il la porta à ses lèvres, dans un geste d'enthousiasme respectueux et d'abdication complète, s'inclinant comme s'il allait s'agenouiller.

— Ivan, lui dit Léonie, regarde bien cette jeune fille, — et elle lui montra Jeanne. — Je l'aime comme ma sœur. Elle est le meilleur cœur, l'âme la plus dévouée, l'esprit le plus élevé, que j'aie encore connus, et son énergie féminine, gracieuse, dans sa force cachée, comme toute sa petite et charmante personne, est la seule que je puisse comparer et égaler à la tienne. Si tu m'aimes, tu l'aimeras ; si tu m'es dévoué, tu lui seras dévoué ; si tu m'obéis, tu lui obéiras ainsi qu'à moi-même, mieux qu'à moi-même, avec la fidélité et l'abnégation du caniche.

Pendant que Léonie parlait et que Jeanne, confuse, rougissait sous les compliments... qu'elle méritait si bien, les yeux d'Ivan s'étaient portés sur elle, et il la regardait attentivement.

Quand Mme de la Renaudie se tut, il dit doucement, sans aucun accent étranger, car les Russes parlent le français mieux que les Français eux-mêmes :

— Mme de la Renaudie peut me demander ma vie, quand et comme elle voudra. — Elle peut en disposer. — Je lui appartiens. — Et quiconque, sur qui elle étend sa bienveillance et sa bonté, me devient cher et sacré, au même degré que si mon propre sang coulait dans ses veines.

— J'en suis certaine, fit la femme du juge d'instruction. — Nous n'avons pas de temps à perdre. — Ecoute-moi donc. — Tu as entendu parler de l'*affaire de l'avenue d'Orléans ?*

— Pendant que j'étais en Amérique, j'en ai lu des détails dans les journaux. — Et, depuis deux jours que je suis de retour, je m'en suis informé.

— Qu'en penses-tu ?

— Je pense que si j'avais été là, j'aurais peut-être débrouillé ce mystère, car j'ai constaté qu'on ne savait rien.

— On sait l'identité de la victime...

— Mme Elisa... Darun ! fit-il.

Mais sa voix trembla légèrement en prononçant ce nom d'Elisa.

— Oui. — Du moins, c'est à cette conclusion que la justice est arrivée, et c'est pour cette affaire mystérieuse que mon amie, Jeanne Lattey, a besoin de tes services.

— J'écoute, répondit-il en reportant ses yeux clairs, avec une violente attention, sur celle qui avait juré de sauver l'homme qu'elle aimait.

En peu de mots Léonie le mit au courant de la situation, à savoir que Mlle Lattey croyait à l'innocence de M. Darun, voulait arriver à en réunir les preuves, et doutait même que le corps dont on avait recueilli les restes en lambeaux, moins la tête, fût le corps d'Elisa.

Quand ce court récit fut terminé, Ivan garda un instant le silence, le front penché.

Puis, se redressant et parlant à Jeanne :

— Vous avez caché M. Darun, lui dit-il, ou vous savez où il est caché. — Il faudra que je le voie...

— Qui vous fait supposer ?... s'écria Jeanne toute bouleversée.

— Si on ne me dit pas tout, répliqua l'agent, et si on ne se fie pas à moi, — je ne puis rien !

— Et on peut se fier à toi, je le sais, répondit Mme de la Renaudie.

Elle se retourna vers Jeanne, inquiète, un peu défiante.

— Jeanne, je vous en réponds ! ajouta-t-elle.

Puis, s'adressant de nouveau à Ivan, elle reprit :

— Et si on te dit tout, absolument tout, tu consentiras à aider... ma sœur ?

— Je lui consacrerai toute mon intelligence, tout mon zèle, tout mon dévouement, jusqu'à la mort.

....

Une heure après, Jeanne sortait de chez Mme de la Renaudie, rayonnante, ayant sur son doux et fier visage le reflet de l'espérance, de la certitude du succès.

Quoi qu'il fût deux heures passées, et que Clara Mignon eût déclaré à la jeune fille qu'elle ne trouverait sa future cliente que jusqu'à deux heures, Mlle Lattey se rendit chez cette dame, à tout hasard.

Bien lui en prit, car, arrivée boulevard des Capucines, la concierge lui répondit que Mme Mignon n'était pas encore descendue, et qu'elle devait être chez elle.

Jeanne monta les trois étages, le cœur palpitant ; aussi, avant de sonner à la porte, dut-elle reprendre haleine et s'arrêter quelques secondes, afin de redevenir maîtresse d'elle-même.

Puis, ayant appelé l'apparence du calme sur son visage, qui, en ces instants, prenait quelque chose d'un peu sévère, elle appuya la main sur le bouton.

Ce fut une petite bonne qui lui ouvrit.

— Mme Clara Mignon ? demanda Jeanne.

— Je ne sais si madame est visible.

— Veuillez lui dire, je vous prie, que c'est Mlle Jeanne Lattey, qui désire lui parler.

La bonne fit entrer la jeune femme dans un immense salon, en la priant d'attendre, et disparut.

Ce salon, de proportions exceptionnelles pour Paris, éclairé sur le boulevard par deux larges fenêtres, était meublé avec un luxe voyant et de parvenu, qui ne surprit point la visiteuse, étant donnés les allures et l'aspect de la dame.

Ce serait le cas de dire que le *contenant* était l'image du *contenu.*

De même que la maîtresse de céans, ce salon était tapageur, éclatant de vanité, combiné pour éblouir, sans goût, sans caractère autre que la recherche du cossu et du cher.

Les meubles, flambant neufs, sortaient de chez le tapissier à la mode, en une profusion qui indiquait plus d'argent que de choix.

Les étoffes et les dessins étaient exactement ceux de la fantaisie banale du jour, née de la veille.

Il y avait excès de tapis épais, de lourdes tentures, de bibelots ramassés à la hâte, non pour leur valeur ou leur charme intrinsèque, mais parce qu'il faut avoir des bibelots, et qu'on en avait réuni, en vingt-quatre heures, la quantité voulue.

Il y avait trop de fleurs, dans trop de vases, et des fleurs ayant trop de parfum, qui vous saisissaient à la gorge et donnaient des vertiges.

Les tableaux, accrochés aux murs couverts d'une étoffe sombre, n'avaient aucune valeur artistique et semblaient venir de quelque marchand de bric-à-brac.

Et ce qui mettait le comble à cet aspect criard et bourgeois, dans le mauvais sens du mot, c'était le lustre placé au milieu de cette vaste pièce, lustre éclairant au gaz, — comme dans un salon de restaurant, pour *réunions de sociétés, noces* et *festins.*

Jeanne, artiste jusqu'au bout des ongles, bien qu'elle n'eût du peintre que la signature, non seulement parce qu'elle vivait avec un artiste, mais parce que beaucoup de cœur et beaucoup d'esprit ne marchent pas sans beaucoup de goût, jugea du premier coup d'œil ce qui l'entourait.

Cela révélait la soif de paraître, le besoin « d'épater », la vanité grossière et brutale.

Cela ne sentait ni la vraie femme du monde, ni la femme honnête et délicate.

Jeanne s'y attendait.

Elle eut un de ces demi-sourires discrets et un peu énigmatiques qui lui étaient propres et voulaient dire tant de choses.

Pendant qu'elle regardait et réfléchissait, elle entendit résonner le timbre de la porte d'entrée, puis, quand on eut ouvert, un bruit de paroles vint jusqu'à elle.

Le salon donnait directement sur une assez petite entrée.

D'instinct, marchant si doucement qu'un papillon eût fait autant de bruit qu'elle, — ce qui lui était habituel, car sa marche ressemblait à un glissement, et elle apparaissait toujours, sans qu'on l'eût entendue, comme un être presque aérien, — Jeanne se rapprocha de la porte de communication pour écouter.

Cela n'était pas fort discret, mais Jeanne venait pour étudier, pour *voir*, pour *entendre*, tout ce qu'elle pourrait voir ou entendre.

— Une signature à donner, disait une voix d'homme.

— Je vais prévenir Madame, répliquait la domestique.

Il y eut un instant de silence et d'attente, puis la

voix de Clara Mignon se fit entendre à son tour. Evidement la maitresse de la maison entrait en scène.

— Qu'est-ce ? disait-elle. Une lettre chargée ?

— Oui, Madame.

— D'où cela ?

— D'Italie...

Le facteur prononça un nom de ville que Jeanne ne put distinguer, la voix du pauvre diable ayant été instantanément couverte par celle de Clara Mignon s'écriant :

— Ah ! oui... je sais... je l'attendais !

Il y avait une joie extrême et comme un accent de triomphe dans cette réponse.

Puis la destinataire signa, sans doute, et ouvrit la lettre pour s'assurer de son contenu.

En effet, quand elle entra dans le salon où l'attendait la jeune femme, moins de deux minutes après, Mme Mignon tenait à la main une lettre dont elle avait déchiré vivement l'enveloppe, sans précaution, ainsi que l'indiquait un vaste cachet rouge à la cire, qui pendillait, prêt à se détacher et à tomber.

— Ah ! vous voilà, ma chère grande artiste ! s'écria Clara, en courant à la visiteuse. — Excusez-moi de vous avoir fait faire antichambre... je suis aux anges de vous voir.

X

L'ENVELOPPE ET LE CACHET

Mme Mignon n'avait certes pas l'intention de sortir, ce jour-là, car elle était encore en robe de chambre, — robe de chambre à la vérité d'une richesse incomparable, couverte de dentelles et de broderies, que Jeanne, de son coup d'œil de femme, jugea être d'un grand prix.

Après s'être excusée de venir si tard, elle entama la conversation avec la maîtresse de la maison, — conversation à bâtons rompus, où chacune des deux interlocutrices faisait évidemment effort pour dire quelque chose et n'apportait qu'une attention distraite.

Jeanne étudiait Clara, et Clara semblait ne plus même se rappeler pourquoi elle était allée chez Jeanne, pourquoi Jeanne venait la voir.

Cela frappa vivement l'intelligente petite personne, qui en couclut que Mme Mignon pourrait bien avoir eu un motif autre que le motif avoué pour entrer en relations avec la visiteuse, — et cela lui donna aussitôt une vague inquiétude.

Dominée par un de ces instincts qui ressemblent à une seconde vue et souvent guident leurs actions chez les être privilégiés, Jeanne ne pouvait détacher ses yeux de la lettre que Clara Mignon tenait toujours à la main, ni son esprit de la préoccupation que lui causait cette lettre, — bien qu'il n'y eût rien d'extraordinaire dans le fait d'avoir reçu une lettre, laquelle contenait sûrement un envoi d'argent.

Elle amena donc la conversation, peu à peu, sur le terrain qu'elle souhaitait, en parlant voyage.

Se rappelant que M. Mignon, d'après ce que lui avait dit sa propre femme, voyageait pour une maison de commerce, cela lui fut facile.

— Mon mari est absent, répondit Clara. J'ai le malheur d'être veuve par le fait, pendant une moitié de l'année, au moins. — Ah ! c'est fort triste ! ajouta-t-elle, comme elle eût dit :

« Il fait beau temps aujourd'hui. »

— Vous ne l'accompagnez jamais ? demanda Mlle Lattey.

— Jamais. Cela ne m'amuserait guère, vous comprenez... Il s'occupe d'affaires tout le temps...

— Puis il va, sans doute, fort loin, à l'étranger...

— Non... Il ne quitte point la France... Ses relations commerciales sont toutes dans le Nord et dans l'Est.

— Moi, poursuivit Jeanne, j'aurais adoré les voyages.

— Pour une artiste, c'est nécessaire...

— Jusqu'à présent je n'ai pu me livrer à mon goût ; mais, dès que cela me sera possible, il y a certains pays que je désire vivement visiter pour perfectionner mon éducation artistique.

— Vous avez raison. Et où comptez-vous aller ?

— Oh ! en Italie d'abord.

Mme Mignon tressaillit légèrement, et un nuage passa dans ses yeux, naturellement durs, qui le devinrent encore davantage.

— En Italie ! répéta-t-elle.

— Pour un peintre, c'est presque le voyage obligé...

— Eh bien ! vous auriez tort et vous y perdriez votre temps !

— Vraiment !

— Il n'y a pas de pays plus banal et moins intéressant...

— Vous le connaissez ?

— Nullement. — Je n'ai jamais voulu céder à la mode sur ce point. — J'ai des amis, des amis artistes, qui sont d'avis, du reste, que c'est une grande sottise que d'envoyer les jeunes peintres à Rome, où, sans rien apprendre, ils perdent toute originalité.

— Ah ! je le regrette, fit Jeanne, à qui le tressaillement et l'inquiétude même de la dame n'échappaient point ; — car vous sachant de très belles relations, je comptais, si un jour je pouvais entreprendre cette expédition lointaine, vous demander votre appui et votre recommandation...

— Je n'y connais personne, absolument personne, répliqua sèchement la femme de ce M. Mignon qui s'absentait six mois par an.

— Elle ment ! pensa Jeanne. La preuve, c'est qu'elle vient de recevoir une lettre d'Italie... — Pourquoi ce mensonge ? — Pourquoi semble-t-elle craindre que j'accomplisse ce voyage ?

Mais son interlocutrice, comme si elle avait hâte de changer de sujet de conversation, parut, tout à coup, se rappeler pourquoi elle avait dit à la jeune femme de la venir visiter, et lui parla, brusquement, sans transition, du tableau qu'elle désirait lui commander.

Les deux femmes, assises en face l'une de l'autre, se levèrent pour inspecter les tableaux accrochés aux murs.

Comme nous l'avons dit, ces tableaux n'avaient aucune valeur.

Jeanne se garda bien d'en rien dire, et fit, au contraire, quelques compliments discrets à la maîtresse de la maison, qui en sembla enchantée.

Enfin, Clara lui montra le fameux tableau, auquel elle voulait donner un pendant.

C'était un cadre de moyenne grandeur représentant des fleurs et des fruits, qui aurait dû figurer dans la salle à manger.

Jeanne affecta d'en parler avec de grands éloges, bien qu'elle ne le regardât guère.

Elle s'était placée à dessein un peu en arrière de

Mme Mignon, et ses grands yeux bleus ne quittaient pas la lettre que la maîtresse de la maison tenait toujours à la main.

Or, en regardant cette lettre, Jeanne paraissait éprouver une vive émotion.

Elle apercevait l'écriture de l'adresse sur l'enveloppe, et cette écriture, se disait-elle, ne lui était pas inconnue, bien qu'elle ne pût se rappeler ni quand, ni comment, elle l'avait déjà vue, ni surtout de quelle main elle pouvait émaner.

C'était une écriture fine, très penchée, avec de longs jambages, une de ces écritures dites *anglaise*, qui sont devenues si à la mode.

Quant au timbre portant le nom de la ville, il était trop effacé pour qu'il fût possible de distinguer ce nom.

D'ailleurs, obligée de causer avec son interlocutrice qui remuait, sans cesse, cette inspection était nécessairement incomplète et très superficielle.

La curiosité de Mlle Lattey, surexcitée au dernier point, lui donnait cependant un désir insurmontable de mieux voir, espérant toujours que le souvenir lointain et confus que cette écriture évoquait dans son cerveau deviendrait plus net, si elle pouvait mieux étudier l'enveloppe.

Comment faire ?

Il eût fallu que Clara Mignon se débarrassât de la lettre, la posât sur quelque meuble, près de la jeune femme.

Celle-ci eut une inspiration.

Elle manifesta le regret de ne pouvoir considérer de plus près une esquisse exécrable que la dame venait d'attribuer à un peintre célèbre qui n'en pouvait mais.

Mme Mignon, aussitôt, voulut la décrocher.

Mais, pour cela, il fallait avoir les mains libres.

En conséquence, elle déposa la lettre sur une petite table.

Jeanne eut un mouvement d'espoir, hélas ! presque aussitôt déçu.

Clara avait posé la lettre à l'envers, l'adresse contre la table.

Nulle écriture n'apparaissait plus.

C'était jouer de malheur !

Retourner l'enveloppe, il n'y fallait pas songer.

Outre que Jeanne n'en aurait pas eu le temps, cela était trop dangereux.

Clara Mignon, de taille élevée, avons-nous dit, n'avait eu qu'à étendre les bras pour décrocher le tableau.

Ceci fait, elle se retourna et s'approcha de la fenêtre, afin de mettre l'esquisse au grand jour.

En passant devant la table qui se trouvait près de cette fenêtre, la robe de la dame effleura le rebord de cette table, et le cachet rouge qui pendillait fut arraché par la broderie, où il resta fixé.

— S'il pouvait tomber à terre ! pensa Jeanne tout émue.

Elle prit, néanmoins, l'esquisse, fit semblant de la regarder avec soin, et déclara qu'en effet c'était un morceau très intéressant.

Puis elle la rendit à Clara, qui vint la remettre à sa place.

Cela la forçait naturellement à lever les bras, ce qui tendit l'étoffe de la robe, et le bienheureux cachet, objet de toutes les convoitises du faux peintre, roula sur le tapis.

Jeanne y posa le pied, puis tira son mouchoir de poche qu'elle laissa tomber, et, en le ramassant, elle eut la joie de sentir le petit morceau de cire sous ses doigts.

Le cœur lui battait avec violence.

Cependant, elle domina son émotion, continua la causerie et ne quitta enfin Clara Mignon qu'après s'être entendue sur le sujet du tableau que celle-ci lui commandait, et sur le prix, qui parut à Jeanne éblouie une véritable fortune : — Deux mille francs !

Elle n'avait pas quitté son mouchoir qu'elle tenait à la main, de peur de perdre le morceau de cire, où elle espérait trouver quelque révélation.

Cependant, elle eut la force de caractère de ne point le regarder, ni dans l'escalier, ni même sur le boulevard, où elle chercha une voiture fermée.

Quand elle se sentit bien seule, à l'abri de tous les yeux, elle dégagea délicatement le cachet et le regarda enfin !

XI

LODOISKA

On se rappelle, sans doute, qu'au moment où la foule assemblée commentait la découverte d'un corps de femme assassinée et coupée en morceaux, dans une maison formant à peu près l'angle de la rue Dareau et de l'avenue d'Orléans, une femme avait débouché de la rue Sophie-Germain, et que cette femme n'était autre que Clara Mignon.

On n'a pas oublié davantage quelles avaient été les diverses conséquences de l'apparition de la dame sur le théâtre du crime.

Outre qu'elle avait trouvé, ramassé et porté aux magistrats qui avaient commencé l'instruction de cette ténébreuse affaire, un mouchoir de poche brodé ayant appartenu à Mme Darun, elle avait, en s'éloignant, rencontré et reconnu M. Darun, l'avait épié, l'avait suivi, quand Jeanne l'entraînait, puis avait donné aux agents et à la foule qui le poursuivaient une fausse piste, de façon à empêcher l'arrestation immédiate du jeune homme, qu'elle comptait bien retrouver, ainsi que la mignonne petite personne à qui il devait son salut.

La rue Sophie-Germain, rue neuve et percée seulement depuis quelques années, donne à gauche, dans l'avenue d'Orléans, pour celui qui vient de Paris, avant la rue Ducouédic, laquelle précède la rue Dareau.

C'est dans cette rue que nous allons nous rendre et que nous prions nos lecteurs de vouloir bien nous suivre.

Vers le milieu s'élève une maison blanche, propre, ayant l'aspect moderne, mais d'architecture plus que médiocre.

La façade plate n'a aucune saillie, point de balcons, aucune corniche, aucun ornement.

Haute de cinq étages, sans compter les combles, percée uniformément de six fenêtres, toutes semblables, à chaque étage, on reconnaît en elle une de ces maisons de la banlieue parisienne, *intra muros*, qui tiennent le milieu entre la maison bourgeoise et la maison ouvrière.

Là, en général, vit une population composée de petits employés mal rétribués ou retraités, qui cherchent l'économie du loyer, et de *déclassés* auxquels l'existence montre plus de sévérité que de sourires.

Un certain nombre d'artisans, dont les femmes tiennent une petite boutique, commerce lilliputien et de nécessité courante, y habitent aussi les étages supérieurs.

On y voit souvent la mention :

« Cabinet meublé à louer. »

La maison dont il s'agit et de laquelle était sortie

[illegible] Mignon, le soir de la découverte du crime, [illegible], elle, au 3e étage, cette mention :

« PENSION BOURGEOISE »

La même mention se lisait sur une plaque de cuivre, clouée à la porte de l'appartement situé à droite, en arrivant sur le palier.

Une autre porte, à gauche, — car chaque étage avait deux appartements, — non seulement ne portait point de plaque, mais pas même de cordon de sonnette.

Vers les neuf heures du soir, quelques jours après la visite de Jeanne à Clara Mignon, un homme sonnait à cette porte.

On ne lui ouvrit pas tout d'abord, et il fallut qu'il recommençât deux fois à ébranler la clochette qu'on entendait à l'intérieur, avant qu'il fût répondu à cet appel.

Il est vrai que l'homme ne paraissait nullement impatient, et semblait convaincu que, tôt ou tard, on lui ouvrirait ; ce qui arriva, en effet.

Seulement, une forte chaîne de sûreté maintint la porte légèrement entre-bâillée, tandis qu'une tête de femme, peu distincte dans la pénombre, apparaissait avec précaution, et que la personne à qui appartenait cette tête, disait d'une voix défiante :

— Que désirez-vous, Monsieur ?

— Parler à Mme Lodoïska Legrand, répondit l'homme.

— Je ne sais pas si Madame est visible, à cette heure-ci.

— Il vous sera facile de le savoir, puisque vous n'avez qu'à vous en informer à vous-même...

— Comment ?...

— Je vous connais... Oh ! vous pouvez me dévisager... Vous ne me reconnaissez pas.

— Que me voulez-vous ? répliqua la femme, très inquiète et un peu démontée.

— Je vous le dirai, quand vous m'aurez laissé entrer...

— Mais...

— Je viens de la part de votre ancienne maîtresse...

— Laquelle ?

— Celle qui vous a établie ici, il y a un an.

La femme, satisfaite, sans doute, de cette réponse, repoussa la porte, détacha la chaîne de sûreté, et introduisit enfin son interlocuteur.

Il se trouva avec elle dans un petite entrée, assez obscure, éclairée par la pâle lueur d'une sorte de veilleuse accrochée au plafond, dans une lanterne en verre dépoli.

Sur cette entrée s'ouvraient trois portes, conduisant à l'intérieur, et une fenêtre, donnant évidemment, suivant l'habitude, sur quelque cour étroite, sans air et sans jour.

La femme poussa l'une des portes devant elle, et pénétra, suivie de son compagnon, dans une assez grande pièce à usage de salle à manger.

Une table à rallonge en occupait le milieu, éclairée par une grosse lampe à suspension, qu'elle releva vivement, d'un geste résolu, pour éclairer le visage du visiteur, sur lequel la maîtresse de céans plaqua, si l'on peut dire, ses yeux brillants, inquisiteurs, durs, cyniques et troublés tout à la fois.

C'était une femme de trente-cinq ans, grande, front déprimé, aux lèvres minces, le visage flétri, le teint jaune plutôt que pâle, les joues creuses, avec un nez qui avait des tendances visibles à rougir, — ce que le reste du visage avait, depuis longtemps, désappris.

Mal peignée, ses cheveux abondants et bruns, mais gros, s'ébouriffaient sur son front bas.

Pour tout costume, elle avait une espèce de robe de chambre, de couleur grise et de propreté douteuse, mal boutonnée sur sa poitrine sèche ; des savates trop larges chaussaient ses pieds plats. — De longs doigts noueux aux articulations, carrés du bout, terminaient la main forte et rouge qui se rattachait à un poignet plat où l'apophyse du cubitus formait une énorme saillie.

L'homme qu'elle dévisageait avec un mélange d'effronterie et d'inquiétude, — de taille moyenne, ni maigre, ni gras, vêtu de noir, redingote boutonnée strictement, — avait toute sa barbe qui grisonnait et cachait le bas de sa figure, ainsi que les joues. Il portait un pince-nez, sous lequel s'éteignait, en partie, l'éclat de la prunelle.

Il avait, de plus, des gants fourrés et tenait à la main un chapeau à haute forme, de telle sorte que rien ne dissimulait son crâne à demi chauve.

Quant à la pièce où se trouvaient nos personnages, très médiocrement meublée de meubles déjà usés, bien qu'on sentît qu'ils n'étaient pas vieux, elle avait l'aspect de ces salles de table d'hôte, où se pressent des convives peu difficiles, et qu'on rencontre dans maints quartiers de Paris.

Cela était surtout très mal tenu, et, sur la table elle-même, traînait encore la nappe fripée, maculée, autour de laquelle s'étaient assis peut-être une demi-douzaine d'habitués ou de passants.

— Maintenant que nous nous sommes suffisamment vus, reprit l'homme d'une voix tranquille, causons, voulez-vous ?

— Volontiers. — Mais, encore une fois, de la part de qui venez-vous ?

— Je vous l'ai dit.

— Pas clairement.

— Je croyais, pourtant...

— Vous m'avez parlé d'une ancienne maîtresse qui m'avait établie...

— Eh bien ?

— Quel est son nom !

— Vous savez bien qu'elle n'aime pas qu'on le prononce.

La femme fit un léger mouvement.

— Mais, si vous y tenez essentiellement, je vous dirai sous quel nom vous la désignez, quand vous parlez d'elle dans l'intimité. — Vous l'appelez : *La Taupe !*

— Ma foi, c'est vrai ! s'écria Lodoïska Legrand, en souriant pour la première fois, — Vous êtes plus au courant qu'elle-même.

— Je l'espère bien.

— Allons ! je vous écoute.

La maîtresse de la maison fit le geste d'offrir un siège, puis se ravisant, elle dit :

— Nous serons mieux dans le salon, et plus *chez nous*, si nous avons à causer sérieusement... et longuement.

Lodoïska prit la lampe qui était dans la suspension, et, passant devant, introduit son visiteur dans une autre pièce, celle-là à usage de salon, ainsi que l'indiquaient un piano, deux canapés, quelques fauteuils, plusieurs chaises rembourrées et couvertes d'étoffe de soie, une table carrée chargée d'albums et de divers petits objets, et un épais tapis.

Un lustre descendait du plafond, avec dix-huit bougies roses, ainsi que celles qui garnissaient les candélabres de la cheminée, où se dressait, au milieu, une pendule, style Empire, représentant Psyché en train de *flirter* avec Cupidon, sous la forme d'un beau jeune homme.

Ce salon indiquait quelque recherche de luxe à bon marché et d'un goût plus que douteux ; mais, enfin, il était propre et à peu près en ordre.

Il était, d'ailleurs, visible que Lodoïska ne le montrait pas sans quelque fierté, et que pour elle, il représentait le *summum* de l'élégance et du confort.

Elle planta la lampe à pétrole sur la table, en écartant un album à photographies, et avança un fauteuil, où le visiteur s'assit tranquillement, pendant qu'elle-même prenait place sur une chaise à peu de distance.

Depuis qu'elle était dans *son* salon, elle n'avait plus l'air d'être chez elle.

— Ainsi, dit-elle, prenant la première la parole, c'est *Madame* qui vous envoie ? — Vous êtes de ses habitués ?

— De ses habitués ?... Non... mais je la connais... Ce qui ne veut pas dire que ce soit elle qui m'envoie...

— Ah ! fit Lodoïska, avec un recommencement d'inquiétude.

— Mais, si bien que je la connaisse, je la connaîtrai encore mieux, quand vous m'aurez conté tout ce que vous savez sur son compte.

— Moi ! s'écria la créature, en se levant brusquement et en dardant ses yeux, devenus durs et menaçants, sur son interlocuteur.

— Vous ! répliqua-t-il paisiblement.

— Qui êtes-vous donc ?

— Vous tenez beaucoup à le savoir ?

— Beaucoup !

Il réfléchit une seconde et reprit :

— Eh bien ! je vais vous satisfaire. — Après tout, cela vaut peut-être mieux, et abrégera les préliminaires de l'intéressant petit entretien que nous allons avoir ensemble.

XII

LA TAUPE

Lodoïska paraissait de moins en moins rassurée.

Décidément, les allures à la fois tranquilles et mystérieuses de l'inconnu, ainsi que sa voix calme, sous laquelle elle commençait à deviner quelque ironie, ne plaisaient point à la maîtresse de la « Pension bourgeoise », et éveillaient en elle de vagues appréhensions.

Elle se tenait debout devant lui, l'étudiant des pieds à la tête, ne sachant si elle devait se livrer à l'insolence, — qui semblait lui être naturelle, — ou se plonger dans la plus plate obséquiosité.

— Asseyez-vous, reprit son interlocuteur ; je vous ai déjà dit que nous avions longuement à causer.

Elle obéit, en se remettant sur sa chaise d'un mouvement sec, sans le quitter des yeux.

— Mon nom, fit-il alors, ne vous intéresserait guère.

— Mais, pourtant, s'écria-t-elle d'un air grincheux, il me semble que c'est la première chose...

— Oh ! pas toujours, chère madame, et vous savez bien que la plupart de vos *clients* vous donnent de faux noms... ce qu'on appelle des *noms de guerre*. — Il est vrai que vous vous arranger pour savoir le vrai... du moins, autant que cela dépend de vous...

— Après ? interrompit-elle, très énervée.

— Avec moi, c'est différent... Vrai ou faux, mon nom est-ce qui vous importe le moins. — Et vous allez le comprendre, quand vous saurez ce que je suis.

Il déboutonna sa redingote, introduisit sa main gantée dans la poche intérieure de côté, et en tira un morceau de carton, qu'il présenta à la dame, sans l'abandonner ni lui laisser le temps d'en prendre autre chose qu'une connaissance superficielle.

Cela suffisait évidemment, car la dame devint fort pâle, et murmura :

— Agent de la sûreté !

— Ni plus, ni moins, chère madame ! répliqua-t-il. Vous voyez donc qu'il importe fort peu que je me nomme Pierre, Paul ou Jean. — Je m'appelle la Police, — c'est-à-dire que je suis l'antichambre de la Justice.

— Est-ce que vous venez m'arrêter ? balbutia Lodoïska, en reculant instinctivement sa chaise.

Il y avait, d'ailleurs, nous devons le constater, dans cette interrogation, plus de terreur que de surprise.

— Ma foi, je n'en sais encore rien moi-même, continua l'agent du même ton paisible, en réintégrant dans sa poche le signe de ses fonctions, et en reboutonnant soigneusement sa redingote.

— Comment ?...

— Rien de plus simple. — Je n'en sais encore rien, parce que cela dépend exclusivement de vous, non de moi.

— Expliquez-vous ?

— Volontiers. — Si vous parlez avec franchise, si vous répondez sincèrement à mes questions, si vous rendez à la police le service qu'elle attend de vous... on passera l'éponge... sur vos peccadilles personnelles... Si, au contraire, vous voulez jouer au plus fin avec moi... si vous mentez... si vous ne dites pas, sans réticence, tout ce que vous savez, absolument tout... je vous coffre. — Est-ce clair ?

— Mais, je n'ai rien fait...

— En êtes-vous bien certaine ?

Lodoïska semblait sur des charbons rouges.

Toute velléité d'insolence avait disparu. — Sa maigre et osseuse personne prenait des allures d'une souplesse à rendre des points à tous les gants de chevreau de la terre.

— Enfin, de quoi m'accuse-t-on ? demanda-t-elle. Quels délits ai-je commis ?

— La nomenclature en serait trop longue, ma chère madame. — Elle est inutile, du reste, car tout peut se résumer en quelques mots, que voici :

Vous êtes autorisée à tenir une pension bourgeoise, c'est-à-dire à fournir le boire et le manger, contre argent, à heures fixes, à un certain nombre d'individus honorant votre cuisine de leur confiance...

— Eh bien ! c'est ce que je fais.

— Sans doute, seulement vous joignez à cette industrie permise une ou deux autres industries absolument interdites, et qui consistent à offrir l'hospitalité, soit de jour, soit de nuit, à de jeunes personnes...

La dame baissa le nez.

— ... presque toujours charmantes, je le reconnais... voire même à des femmes mariées... quelquefois du meilleur monde, je le reconnais encore ; et à leur procurer, de peur qu'elles ne s'ennuient, les pauvrettes ! des compagnons, jeunes ou vieux, plus souvent vieux, — mais qui n'en sont que plus généreux.

— Je vous jure...

— Ne mentez pas ! — Je vous ai prévenue... vous savez où cela vous conduirait.

Lodoïska le savait évidemment, car elle verdit et n'insista pas.

— De plus, poursuivit l'agent, une ou deux fois par semaine, quand l'occasion s'en présente, on joue... et l'on joue gros jeu, chez vous, — ce qui est non moins interdit.

— Si vous croyez tout savoir, répliqua-t-elle, en reprenant brusquement son air cynique, qu'est-ce que vous prétendez que je vous apprenne ?... Et qu'avez-vous besoin de mon aveu ?...

— Oh ! chère madame, je n'ai point la prétention de tout savoir, — croyez-le bien. — Seulement, j'en sais assez pour vous faire conduire tout à l'heure à Saint-Lazare.

— Je n'irais pas seule ! s'écria Lodoïska.

— Justement. — Et c'est pour cela que vous pouvez vous sauver.

— De quelle façon ?

— En parlant.

— Sur qui ?

— Sur la personne qui vous a établie... qui vous soutient, et qui vous alimente la plupart du temps, de personnel féminin et masculin.

— La Taupe ?

— Elle-même.

— Et quand j'aurai parlé, vous m'arrêterez !

— Je vous donne ma parole d'honneur que non.

La dame le regardait fixement.

Il lui parut de bonne foi.

— Soit, fit-elle ; mais vous arrêterez l'autre, qui, se voyant pincée, et apprenant que *j'ai cassé du sucre* sur son compte, me dénoncera à son tour... On ne me la fait pas !

— Je vous donne ma parole d'honneur qu'elle ne sera pas arrêtée...

Lodoïska ouvrit de grands yeux.

— ... Et que si elle l'était, poursuivit l'agent, à un moment donné, ce qui pourrait arriver, — ce serait pour un autre motif.

— Ah ! ah !

Elle réfléchit une minute.

— Je veux bien vous croire, répliqua-t-elle. Néanmoins, une fois que la justice aura fourré le nez dans ses affaires... le peloton tout entier se déroulera... jusqu'à moi.

— En ce cas, je m'engage à vous avertir et à vous laisser les moyens de filer... mais cela peut ne pas se présenter. — Ainsi, vous avez tout avantage, avantage certain, à parler. — Est-ce compris ?

C'était compris.

Lodoïska se dit qu'entre deux maux, il fallait choisir le moindre et le plus éloigné.

— Interrogez ! dit-elle brièvement.

— A la bonne heure ! — Je vous affirme encore que vous n'aurez pas à regretter votre sincérité.

Il se recueillit un instant, comme un homme qui repasse dans son esprit le plan qu'il a à suivre, et reprit :

— A quelle époque êtes-vous entrée au service de Clara Mignon ?

— Il y a quatre ans.

— Et vous y êtes restée combien de temps ?

— Trois ans et demi.

— Il n'y a que six mois, par conséquent, que vous vous êtes établie à votre propre compte ?

— C'est exact.

— A quel titre êtes-vous entrée chez elle ?

— A titre de femme de chambre et de cuisinière.

— *Pour tout faire*, en un mot ?

— C'est cela !

— Donc, point d'autres domestiques ?

— Aucun.

— Pourquoi ? — Manque d'argent, ou prudence ?

— Les deux.

— Saviez-vous qui était cette femme, quand vous êtes entrée à son service ?

— Pas le moins du monde.

— Comment l'avez-vous appris et comment vous êtes-vous entendues ensemble ?

— Ah ! ce n'est pas malin... et ce n'a pas été long !

— Mais encore...

— Voilà ! — La maison avait l'air très cossu, au premier abord... Beau quartier, bel immeuble, grand appartement... meubles *chics*... Madame toujours mise de la façon la plus luxueuse, à la dernière mode, ne se refusant rien, en étoffes, en bijoux, recevant beaucoup de monde, donnant à dîner, offrant le thé, ne sortant jamais à pied, allant aux *premières*, au bois, partout enfin... grande existence ; — le mari toujours absent, ou presque toujours, et pendant des mois de suite. — La dame étant belle femme, quoique sur le retour, je ne m'étonnais pas.

« Il y a quelqu'un qui paie ! » pensais-je.

— Ç'aurait pu être le mari.

— Le mari ! fit Lodoïska, en haussant les épaules. Il gagne quinze mille francs par an.

— Eh bien ?

— Et la femme en dépensait plus du double pour sa toilette, sans compter le reste. — Je savais ça, en entrant chez elle. — On prend ses informations, vous comprenez... Ça m'allait. — Ce sont les meilleures maisons pour les domestiques.

— Elle pouvait avoir des rentes !

Lodoïska regarda son interlocuteur d'un air goguenard.

— Avec ça qu'il y a des gens qui ont des rentes, à Paris ! fit-elle. Et puis, d'ailleurs, ceux qui en ont, les gardent et ne les dépensent pas ! — De vrais *grippe-sous*, croyez-moi.

Donc, je me disais :

« Il y a *quelqu'un !* »

— Eh bien ?

— *Il n'y avait personne !*

— Oh ! oh !

— Parole d'honneur ! — Je n'y comprenais rien. — Mais je ne tardai pas à voir aussi que, sous ce luxe, régnait parfois une véritable misère... Des dettes partout !... toute la journée des créanciers à la porte, et qui faisaient du bruit... et qu'on avait bien de la peine à renvoyer... quelquefois avec un acompte, plus souvent avec de belles paroles et des promesses... qu'on ne tenait jamais... Cependant l'argent ne manquait pas... Madame en avait toujours... mais il filait entre ses mains... On eût dit qu'elle le jetait par les fenêtres... La dernière chose à laquelle elle pensât, c'était à payer ce qu'elle devait...

— Oui, oui, je vois ça d'ici.

— Naturellement, dans ces conditions, ou la bonne s'en va, ou elle devient...

— Confidente et complice.

— Vous y êtes. — Au bout de quinze jours, je savais à quoi m'en tenir.

XIII

OU APPPARAIT FANNY

Nous devons dire, avant d'aller plus loin, que l'agent, devant les exposés de principes de Lodoïska Legrand, loin de montrer le front sévère d'un moraliste indigné de l'école de M. Prud'homme, paraissait *boire du lait*, suivant la locution populaire, et que tous ces détails le charmaient.

Évidemment, c'était cela qu'il espérait apprendre, et il l'apprenait avec un plaisir extrême.

— Continuez ! fit-il tout souriant, voyant que l'orateur reprenait haleine.

— D'abord, madame m'avait seulement avoué qu'elle était dépensière et qu'elle avait des dettes, que son mari ignorait, qu'elle ne pouvait lui demander de payer... Il s'y serait refusé pour la meilleure de toutes les raisons, c'est que ce n'est pas avec ses pauvres quinze mille francs par an qu'il y avait moyen de payer une dépense annuelle d'au moins soixante mille francs !

— Mais elle n'a pas un sou de dettes à l'heure qu'il est, interrompit l'agent.

— Je m'en doute bien... Et je me doute aussi d'où cela vient. — Il n'y a pas longtemps, allez !

— Poursuivez ! fit-il vivement.

— Donc, elle me disait qu'elle avait de la famille... qui l'aidait... mais que cela ne suffisait pas toujours.

— Est-ce qu'elle a, en effet, de la famille ?

— C'te blague ! — Un frère qui traîne la misère, à Londres... une sœur qui a disparu... et qui vit, on ne sait où, de n'importe quoi...

— Ou de n'importe qui !

— Vous y êtes.

— Elle est Anglaise ?

— Oui.

— Et sur son passé, sa jeunesse, vous n'avez aucun renseignement ?

— Pour ça, non... Je sais seulement que son mari, Anatole Mignon, l'a connue en Angleterre, à un de ses nombreux voyages... Elle était fort belle, il en est devenu amoureux, et l'a épousée, il y a une vingtaine d'années.

— Quel âge a-t-elle ?

— Quarante-cinq ans.

— Reprenez votre récit.

— Moi, je faisais semblant, au commencement, de croire ses menteries. — Mais je me disais : « Il y a autre chose... » Peu à peu, après avoir été chargée de recevoir les créanciers et de les apaiser... ce qui n'était pas toujours commode, je finis par voir la vérité vraie.

— Et cette vérité ?

— C'est que madame, qui recevait beaucoup de monde, ne recevait, en femmes, que des femmes jeunes et jolies, les unes demoiselles, les autres mariées, mais venant toujours sans leurs maris... et que les hommes étaient presque tous des étrangers, de passage à Paris, appartenant à toutes les nationalités connues, et très riches. Il y avait, surtout, des tas d'Anglais et d'Américains...

Naturellement, ces gens-là faisaient la cour à ces dames, et n'étaient pas toujours repoussés... loin de là... et comme ces dames... ne pouvaient ou ne voulaient pas recevoir chez elles, à cause de parents qui se seraient fâchés ou de maris gêneurs, ce n'était que chez Clara Mignon qu'ils avaient occasion de rencontrer celles qui les avaient pigés... et qu'ils prenaient pour de très honnêtes femmes... Alors, madame s'en mêlait... aplanissait les difficultés... s'arrangeait pour que tout le monde fût heureux !... Elle racontait que celle-ci ne pouvait payer sa couturière... que celle-là ne portait que du *faux*, n'ayant pas le moyen d'avoir du *vrai*, etc., etc., que cette autre était une vertu farouche...

— De là, pluie de billets de banque...

— Qui passaient par ses mains et dont elle gardait la part la plus grosse...

— Escompte et commission.

— Puis, les messieurs englués, pour se ménager des rendez-vous, suppliaient madame de donner à dîner, ou d'offrir un thé...

— Et ils défrayaient la dépense du repas, ou celle de la soirée.

— C'est cela ! — C'était bien juste.

— Très juste. — Allez toujours.

— Une fois au courant de l'affaire, je pus rendre de grands services à madame...

— Et recevoir quelques gouttes de cette pluie d'or !

— Dame... quand on travaille... toute peine mérite salaire.

— Surtout celle-là !

— Je portais des lettres à ces dames, chez elles, pour les mettre au courant des propositions et des rendez-vous... lettres que je devais livrer en cachette... et qu'on brûlait toujours devant moi...

Elle eut un rire cynique.

— Ah ! je vous engage à me parler de votre grand monde, de vos femmes comme il faut, qui ont des maris titrés, des maris huppés et des chevaux et des voitures à elles... c'est du propre !

— Mais... je ne vous en parle pas du tout !... je vous écoute.

— Enfin, ça marchait tant bien que mal !... irrégulièrement, avec des hauts et des bas...

— Et vous êtes sûre que Clara Mignon n'avait pas d'amant, pour son propre compte ?

— Oh ! non... jamais !

— Cependant, elle est encore assez belle femme... et elle l'a été surtout assez...

— Ce n'est pas dans ses idées ! — Elle veut être libre... ne dépendre de personne... et puis, elle a horreur des hommes !

— Compris ! — Et le mari ? — Est-il complice aussi ?

— Pas du tout ! C'est un niais... et puis il ne s'occupe pas de ce qui se passe chez lui... Il travaille comme un nègre... Il est pris toute la journée, une partie de la soirée... et il est absent la moitié de l'année.

— C'est commode !

— Je vous écoute ! Malheureusement, il revient quelquefois... et alors, ça arrête en partie.. les affaires... parce que, quand il est là... il faut se cacher...

— Est-ce qu'on ne le montre jamais ?

— Pardonnez-moi, quelquefois... Cela pose madame d'avoir un vrai mari... et produit un grand effet sur ses clients... Mais cela l'ennuie, cet homme... d'assister, chez lui, à des soirées... celles-là plus simples... où il ne connaît pas un seul des visages présents... Il reste debout dans l'encoignure d'une porte, et bâille à se décrocher la mâchoire.

— Et toujours absent, ayant une femme qui reçoit et qui est fort coquette, en apparence, car si elle n'aime pas les hommes, elle aime fort à en être remarquée, il n'est pas jaloux ?

— Jaloux ? — Ah ! non... Il la connaît trop bien pour cela !... Le mari, vous comprenez...

— Passons !

— Il y avait donc trois mois environ que j'étais là, et que cela marchait cahin caha... quand, un jour, madame me dit, l'air triomphant :

« J'ai découvert un trésor ! »

— Quel trésor ? que je fis.

— C'est une jeune femme de vingt-quatre à vingt-cinq ans... qui est une merveille...

— Jolie ?

— Jolie, d'abord, élancée, très brune, des yeux noirs magnifiques, de l'esprit jusqu'au bout des ongles... et avec cela, artiste... une musicienne de premier ordre...

— Elle n'est pas encore venue ?

— Non. — Mais il est convenu que je vais orga-

[illegible] au concert, chez moi, cette semaine, pour la faire entendre...

— Mariée ?

— Oui ! — Très mal... à un homme sans le sou... Elle est pauvre... et voudrait ne pas l'être.

— Elle trouvera son affaire ici.

— Je l'espère bien... c'est une fine mouche... je t'en réponds...

Madame me tutoyait...

— Je m'en doute ! répliqua philosophiquement celui à qui s'adressait Lodoïska.

— Elle tiendra la dragée haute, poursuivit cette dernière, et inspirera quelque passion...

L'agent paraissait écouter, à présent, avec un redoublement d'attention, et le sourire avait disparu de ses lèvres.

— Comment s'appelait-elle ? demanda-t-il brusquement.

— Fanny Dumont.

— C'était le nom de son mari ?

— Ah ! ça, je n'en sais rien.

— Prenez garde ! — Dites-moi bien tout.

— Je ne vous cache rien. — Si vous voulez ma pensée...

— Oui.

— Eh bien, je crois que c'était un faux nom.

— Qui vous le fait croire ?

— Ceci... c'est qu'on la présenta comme demoiselle et orpheline...

— Ah !

— Et que jamais je n'ai su son adresse ni porté aucun message chez elle ?

— Pourquoi cela ?

— Paraîtrait qu'elle avait imposé cette condition, avant de venir chez *La Taupe*... pardon... chez Madame...

— Oh ! appelez-la comme vous voudrez.

— Et Madame, qui comptait beaucoup sur elle, et qui avait raison, lui a gardé religieusement le secret.

L'interlocuteur de Lodoïska semblait réfléchir profondément et peser toutes les paroles de celle-ci, en homme arrivé au point capital du récit, ou, si l'on préfère, au nœud du drame.

— D'ailleurs, reprit-elle, il y en a d'autres dont je n'ai jamais su le nom, ni l'adresse... Il y avait des cas où Clara Mignon ne me confiait pas tout...

— C'est bien, continuez.

— Enfin, le jour dit, cette Fanny arriva. — Elle venait dîner et contre l'habitude, madame s'était arrangée pour dîner seule avec elle.

— Dépeignez-moi cette personne.

— Elle était telle que Madame me l'avait décrite. Très bien faite, un de ces types chauds qui parlent aux hommes. — Les traits fins et un peu allongés. — L'air très modeste, quand elle voulait, avec des flammes dans les prunelles, qui s'échappaient de côté par ses paupières, si elle désirait séduire quelqu'un... La voix harmonieuse, les gestes gracieux et onduleux.

L'agent qui écoutait Lodoïska, était devenu très pâle.

Il se rejeta un peu en arrière, pour être plus loin de la lumière et qu'on ne vît pas son émotion.

— Son costume, poursuivit l'ancienne bonne à tout faire de Clara Mignon, était très simple, même sévère, tout noir, annonçant presque la pauvreté. Mais il collait comme un fourreau et faisait valoir les formes, la taille surtout, qui était ronde et fine comme un fuseau...

— Achevez !

— Cette femme me parut très forte, ajouta Lodoïska Legrand. — Madame me demanda ce que j'en pensais, à un moment, avant la soirée, où elle put échanger quelques paroles avec moi, sans que cette Fanny fût là.

— Oh ! celle-là, lui dis-je, elle a du vice ! Elle ira loin... et fera sa fortune, ou personne ne la fera.

— C'est aussi mon idée, répliqua Madame.

Elle parut songeuse, et ajouta :

— Du reste, nous allons bien le voir, dès ce soir.

— A onze heures, poursuivit Lodoïska, il y avait foule chez Madame... tout du monde choisi... surtout en hommes... les plus vieux et les plus riches...

Quant aux dames, je remarquai que plusieurs, parmi celles qui *réussissaient* le mieux, n'avaient pas été invitées.

Je compris que c'était un coup monté... d'autant mieux que, ce soir-là, on nous avait annoncé la présentation d'un Italien, un comte, fabuleusement millionnaire, ou, du moins, qui en avait la réputation.

Fanny, bien qu'elle fût vêtue de la façon la plus modeste, je vous l'ai déjà dit, qu'elle n'eût aucun bijou, ni aux doigts, ni aux poignets, ni aux oreilles, pas même une fleur dans ses cheveux d'un noir luisant, produisit un effet énorme et attira tous les regards.

Madame la présenta comme une jeune artiste de premier ordre.

Elle se mit au piano, sans se faire prier, sans minauder, ni faire de manières, ainsi qu'il est d'habitude dans le monde.

Là, vrai, elle jouait fort bien. — Je l'entendais de l'antichambre.

Elle chanta aussi... pas beaucoup de voix... mais agréable...

Il paraît que c'étaient des airs étrangers...

— De quel pays ? interrompit vivement l'agent de la sûreté.

— Ah ! dame... je ne m'en suis pas inquiétée... Qu'est-ce que ça pouvait me faire ?

Seulement, on l'applaudit beaucoup... Un succès enlevé, quoi...

Quand j'ouvrais la porte, pour introduire quelque nouvel invité, je voyais madame qui rayonnait, et cette Fanny, entourée, répondant, les yeux baissés, aux compliments qu'on lui adressait.

Une fois même, j'entendis un monsieur, très bien, bel homme, sur la cinquantaine, mais conservé au possible, élégant, qui lui disait :

— Ah ! c'est dommage que vous ne connaissiez pas nos airs siciliens et napolitains... Ils iraient merveilleusement à votre voix... Je vous en apporterai quelques-uns... et je les fredonnerai devant vous. — Vous êtes trop musicienne pour ne pas les déchiffrer et en saisir le charme passionné du premier coup.

Elle se retira de très bonne heure.

Mais, quand elle fut partie, on eût dit que c'était fini...

Chacun comme d'un commun accord, prit son pardessus et fila.

Le monsieur qui avait parlé des airs napolitains, resta le dernier.

— Elle est charmante... tout à fait charmante ! — dit-il à Madame, en prenant congé ! — Je n'ai jamais rencontré une femme aussi adorable...

— Ah ! s'écria madame, en souriant, n'allez pas vous enflammer, monsieur le comte. — Mlle Dumont est une vertu sauvage... Elle est de celles qu'on ne séduit pas...

— Il est permi de l'admirer, je suppose...

— Tant que vous voudrez...

— Et de l'aimer respectueusement, au besoin.

— Si cela vous arrivait, je vous plaindrais.

Il lui baisa galamment la main sans répondre, et

sortit, après m'avoir glissé deux louis pour me remercier de lui tendre son pardessus.

— Mâtin, fis-je, quand il eut les talons tournés ; en v'là un qu'est généreux !

— Il a, à lui, des millions ! répliqua Madame...

— Ah ! c'est celui que vous attendiez ?

— Oui... et il est pincé... c'est le comte Mariniani !

— Mariniani ! Vous en êtes certaine ? s'écria l'hôte de Lodoïska Legrand en bondissant sur ses pieds.

— Mais oui... Est-ce que vous le connaissez ?

L'agent reprit sa place dans le fauteuil qu'il venait de quitter.

— Non, dit-il d'une voix calme ; je ne l'ai jamais vu.

Mais l'éclat de ses yeux et un peu de pâleur à ses joues démentaient ses paroles.

XIV

LE COMTE MARINIANI

— Je continue, fit la maîtresse de la *Pension bourgeoise*.

C'était tout ce que demandait son auditeur ; aussi, refoulant ses impressions, son émotion, peut-être les questions qui lui montaient aux lèvres, se garda-t-il bien de prononcer un mot, même pour l'engager à parler.

— Madame ne s'était pas trompée, dit-elle avec un sourire cynique, quand elle avait jugé que le comte était *pincé*... et je ne m'étais pas trompée, non plus, quand j'avais deviné que cette Fanny mènerait loin l'homme qui se prendrait pour elle.

Ah ! pour avoir du vice, elle en avait, je vous en réponds ! — Et elle savait conduire sa barque... Je m'y connais, voyez-vous... Eh bien, quand je rencontrerai la pareille, je l'irai dire à Rome !

Du reste, du premier coup, elle avait mis la main sur un de ces hommes qui sont le pain bénit des femmes en quête d'un avenir et d'une fortune.

Le comte Mariniani, bien qu'il eût cinquante ans sonnés, était fort bien conservé, bel homme... et comme il faut... je ne vous dis que ça !... Il sentait le grand seigneur à dix lieues.

Solidement bâti, les yeux vifs et grands, noirs comme de l'encre ; pas un poil blanc, ni dans les cheveux qu'il avait abondants, malgré son âge, ni dans la barbe, qui était fine et soyeuse : — il se teignait ; — toujours calme et correct, quoiqu'il n'eût pas l'air commode toujours ; joli causeur et généreux comme un prince, il eût mérité, ma foi, d'être aimé pour lui-même, et toutes les dames qui venaient chez nous avaient un rude béguin pour lui, je vous en réponds !

Il déploya tout son luxe et toutes ses grâces pour plaire à Fanny... Si elle n'en avait voulu qu'à ses millions, elle aurait pu les grignoter à pleine dents.

Dès le lendemain, il était chez nous, s'informant d'elle, et comme il n'était pas bête et comprenait à demi-mot, et comme Clara ne l'était pas non plus et n'oubliait jamais ses intérêts, ils eurent bientôt fait de s'entendre ; — c'est-à-dire qu'il supplia Madame de l'aider et d'intercéder pour lui, déclarant qu'il était amoureux fou, et que Madame prit ses airs nobles et indignés, jusqu'à ce qu'il eût, sous forme de cadeaux, d'abord, puis d'argent liquide, qu'elle préférait, apaisé ses scrupules.

De ce côté, cela marcha comme sur des roulettes ; mais du côté de Fanny, ce fut autre chose...

Impossible d'en rien obtenir...

Impossible de lui faire accepter quoi que ce soit...

Fort pauvre, cela était évident, elle resta incorruptible ; — sauf, de temps en temps, un bouquet de violettes de deux sous, elle ne voulut rien recevoir du comte et le condamna à un respect absolu, à une retenue de collégien timide... qui était à se tordre.

Elle jouait le grand jeu, quoi !... Et avec une perfection... Moi-même, Lodoïska Legrand, à qui on ne la fait pas, j'y étais prise quelquefois...

— Vois-tu, *Lodo*, me disait Madame, qui abrégeait mon nom pour plus de commodité, celle-là roulerait Dieu le père, s'il tombait sous sa coupe.

Quant à rouler le comte, c'était un rêve.

Il luttait, pourtant, espérant toujours en venir à ses fins, poussé au dernier degré de la passion... et de la passion sénile, qui plus est, par cette résistance qui le tenait à distance, sans le décourager.

Tous les jours, il croyait au succès pour le lendemain, et le lendemain, il était moins avancé que la veille.

Ce n'était pas qu'elle fût dure ou désagréable avec lui, au contraire.

On eût juré qu'elle l'aimait... qu'elle luttait contre elle-même, comme elle luttait contre lui...

C'était admirable !

— Ah ! si j'avais eu une fille semblable à celle-là, s'écria Lodoïska, dans un élan de sincérité, quelle fortune j'aurais faite !

— Que voulait-elle donc ? demanda enfin l'agent.

— Vous ne le devinez pas ?

— Ma foi non.

— Elle voulait se faire épouser, mon cher !

— Épouser !

L'homme de la police eut un léger haut-le-corps.

— Mais elle était mariée ! fit-il.

— Sans doute. — Seulement le comte n'en savait rien. — On lui avait dit qu'elle était orpheline et demoiselle... une enfant trouvée...

— Et ce mari, vous ne savez pas ce qu'il était, ce qu'il faisait ?

— Je vous ai déjà expliqué que non.

— Vous n'avez jamais rien entendu dire qui pût servir d'indice ou faire naître une supposition ?

— Rien ! — Le secret était bien gardé.

— Vous n'avez pas interrogé votre maîtresse ?

— Si.

— Et ?...

— Et je n'en ai rien tiré. Je lui ai même tendu des pièges... Elle n'y est pas tombée.

— Vous n'avez pas essayé... par vous-même ?...

— Vous pensez bien que je ne m'en suis pas privée...

— Eh bien ?

— Eh bien, bredouille !

— Mais le comte, si amoureux, n'a pas cherché à la suivre, à aller chez elle, à savoir, au moins, où elle demeurait ?

— On lui avait dit qu'elle vivait dans une famille de gens très sévères, qui l'avaient recueillie, qui s'intéressaient à elle ; puis elle avait ajouté :

— Si vous m'aimez, vous devez croire en moi et m'obéir. — Sinon, vous ne m'aimez pas, comme je veux être aimée. — Le jour où j'apprendrai que vous avez fait une démarche quelconque pour m'épier, pour me suivre, pour prendre une information, quelle qu'elle soit, sur mon compte, tout sera fini entre nous, dussé-je mourir !

Et, ma foi, elle lui avait dit ça sur un ton qui ne permettait pas de doute.

— Alors, il lui avait juré qu'il respecterait ses volontés.

— Et il a tenu son serment ?

— Il l'a tenu.

— Le niais ! grommela l'agent, avec une sourde irritation.

— En amour, tous les hommes sont niais, et, quand ils ont cinquante ans et qu'ils aiment une jeune femme...

— Ils sont idiots !

— Voilà !

— Continuez ! — Est-ce que cela dura longtemps, tout ce manège ?

— Très longtemps. — Cela vous étonne ? — C'est que vous ne connaissez pas le comte Mariniani. Si c'était un enfant entre les mains de Fanny, — c'était un homme aussi, après tout, qui avait de l'esprit, du bon sens, et l'orgueil de son nom et de sa race, comme il disait.

Pour cette femme, il se fût ruiné jusqu'au dernier centime... il se fût mis sur la paille... Je ne sais pas ce qu'il n'eût pas fait... Mais l'idée d'épouser cette petite orpheline, cette enfant trouvée, sans famille, venue on ne sait d'où, née on ne savait de qui... c'était à quoi il ne pouvait se résoudre.

Il y avait des jours où il paraissait prêt à céder... puis, le lendemain... va te promener... ce n'était plus ça... Ah ! je vous réponds qu'il n'était pas heureux... Il maigrissait, il devenait pâle... Il était sombre et agité...

Enfin, un jour, je crus que tout était cassé.

Après une longue scène avec Fanny, où il s'était, paraît-il, traîné à ses pieds en pleurant, la suppliant d'avoir pitié de lui, d'accepter son amour, lui offrant de lui reconnaître trois millions, de lui acheter un palais, si elle voulait un palais, de lui faire une vie de luxe, à écraser toutes les femmes les plus en vue, il partit, déclarant qu'il souffrait trop et qu'il tâcherait de l'oublier.

En effet, le lendemain, nous apprenions qu'il avait quitté Paris.

J'en eus une peur bleue, et madame aussi, qui fit une scène épouvantable à cette Fanny.

Celle-ci se contenta de répondre :

« Il reviendra ! »

— Et il est revenu ?

— Parbleu ! — Mais au bout de trois mois !

— Alors ?...

— Alors, quand la fine mouche le revit, elle s'évanouit...

— Pour de bon ?

— Ma foi, je le crois. — Elle avait été plus inquiète, au fond, qu'elle ne voulait le montrer... Et vous comprenez... six millions et une couronne de comtesse... qu'on a touchés du doigt et qui s'envolent en fumée... il y a de quoi crever le cœur...

— Même à celles qui n'en ont pas.

— On en a toujours pour ces choses-là.

— Qu'advint-il, à son retour ?

— Du moment où il revenait, c'était pour mettre les pouces, naturellement.

Il déclara à sa bien-aimée qu'il ne pouvait vivre sans elle, qu'il en avait fait l'expérience, et que, puisqu'elle ne voulait pas être sa maîtresse, il était prêt à l'épouser.

Fanny avait triomphé.

— Mais le mari ? répéta notre agent.

— C'était le cheveu ! — Aussi la soi-disant jeune fille commença-t-elle par faire des difficultés... j'ai supposé que c'était pour gagner du temps... et combiner un plan...

A ce moment, je n'étais plus au service de madame. — Cette intrigue durait depuis neuf mois, et il y en avait trois que madame, avec les générosités du comte, m'avait établie ici, à la tête de cette petite pension...

— Pourquoi cela ? — Dans quel but ? demanda son interlocuteur.

Lodoïska parut hésiter.

— Vous savez nos conditions, reprit-il, je veux une entière sincérité... une absolue franchise, sinon...

— Oh ! après tout, fit l'ancienne bonne de Clara Mignon, je vous en ai trop dit... et vous en savez trop... pour que j'essaie de vous cacher quelque chose...

— Je le crois. — Exécutez-vous donc. — Vous ne m'apprendrez, à la vérité, rien de nouveau, mais j'ai besoin que vous ne laissiez de côté aucun détail. — Votre salut personnel est à ce prix.

— D'ailleurs, reprit la femme, je n'ai aucune raison pour ménager Clara Mignon... Elle ne se conduit déjà pas si bien avec moi... Et elle a, dans toute cette affaire, manqué de confiance envers une amie telle que je m'étais montrée pour elle... Et puis, chacun pour soi, dans ce bas monde, pas vrai ? — Je suis sûre que, si elle était menacée, elle me lâcherait pour retirer son épingle du jeu.

— Vous ne vous trompez pas. — Parlez donc !

— Eh bien ! voilà, fit Lodoïska, en suivant des yeux, autant qu'elle le pouvait, sur le visage de son auditeur, l'impression que causaient ses paroles ; — ainsi que je vous l'ai expliqué, cette Clara, bien que sage pour elle-même, ne vivait que du produit des... *cascades* des autres. — Seulement, c'est une femme de tête qui ne veut pas se compromettre et qui a une sainte terreur de la police et du scandale...

D'abord, son mari, si godiche et bonasse qu'il soit, se fâcherait s'il apprenait quelque chose, et il est si peu gênant qu'elle tient énormément à rester avec lui...

— C'est un pavillon qui couvre la marchandise, murmura l'agent.

— Elle n'a donc jamais voulu, poursuivit la femme Legrand, que rien de mal se passât chez elle, sous son toit. — Que les messieurs qui venaient et qui viennent toujours dans son salon s'y entendissent avec les dames qu'elle y reçoit également... rien de mieux, mais aussi rien de plus...

Un beau jour donc, elle se dit que si elle avait une maison qui fût à elle, sans être à elle...

— La vôtre, par exemple...

— La mienne, en effet, où...

— ...Eût lieu le dénouement des pièces dont le prologue se passait dans son salon...

— ...Il y aurait tout bénéfice...

— Je saisis... les *messieurs*, comme vous dites, sont généreux avec vous...

— Et je partage avec madame... C'est une indignité !

— Comment ! interrompit son interlocuteur, très surpris de cet élan de révolte, qui semblait provenir de quelque retour de vertu.

— Sans doute... N'est-ce pas moi, *ici*, qui cours tous les risques ? — A preuve... votre visite, ce soir !

— Eh bien ?

— Je devrais garder tout !

— Ah ! parfait... J'y suis ?... Continuez, je vous en prie.

— D'ailleurs, il pouvait arriver telle circonstance où elle eût besoin de cacher quelque dame, de la laisser à l'abri des yeux incommodes, des recherches indiscrètes...

L'agent parut redoubler d'attention.

— Et c'est ce qui arriva au sujet de Fanny.

— Que voulez-vous dire ?... fit le visiteur, en se penchant en avant pour mieux écouter, comme s'il sentait qu'il touchait à la solution prochaine de quelque problème compliqué.

— C'est bien simple. — Elle était mariée... pas vrai ?

— Oui... du moins, tout porte à le croire, puisque vous l'affirmez...

— Et elle voulait se faire épouser tout de même par le comte... Il fallait donc, pour cela, qu'elle disparût...

— Ah ! ah !

— Aussi, un beau jour, madame me prévint que Fanny allait venir s'installer chez moi pour un temps indéterminé.

On n'entendait plus la respiration de l'agent, qui eût craint de perdre un syllabe, ou une intonation de ce qu'on allait lui raconter.

— Personne, poursuivit la maîtresse de la pension bourgeoise, ne devait la voir, ni savoir qu'elle était là. — Pour cela, madame me donnerait une très forte somme... car cela me forçait presque à fermer la maison... à mes clients... Madame m'expliqua que, de concert avec Fanny, elle avait trouvé un truc...

— Quel truc ?

— De faux papiers...

— De qui ?

— D'une petite orpheline, ou plutôt d'une enfant trouvée, élevée à l'Assistance publique, et qui était morte...

— Je comprends. — Savez-vous le nom ?

— On ne me l'a pas dit.

L'agent de la sûreté fronça légèrement les sourcils, sous l'empire d'une visible déconvenue... puis il haussa les épaules, en murmurant :

— Peu importe !

— Donc, reprit Lodoïska, Fanny devait rester cachée, pendant le temps où son mari... et la police, s'il y avait lieu, la rechercheraient, à la suite de sa disparition du domicile conjugal... puis, quand le moment serait favorable, elle filerait...

— Où cela ?

— En Italie.

— En Italie.

— Oui, le comte Mariniani y était retourné... et c'est là qu'elle devait le rejoindre, pour que le mariage eût lieu...

— Et... elle est venue chez vous ?

— Oui !

— Elle y est restée longtemps ?

— Un mois environ.

— A présent, où est-elle ?

— En Italie ?

— Mariée ?

— Mariée.

L'agent paraissait fort agité.

— Dans quelle ville ? reprit-il.

— Je l'ignore. — On n'a pas voulu me le dire... Mais il serait facile...

— De le savoir... oui... oui... et je m'en charge. — A quelle époque l'avez-vous reçue ?

— Ma foi, il me serait bien impossible de l'oublier. Quand ce ne serait que par suite de l'horrible crime qui fut commis, ou découvert, plutôt, le lendemain de son arrivée... tout à côté d'ici... rue Dareau...

— La femme coupée en morceaux ! s'écria l'agent.

Il avait bondi sur ses pieds.

— Qu'avez-vous donc ? demanda Lodoïska-Legrand.

— Cela ne vous regarde pas ! Répondez. Cette Fanny serait arrivée chez vous, la veille du jour où on découvrit ce corps ?

— Le corps d'Elsa Darun, sans doute !

— Vous en êtes bien sûre ?

— Comme de mon existence !

— Et à quelle heure vint-elle chez vous, cette Fanny... le matin, dans le jour, le soir ?...

— Le soir, vers les onze heures ou onze heures et demie... vous pensez bien... qu'elle ne tenait pas à se montrer... Elle était même fort émue... Elle craignait d'avoir été suivie...

— Suivie !... Par qui ?

— Ah ! Elle ne me l'a pas dit... Si vous croyez qu'on la faisait parler comme on voulait...

L'agent s'avança vers son interlocutrice, lui saisit les deux mains, les serra avec une force qui fit faire la grimace à Lodoïska et lui dit d'une voix sourde et menaçante :

— Que personne ne sache que je suis venu, que je vous ai interrogée, que vous m'avez répondu...

— Je vous jure...

— A la plus petite indiscrétion, vous êtes arrêtée... et vous devinez où cela vous mènerait.

Il lâcha les poignets de la créature, et ajouta :

— Adieu. — Oubliez tout ce qui s'est passé entre nous !

Et il sortit vivement sans attendre de réponse.

— Quelle poigne ! murmura Mme Legrand. Il n'a pas l'air commode... Pour sûr que je me tairai... S'il ne m'avait pas montré sa carte d'agent, je croirais que c'est le mari !

XV

LE CACHET

Le lendemain de cette longue entrevue entre Lodoïska et un agent de la police de sûreté, dont nous n'avons pas dit le nom, certain que nos lecteurs le devineraient sous son déguisement, et reconnaîtraient cet Ivan qui, sur la recommandation de la femme du juge d'instruction, avait promis de mettre tout son zèle et tout son dévouement au service de Jeanne, — le lendemain de cette soirée, qui devait être féconde en résultats, Mlle Lattey arrivait chez sa protectrice, où elle était reçue immédiatement.

— Je vous attendais, s'écria Mme de la Renaudie en embrassant tendrement la mignonne créature qu'elle aimait, à présent, à l'égal d'une fille.

— Et vous voyez que j'accours, répliqua la jeune femme.

— Ivan vous a prévenue ?

— Oui, j'ai reçu un billet de lui, et je suis partie immédiatement.

— Mais si ce billet était tombé entre les mains de M. Darun !... lui qui ignore le complot dont il est l'objet...

— C'est lui qui me l'a remis. — Il l'a pris dans la boîte où le facteur glisse nos lettres, ou plutôt *mes* lettres, puisque tout est adressé à mon nom... Seulement, il ne les ouvre jamais...

— C'est merveilleux !

— Pas le moins du monde ; il m'aime, comme je l'aime, voilà tout.

— Je n'ai qu'une manière, m'a-t-il dit, un jour, de reconnaître ton dévouement et de m'en montrer di-

[illegible] — et ce moyen, c'est la confiance absolue, illimitée. »

— Savez-vous que ce serait dangereux, s'il s'agissait d'une autre femme !

— Il s'agit de moi ! répliqua Jeanne, avec ce beau regard de douce fierté et ce sourire à demi voilé, où se lisait son âme entière, et qui n'appartenaient qu'à elle, — exprimant ce juste sentiment de notre propre valeur, aussi éloigné de la sotte vanité que du vain orgueil où nous puisons la force d'accomplir tous nos devoirs.

— Chère enfant ! fit Mme de la Renaudie en la regardant complaisamment ; vous êtes bien la créature la plus étonnante que j'aie rencontrée et la plus admirable ! — Toute affection peut jeter l'ancre en vous, sur un fond solide et qui ne trahira jamais la confiance. Mais laissons cela. — Que vous a dit Ivan ?

— De venir... pas autre chose ! — Il y a donc du nouveau ?

— Je le suppose.

— Il ne vous a rien appris ?

— Rien ! — C'est à peine si je l'ai entrevu une minute. — Mais, pour moi, qui le connais si bien, je suis certaine qu'il a de graves révélations à vous faire.

— Dieu le veuille ! soupira Jeanne, car je commence à m'irriter contre moi-même du peu de chemin que j'ai fait depuis six mois... Pourtant, cette situation ne peut durer... M. Darun est véritablement prisonnier, et je tremble, chaque fois que j'entends résonner la sonnette... J'ai toujours peur que quelque imprudence commise ne l'ait livré... et qu'on ne vienne pour l'arrêter...

— Oh ! votre secret est bien gardé !

— Qui sait ? fit-elle pensive. Je me sens plus inquiète... C'est comme un pressentiment... Ah ! si je devais échouer... j'en mourrais, je le sens !

— Chassez ces vilaines idées noires... Nous réussirons. Et, tenez, j'entends un pas... C'est Ivan, il va vous rassurer, j'en suis certaine.

En effet, la porte du salon où causaient les deux femmes s'ouvrit, et Ivan apparut, tel que nous l'avons dépeint la première fois.

D'un coup d'œil, Jeanne vit qu'en effet le Russe apportait des nouvelles très sérieuses.

Elle devint un peu pâle, et l'on devinait sous son corsage le battement de son cœur.

Après avoir salué Mme de la Renaudie, en portant à ses lèvres la main qu'elle lui tendait, il s'inclina respectueusement devant Mlle Lattey, et lui dit :

— Je suis heureux de votre exactitude, car les instants sont précieux, et il va falloir prendre rapidement des décisions graves... Le moment de l'action est arrivé.

— Je suis prête ! répliqua simplement Jeanne.

— Il y aura du danger à courir...

— Qu'importe ?

— Du reste, le danger existe, dès à présent, et il va falloir y parer avec promptitude.

— Parlez donc.

— D'abord, mademoiselle, poursuivit Ivan, je dois vous dire que c'est à vous, à votre perspicacité, à votre sang-froid, qu'il est juste de rapporter tout ce que j'ai découvert.

— Ah ! vous voyez ! s'écria Léonie. Et vous vous gourmandiez tout à l'heure de votre inaction et de votre impuissance !

— Comment cela ? Expliquez-vous ? interrompit la jeune femme.

— Ce qui m'a lancé sur une piste que je crois bonne, c'est le cachet de cette lettre d'Italie que vous avez ramassé chez Clara Mignon, et que vous avez eu l'heureuse idée de me remettre.

— Vraiment !

— Ce cachet portait une couronne et des armes... Je m'en fis expliquer la valeur héraldique, et j'appris ainsi immédiatement que c'était un blason italien, appartenant à une vieille famille très connue dans la péninsule, où elle a joué autrefois un rôle important. — Ces armes étaient celles des comtes Mariniani. — Ceci établi, restait à savoir comment cette créature, cette Clara Mignon, pouvait être en relation avec un étranger si haut placé, et comment il se faisait que ce dernier lui envoyât de l'argent, puisque la lettre reçue par elle et venant de cette source était une lettre chargée.

Pendant quinze jours, je me livrai à une enquête minutieuse qui m'apprit qu'effectivement un certain comte Mariniani était venu à Paris, avant le crime de l'avenue d'Orléans, y avait passé plusieurs mois, enfin y avait fréquenté le salon cosmopolite de Clara Mignon.

— Ah ! fit Jeanne. Elle mentait donc, quand elle prétendait ne connaître personne en Italie...

— Et, si elle mentait, acheva Ivan, c'est qu'elle avait intérêt à mentir ; si elle éloignait de vous l'idée d'aller en Italie, comme vous l'aviez si intelligemment remarqué, c'est qu'elle y avait un intérêt également. Cet intérêt ne pouvait naître que de ce fait... qu'elle vous connaissait mieux et plus que nous ne le soupçonnions...

— Que dites-vous là ? s'écria Mlle Lattey en tressaillant.

— Une chose grave... je ne l'ignore point... Nous y reviendrons avant peu.

Je reprends.

De là découlaient pour moi deux problèmes à résoudre :

1° Que s'était-il passé entre Clara Mignon et le comte Mariniani, lors de son séjour à Paris ?

2° Comment et jusqu'à quel point Clara Mignon connaissait-elle la personne et la vie de Mlle Lattey, qui ne connaissait point Clara Mignon et ne se croyait point connue d'elle ?

Mme de la Renaudie et Jeanne écoutaient Ivan avec une attention passionnée, comprenant toute la gravité menaçante de ses paroles.

— Interroger Clara Mignon, continua l'agent, c'eût été un enfantillage inutile et dangereux, car elle n'eût point répondu, et elle eût été mise par là sur ses gardes.

Mais, en suivant mon enquête sur elle, je découvris l'existence d'une certaine femme, appelée Lodoïska Legrand, qui avait été à son service et qui tenait, depuis quelques mois, une maison interlope, sur laquelle la police a les yeux.

Et Ivan, poursuivant son récit, raconta par le menu son entretien avec la maîtresse de la *pension bourgeoise* de la rue Sophie-Germain.

— C'est elle ! murmura Jeanne, violemment émue, quand le Russe eut terminé ! — Cette Fanny, c'est Mme Darun... c'est Elisa !

— Il n'y a pas de doute ! ajouta Mme de la Renaudie, très émue aussi de ce qu'elle entrevoyait.

— Ah ! ma chère, reprit-elle, en se tournant vers Jeanne, immobile, et dont toute la vie semblait avoir passé dans ses grands yeux d'azur profond ; vous aviez senti juste ! — vous aviez deviné... vous seule aviez raison... Elle vit ! — C'est à croire que vous êtes douée véritablement de ce qu'on appelle la seconde vue...

— C'est celle du cœur ! répondit doucement Jeanne. Celle-là voit plus loin et mieux... que l'autre.

— Oui, c'est *Elisa !* répliqua sourdement Ivan avec un regard terrible. Du moins, tout le fait supposer... mais nous pouvons nous tromper... Et il faut des preuves légales...

— C'est elle... répéta Mlle Lattey, en frappant son front intelligent de son doigt d'enfant. — Cette écriture qui m'avait rappelé quelque vague souvenir confus...

— Eh bien ? interrompit vivement l'agent.

— C'est la sienne... C'est celle que j'avais vue, une fois, chez Mme Darun, sur l'enveloppe d'une lettre adressée à Mme Clara Mignon... A présent, tout me revient... Je me souviens... Elle a épousé le comte Mariniani... Elle est comtesse... Elle est restée en correspondance avec son ancienne complice... Elle lui envoie de l'argent...

— ...pour payer son silence ! continua Ivan.

— Nous la tenons ! fit Léonie, toute rayonnante.

— Pas encore !

— Que voulez-vous dire, Ivan ?

— Je veux dire que, tant que nous n'aurons pas vu cette comtesse, de nos yeux vu, nous pouvons être dupes de certaines coïncidences...

— Le croyez-vous ?

— Ce que je crois importe peu.

— Elle est en Italie ? demanda tout à coup Jeanne.

— C'est probable !

— A Naples ?

— Je le pense !

— Eh bien, j'irai ! dit la jeune femme avec cette énergie calme et presque souriante qui surprenait toujours, sous cette frêle et aérienne enveloppe, à laquelle elle devait des aspects d'ange incarné momentanément dans une forme terrestre, pour quelque noble et sainte mission.

— C'est risquer sa vie ! répliqua froidement Ivan, en la regardant avec attention.

— Comment cela ? demanda Mme de la Renaudie, très inquiète.

— Cette femme, si c'est elle... Mme Darun, Elisa, en un mot, pour se sauver, quand elle se sentira menacée, est capable d'un crime nouveau... Croyez-moi, elle se défendra en désespérée.

— Fiez-vous à moi, dit doucement Mlle Lattey. Pour *lui*, je braverai tout.

— Bien... Et vous avez raison... Car, si vous restez près de Paris, en France, si vous n'arrivez pas à faire perdre votre trace...

Il s'arrêta.

— Achevez !

— M. Darun peut être dénoncé et livré d'une minute à l'autre.

Jeanne était devenue d'une pâleur mortelle, et, pour la première fois, montrait des signes de terreur, presque de faiblesse...

C'est qu'à présent, il ne s'agissait plus d'elle-même, de son salut, de sa propre existence : il s'agissait de *lui*, d'Edouard, de l'homme aimé, qu'elle avait conquis à force d'amour, de grâce et de dévouement.

— Dénoncé, livré ! répéta-t-elle d'une voix tremblante. — Que dites-vous là, Ivan ?

— Par qui ? s'écria Mme de la Renaudie, qui comme beaucoup de femmes sages, quoique d'imagination ardente, avait fini par s'identifier au drame qui se jouait devant elle et y prendre une part presque aussi vive que si elle en eût été l'héroïne.

Toute femme rêve un roman, et quand elle ne l'écrit pas avec le sang de son cœur, son esprit s'y mêle et satisfait, à demi, en les trompant, ses aspirations contenues ou refoulées.

— Par Clara Mignon, répondit l'ancien moujik.

— Expliquez-vous, fit Jeanne, redevenue calme en apparence, par un effort de la volonté ; comprenant qu'en face du péril, elle n'avait pas le droit de n'avoir point de sang-froid.

— Partant de cette idée que Clara Mignon était mêlée plus ou moins directement, plus ou moins complètement, à l'affaire dans laquelle se trouvait englobé M. Darun, — et cela pour les mêmes raisons qui vous avaient fait croire, ou, plutôt, supposer qu'elle connaissait madame Darun ; — jugeant, comme vous, mademoiselle, qu'il était assez extraordinaire qu'elle eût découvert le fameux mouchoir de poche qu'elle vint apporter à M. de la Renaudie, juste au moment psychologique, et qui a levé tous les doutes au sujet de l'identité du cadavre ; — songeant à ce petit fait, insignifiant en apparence, mais très grave, en réalité, — fait relevé par vous, — qu'elle vous avait détournée de l'idée d'aller en Italie, — ce qui devait lui importer peu, si elle ne vous savait pas elle-même mêlée très intimement à toute cette mystérieuse affaire, — je voulus apprendre, nettement, ce qu'avait fait cette femme, pendant les heures qui précédèrent et qui suivirent son intervention auprès des magistrats.

— Et vous y êtes parvenu ?

— J'y suis parvenu.

Ivan se recueillit une seconde et reprit plus lentement :

— Vous devez vous rappeler, mademoiselle, — fit-il en s'adressant tout particulièrement à Jeanne — que l'attitude singulière de M. Darun, ce soir-là, avait attiré l'attention de deux femmes du peuple, placées auprès de lui, lorsque vous vîntes le rejoindre. — Son trouble était extrême... Elles en conclurent, sans le connaître, qu'il pouvait être l'auteur du crime... Une de ces commères s'éloigna et alla prévenir les agents. — Le signalement qu'elle donna concordait avec celui qu'on attribuait à l'assassin, puisque c'était, en effet, M. Darun que les témoins désignaient inconsciemment. — On vint aussitôt pour l'arrêter... mais vous étiez déjà partie avec lui... et la voiture où vous vous trouviez s'éloignait dans la direction du boulevard Voltaire.

— Oui, oui, fit Jeanne. — Après ?

— Eh bien, une troisième femme était là, qu'on avait vue vous suivre tous les deux...

— Mon Dieu ! balbutia la jeune fille.

— Cette femme, c'était Clara Mignon... Je me la suis fait décrire très minutieusement. — Il n'y a pas d'erreur possible.

— Mais elle nous eût livrés ! s'écria Jeanne.

— Elle vous sauva !

— Elle !

— Oui, en indiquant une fausse direction, toute différente de celle qu'avait prise le fiacre.

— Je ne comprends pas, alors...

— Moi non plus, repartit l'agent. Mais il est évident que, pour une raison inconnue de nous, il ne lui convenait pas, à ce moment, de faire arrêter M. Darun...

— C'est à s'y perdre ! murmura Mme de la Renaudie.

— Mais, depuis... pourquoi ?... demanda Mlle Lattey.

— Il est probable qu'elle n'avait point retrouvé votre trace. — Seulement, elle *sait* que M. Darun est avec vous, et elle n'a qu'un mot à dire...

Jeanne, de plus en plus pâle, garda un instant le silence.

Léonie et Ivan la regardaient, attendant ce qu'elle allait décider.

— Nous ne pouvons rester à La Varenne, dit-elle enfin avec fermeté.

— Qu'allez-vous faire ?

— Ecoutez-moi !

XVI

PUISSANCE D'AMOUR

Deux heures après, Jeanne rentrait à Saint-Maur dans la petite maisonnette connue des gens du pays sous le nom de maison Sauvaneaud, où elle avait caché son bonheur et son dévouement.

Edouard l'attendait avec cette impatience et cette inquiétude que ne peuvent être comprises que de ceux dont l'amour, envahissant l'être entier, fait chair avec eux.

C'était un homme d'imagination et d'impressionnalité nerveuse excessive, en qui la vie avait pour siège non une molécule du cerveau, mais le sang généreux de son cœur.

Son existence était faite de sentiments et de sensations.

En ces natures, tout s'agrandit et reçoit son maximum d'effet ; — elles connaissent des bonheurs immenses et des souffrances sans nom, et peuvent renfermer, en quelques minutes fugitives, plus de joie et plus de douleur que l'existence entière des hommes ordinaires.

A Jeanne, il s'était donné corps et âme. Plus il la voyait, plus il vivait avec elle, plus il l'aimait, car, sous un aspect un peu froid et contenu, elle avait des douceurs pénétrantes et des tendresses passionnées qui enlaçaient, et, surtout, une de ces facultés de dévouement intelligent et absolu qui sont le génie et l'héroïsme de la femme, — nous entendons de la femme *vraie* — laquelle est encore plus rare que l'homme cherché par Diogène avec une lanterne.

Dès qu'elle était absente, pour si peu de temps que ce fût, les minutes lui devenaient des siècles, et il lui semblait que la vie s'arrêtait en lui... Elle était le grand ressort de son âme.

Sans qu'elle eût jamais tenté de le dominer ou de le diriger, à la façon autoritaire des maîtresses plus aimées qu'aimantes, n'y songeant même pas, il était arrivé ceci qu'il sentait et pensait par elle, et qu'elle était son inspiratrice et le régulateur de son être moral, par le fait seul de cette supériorité de jugement, de bonté et d'amour, qui la laissaient charmante, en lui donnant le vouloir d'un héros sous l'enveloppe d'un enfant.

Il craignait toujours de la perdre, et un retard de quelques instants prolongeant son absence le rendait le plus malheureux des hommes. — Il se figurait qu'il ne la reverrait plus, — c'est-à-dire qu'elle était morte ; et, au frisson glacé qui courait dans ses veines, à cette idée folle, au vide affreux qui s'ouvrait en lui, il éprouvait une sorte de vertige, et devinait, tremblant, que sa vie était faite, désormais, de la vie de Jeanne.

Aussi, lorsqu'il entendit la petite main introduire la clé dans la serrure; lorsqu'il perçut la légèreté insaisissable pour toute autre oreille que celle d'un amant, de son pas qui glissait presque sans bruit, de telle sorte qu'elle apparaissait, à chaque instant, auprès de lui, comme un fantôme éthéré dont rien n'avait annoncé l'approche, il éprouva une de ces joies folles, — si ridicules aux yeux des gens raisonnables, c'est-à-dire d'épiderme épais, réfractaires aux vibrations de la lumière céleste des passions profondes.

Au moment où elle passa la porte d'entrée de la maisonnette, elle se trouva dans ses bras.

— Ma petite chérie, lui dit-il, en la couvrant de baisers, surtout aux yeux, qu'il aimait à fermer sous ses lèvres, comme tu es mignonne, d'être revenu si tôt !... Aujourd'hui, je ne sais pourquoi, j'étais plus triste encore de ton absence qu'à l'habitude, si c'est possible... J'avais de noirs pressentiments, une inquiétude presque douloureuse... Mais te voilà, tout est oublié... Il me semble que je me réveille de quelque funèbre cauchemar...

C'est étrange, reprit-il, cette sensation que j'éprouve loin de toi... je jurerais que la lumière diminue autour de moi... Tu as remarqué, toi-même, que lorsque j'essayais de peindre, en ces moments, ma couleur devenait plus terne, comme si quelque ombre lourde éteignait sur ma palette les rayons du soleil.

— Viens, lui dit-elle, en se serrant contre lui d'une étreinte dont la puissance étonnait chez la frêle jeune femme ; viens, nous avons à causer...

Il la regarda, surpris de son accent.

— Tu as quelque mauvaise nouvelle à m'annoncer ! fit-il.

— Non... ce n'est pas cela... Tant que je suis là, tu n'as rien à craindre... Mais j'ai été imprudente... Ne m'en veux pas... je croyais bien faire... Si j'ai mal fait... c'est avec bonne intention... Il ne faut pas trop me gronder... Tout peut se réparer...

— Te gronder, s'écria-t-il en lui baisant les mains ; t'adorer et te bénir... quoi qu'il arrive...

— Tu es bon... merci.

C'était son mot, quand elle était heureuse de se voir aimée.

— Mais il va falloir m'écouter bien raisonnablement... et puis...

— Et puis ?

— M'obéir...

— Toujours !

— Sans trop m'interroger.

Elle l'avait entraîné dans le petit salon du rez-de-chaussée, qui donnait par une porte-fenêtre sur le jardin derrière la maison.

Ce salon n'était pas très vaste, et les meubles qui le garnissaient n'avaient rien de luxueux, se composant du strict nécessaire : quelques chaises rembourrées, deux fauteuils, un guéridon, un long canapé, placé en face de la porte donnant sur le jardin.

C'est là qu'ils aimaient à s'asseoir, l'un près de l'autre, la main dans la main, parce que, de là, ils voyaient le jardin devant eux, et notamment une petite pelouse, entourée de buissons aux fleurs odoriférantes, à l'extrémité de laquelle se dressait un assez gros acacia dont le feuillage répandait l'ombre et une fraîcheur relative sur ce petit coin de verdure.

Quand ils furent installés sur le canapé, elle reprit la parole, en le regardant avec cette expression de douceur infinie et cette profondeur d'azur qui n'appartenaient qu'à elle.

— Vois-tu, lui dit-elle, si je te demande toujours plus de confiance en moi-même qu'en aucune autre femme ; si je te supplie de ne pas exiger de moi que je te conte les motifs de toutes mes actions, c'est que tu dois savoir que ma vie n'est que de la tienne, et que toutes mes actions n'ont qu'un but : — toi !

— Je le sais.

— Je n'ai pas pris seulement la responsabilité de ton bonheur... J'ai pris aussi celle de ton salut... et pour y pourvoir, j'ai besoin d'une liberté d'action et d'une indépendance d'allure, qui disparaîtront, crois-le bien, le jour où j'aurai assuré ton avenir contre tous les dangers qui le menacent. — Or, en ce moment, vois-tu, nous sommes menacés... et par ma faute, en partie.

Il fit un mouvement.

— Laisse-moi me confesser, d'abord, insista-t-elle vivement. Après, tu me gronderas, si tu le veux.

— Quelle imprudence crois-tu donc avoir commise ?

— Celle-ci. — J'ai introduit, il y a quelques semaines, dans cette maison, une personne étrangère... à qui cette maison aurait dû être fermée, comme à toute autre, plus qu'à toute autre...

— Tu veux parler...

— Je veux parler de cette femme, de cette Clara Mignon qui est venue sous le prétexte de me commander un tableau.

— N'était-ce pas là son véritable motif ?

— Peut-être, mais il en est résulté ce que j'aurais dû prévoir... qu'elle a trouvé, sans doute, invraisemblable le mensonge sur lequel repose ta sécurité, et qui ne peut subsister qu'à la condition que nul ne pense à le scruter...

— Ainsi cette femme aurait des soupçons ?...

— Je le crains !

— Cela devait arriver tôt ou tard, répliqua Edouard, un peu ému, quoiqu'il fît de violents efforts pour ne pas affliger Jeanne par le spectacle de son angoisse. — Et il n'y a là rien que tu puisses te reprocher...

— Si fait, reprit-elle en l'interrompant ; mais laissons cela.

Elle hésita une seconde et ajouta :

— Ce que cette Clara Mignon sait au juste... je l'ignore... et cela importe peu... Du moment où elle ne croit pas à la fable de ce frère infirme que je lui ai débitée ; du moment où elle entrevoit un mystère dans mon existence, il n'y a plus de sécurité pour toi...

— Que faire alors ?

— Partir !

Il la regarda avec surprise.

— Oui, oui, répéta-t-elle ; partir, et sans retard. — S'il s'agissait d'une autre que Mme Mignon, on pourrait hésiter ou temporiser... Mais avec elle, c'est différent. — N'oublie pas que cette femme est celle qui a trouvé si à propos et remis au juge d'instruction la pièce de conviction qui a décidé de l'opinion de la justice, et qui fait que tous t'accusent d'un crime épouvantable... N'oublie pas que cette femme a été mêlée comme témoin actif à toute l'affaire de l'avenue d'Orléans, qu'elle en connaît les moindres détails et que... que... le plus faible indice peut la mettre sur la trace de la vérité... en ce qui nous concerne...

— C'est toi qui désirais te trouver en rapport avec elle...

— Justement... à cause de tout cela... J'espérais...

Jeanne s'arrêta, lui sourit et dit :

— Ne m'en demande pas davantage ; mais crois-moi, il faut partir !...

— Pour que tu le dises ainsi, il faut que cela soit, en effet, murmura-t-il. Mais partir... quand... comment ?

— Tout est prêt. — J'ai l'argent. — Une petite malle à faire... Un train part à minuit quarante-cinq minutes de la gare de Lyon. Demain matin, nous serons loin... et après-demain, nous serons en Italie...

On comprend qu'il y avait mille choses dans ce que lui disait Jeanne qui devaient paraître étranges, inexplicables au jeune homme, et quelle que fût sa confiance en celle qu'il aimait, malgré l'adoration presque religieuse qu'il lui avait vouée, car l'amour complet est une sorte de religion, il voulut l'interroger.

Jeanne le couvrait de baisers et refusait de répondre autrement.

A un moment même, où il insistait davantage, les larmes remplirent les yeux de Mlle Lattey.

— Tu me fais souffrir ! lui dit-elle. Il m'est cruel de te refuser quelque chose, d'avoir un secret pour toi... Si tu l'exiges, je t'expliquerai tout...

— Non... non !... s'écria-t-il, en séchant avec ses lèvres les larmes de Jeanne. Pardonne-moi... Si je t'interroge, c'est que je connais ton dévouement et ton héroïsme, et que j'ai peur que tu ne t'exposes pour moi à des dangers dont l'idée seule me fait trembler... Mais je serais odieux et lâche de te causer une peine, un chagrin... dépendant de ma volonté... Je t'obéirai, sans raisonner, sans essayer même de comprendre...

Jeanne, à ces mots, se leva, toute frémissante de joie et de bonheur...

— Me voilà récompensée de tout mon amour ! — fit-elle.

Puis elle s'aperçut alors que, pendant leur conversation, la nuit était venue.

Les heures passent vite entre ceux qui s'aiment. Il était tard.

— Nous n'avons plus de temps à perdre, ajouta-t-elle.

Et, devenue joyeuse, ou affectant de l'être devenue, elle l'entraîna, et tous deux commencèrent à choisir les quelques objets nécessaires à ce brusque départ.

Leur garde-robe n'était pas fort garnie. — Ce fut bientôt fait de l'empiler au fond d'une malle.

Ce qui prit le plus de temps, ce fut de réunir et de placer tout l'attirail de peintre, — couleurs, palettes, pinceaux, un certain nombre de petites études dont le format se prêtait à un transport, — nécessaire au travail d'Edouard Darun.

— En Italie, lui disait-elle, tu deviendras encore plus grand artiste que tu n'es, et quand ce ne serait que pour cela, nous devrions y aller. Je l'avais toujours rêvé pour toi !

Dix heures venaient de sonner, et les préparatifs étaient à peu près terminés, lorsqu'au milieu du silence de la nuit, silence absolu dans ce coin retiré de campagne, Jeanne crut percevoir le bruit d'une voiture, se rapprochant lentement de leur maison.

A pareille heure, à pareil endroit, cela était assez rare, inattendu, pour éveiller l'attention.

Tous deux s'arrêtèrent, écoutant, pris d'une brusque angoisse encore un peu inconsciente.

— Qu'est-ce que cela signifie ? murmura la jeune femme.

— Des promeneurs attardés ! répondit-il, sans conviction.

— Ecoute !

La voiture, qui se rapprochait peu à peu, maintenant ralentissait son mouvement.

Tout à coup, elle s'arrêta.

— C'est devant chez nous ! balbutia Mlle Lattey.

— Nous ne connaissons personne... et à dix heures du soir... ajouta M. Darun.

Il allait continuer, lorsqu'un coup de sonnette lui coupa la parole.

C'était bien chez eux qu'on venait.

Leur premier sentiment, comme de juste, fut de ne pas ouvrir, mais il y avait de la lumière dans la pièce du premier étage, où ils étaient montés, et bien que Jeanne eût eu le soin de tirer les rideaux et de fermer les volets, il se pouvait qu'un rayon eût filtré jusqu'au dehors, par quelque interstice.

Cependant, elle souffla la bougie qui les éclairait, à tout hasard et par surcroît de précaution.

Un second coup de sonnette se fit entendre.

De la voiture qui s'était arrêtée devant la porte de la maison Sauvaneaud, il était descendu quatre individus, trois de l'intérieur, un qui se tenait près du cocher.

Cela faisait cinq hommes en tout, et la voiture était un de ces fiacres à deux chevaux qui contiennent quatre voyageurs.

Après avoir mis pied à terre les nouveaux venus s'étaient divisés.

Pendant que deux restaient auprès de la porte d'entrée, les trois autres s'espaçaient le long du mur du jardinet, de façon à entourer la maison, et à rendre impossible la fuite de ses habitants.

Celui qui commandait cette escouade, après avoir sonné une première fois, puis une seconde, puis une troisième, sans obtenir de réponse, maintenant, ébranlait la porte à coups de poings, avec l'air de résolution d'un homme décidé à se faire ouvrir ou à pénétrer à l'intérieur, n'importe à quel prix.

Jeanne et Edouard, au comble de l'angoisse, non seulement entendaient les coups frappés, mais encore avaient vu les allées et venues de ces hommes, qui, évidemment, devaient appartenir à la police.

Pour cela, il leur avait suffi de monter à l'étage des mansardes, et, par une lucarne, d'inspecter, à l'abri des regards, ce qui se passait au delà des murs du jardin, dominés par cet étage supérieur.

Tout à coup une voix s'éleva, criant d'un ton de commandement :

— Au nom de la loi, ouvrez !

— Il faut ouvrir ! dit alors Edouard d'un accent ferme.

— Ouvrir... oh ! mon Dieu ! balbutia Jeanne, plus pâle qu'une morte. — Ils viennent t'arrêter.

— C'est évident ! — Mais je ne puis fuir, ni résister, et ils enfoncent la porte. — Va, ma bien-aimée !

Il la saisit dans ses bras. — Un baiser ardent et douloureux comme un baiser suprême unit leurs lèvres... et Jeanne, comprenant qu'il était impossible de prolonger cette situation, descendit et alla jusqu'à la porte, qu'elle ouvrit d'une main tremblante.

Un homme entra vivement.

— Ivan ! voulut-elle s'écrier, au comble de la stupéfaction.

Mais l'agent russe, car c'était bien lui, posa sa main sur la bouche de la jeune femme, en lui disant à voix basse :

— Silence !... ou tout est perdu !

DEUXIÈME PARTIE

La comtesse Mariniani

I

LA BELLE COMTESSE

Le comte Mariniani, dont nous avons beaucoup entendu parler dans la première partie de ce récit, sans l'avoir vu encore, appartenait, en effet, ainsi que le disait Ivan, à l'une des familles les plus considérées et les plus riches de l'Italie méridionale.

Ses ancêtres et lui-même avaient toujours occupé de hautes fonctions officielles à la cour des anciens rois de Naples.

Depuis la chute du dernier Bourbon, à la suite de la campagne de Garibaldi, et la réunion du royaume des Deux-Siciles à l'Italie unifiée, sous le sceptre de Victor-Emmanuel, le comte Mariniani avait voyagé à l'étranger, pendant de longues années.

Puis, las de cet exil volontaire, il avait fini par revenir dans sa patrie, et, sans faire acte d'adhésion au nouveau gouvernement, par reprendre sa vie habituelle, avec cette différence, toutefois, qu'il se contentait, aujourd'hui, de jouir de son immense fortune, en simple particulier et avait refusé toutes les offres indirectes que le roi d'Italie lui avait faites pour le rattacher plus étroitement à la jeune monarchie.

Il ne conspirait pas, il est vrai ; — il ne boudait même pas ; il se contentait de s'abstenir et de vivre, désormais, comme le premier millionnaire venu, sans se mêler, ni de près, ni de loin, aux choses de la politique courante.

La haute société napolitaine qui l'aimait, et pour l'amabilité de ses grandes façons, et pour la générosité vraiment princière avec laquelle il dépensait ses revenus considérables, avait été enchantée de le voir revenir parmi elle, et l'avait reçu à bras ouverts.

Nous devons ajouter, du reste, qu'en dehors même de la classe aristocratique, le comte Mariniani était aimé de tous à Naples, riches ou pauvres, et populaire jusque dans la classe la plus infime, où on ne le connaissait guère que pour ses bienfaits.

D'ailleurs, ses adversaires politiques d'autrefois lui rendaient eux-mêmes justice et tous reconnaissaient la parfaite loyauté de son caractère chevaleresque.

Ce fut donc avec une joie réelle que tout Naples apprit qu'il se décidait à se marier et à se fixer définitivement dans cette ville, où l'on avait tant regretté ses longues absences, à la suite de la Révolution qui changeait complètement l'organisation du pays.

Celle qu'il épousait n'était point Italienne ; — elle était Française ; — elle était sans nom et sans fortune... une pauvre petite orpheline, à la vérité... mais il n'y a pas de société où les préjugés aient moins de prise que dans la société italienne ; il n'y a pas de pays où l'on comprenne mieux et où l'on pardonne davantage les folies du cœur.

A *priori*, on fut enchanté d'un mariage qui promettait de ramener le comte à ses amis et à ses relations, puisqu'il avait déclaré son intention de vivre sur ses terres, en compagnie de sa jeune femme ; et on ne demanda à celle-ci que d'être jolie, aimable et de bon ton, pour l'accueillir à cœurs ouverts.

Tout ce qu'on demandait se trouva réalisé, et au-delà.

D'abord, la jeune comtesse était ravissante ; — d'une beauté régulière et sympathique à la fois ; assez grande, mince, élancée, les yeux très noirs et très veloutés, les cheveux d'un blond ardent, qui rappelait ce roux vénitien si cher aux artistes, elle remporta, à l'instant, le prix de beauté et excusa, de la sorte, ce que l'amour d'un homme de cinquante ans, pour une jeune fille qui n'en avait pas plus de vingt-quatre, eût pu avoir de peu sensé.

De plus, elle déploya une grâce et une affabilité toutes parisiennes, auxquelles personne ne songea à résister, et, dans ce pays où l'on est musicien, comme l'oiseau, par don de nature, elle se révéla excellente musicienne.

Enfin, par une délicate flatterie envers ses nouveaux compatriotes, cette jeune personne, qui n'avait jamais mis les pieds en Italie, y parla l'italien avec une grande pureté, malgré un tout petit accent étranger, presque insaisissable, qui lui donnait encore plus de charme.

Ç'avait été une surprise pour le comte, et il en avait été touché jusqu'aux larmes, voyant là une nouvelle preuve du désir de lui plaire et de l'intelligence remarquable de celle qu'il aimait passionnément.

Aussi quelques mois s'étaient à peine écoulés depuis son installation à Naples que la comtesse Mariniani n'y était plus connue que sous le nom de *La Belle Comtesse*, et que la ville entière retentissait de ses éloges.

Quant au comte, il était, certes, l'homme le plus heureux de la terre, et se félicitait de l'imprudente audace qui l'avait poussé, n'écoutant que son cœur, à donner son nom à une si charmante et si noble créature, malgré l'obscurité de son origine.

Le premier acte des nouveaux mariés, comme de juste, avait été de rouvrir les salons du palais Mariniani, si longtemps fermés, et de donner une sé-

[...]te de fêtes, où se pressait toute la haute société napolitaine.

Nous disons napolitaine à dessein, car, contrairement à ce qu'on avait pu prévoir ou redouter, la comtesse tint essentiellement à ce que son salon fût italien rien qu'italien et elle évita avec un tact, même excessif, d'y recevoir aucun Français, aucun étranger.

On put penser qu'elle exagérait cet ostracisme inattendu, mais, en somme, les Napolitains et tous les Italiens lui en surent gré, en comparant sa conduite à celle de quelques Russes, Anglaises et Américaines, qui, ayant aussi épousé des péninsulaires, invitaient surtout leurs propres compatriotes étrangers, et paraissaient n'avoir d'yeux et de sympathie que pour eux.

Le soir même du jour où nous allons pénétrer près de celle qu'on appelait plus que jamais la belle comtesse, il devait y avoir réception au palais Mariniani.

Ce palais, un des plus merveilleux de toute l'Italie, où pourtant les merveilles abondent, était situé un peu en dehors de Naples au bord de la mer, sur la route qui mène à Pompéi et au Vésuve.

Entouré d'un vaste jardin plein d'ombre, de fleurs et de parfums, au milieu d'un bois d'orangers, il se composait de trois étages, ayant chacun sa vaste terrasse, soutenue par des colonnes de marbre vert, auxquelles s'enroulaient les bras des plantes grimpantes, et orienté de façon à ce que le regard embrassât, d'un côté, la Méditerranée indigo jusqu'aux îles d'Ischia et de Procida, et, du côté opposé, la campagne montueuse et verdoyante jusqu'au Vésuve qui fumait, à peu de distance, sur cet azur foncé, constellé d'étoiles, dont la vision ne vous quitte plus lorsque vous l'avez eue une fois.

L'intérieur répondait à la magnificence du dehors.

Ce n'étaient partout que dorures, marbres de toutes les provenances, mosaïques et peintures du plus haut prix, sans compter la vaste galerie du rez-de-chaussée, conduisant aux appartements de gala, et qui, à elle seule, valait un musée.

Là se dressaient de chaque côté les portraits en pied des aïeux du comte Mariniani, dont l'un avait été compagnon de Robert Guiscard, lors de la conquête des Deux-Siciles par les Normands.

Les salons de réception avaient vue sur la mer, dont la brise, chargée de parfums enlevés au parterre qu'elle traversait avant d'arriver à l'appartement, rafraîchissait sans cesse l'atmosphère, et en faisait un lieu de délices, même par les plus grosses chaleurs de ce ciel brûlant du midi de l'Italie.

Quatre heures venaient de sonner.

Au sein de cet immense palais, dont les pièces étaient plus vastes que la plupart des appartements parisiens, où nous nous cognons à tous les meubles, faute de place, la maîtresse de céans s'était réservé trois chambres plus petites, tout à fait mignonnes, qu'elle avait arrangées à sa guise et à son goût français, et où elle se tenait habituellement.

La belle comtesse, en négligé coquet, vêtue d'un simple peignoir de soie blanche, à manches courtes et très décolleté, ses pieds nus dans des mules de satin, reposait sur un divan, les yeux grands ouverts et regardant fixement devant elle.

Elle était ainsi admirablement belle et surtout séduisante.

Cependant, en l'observant un peu on eût été surpris de constater, à un certain frémissement de ses narines mobiles, à un léger pli rapprochant ses noirs et fins sourcils, à quelque chose de dur et de menaçant qui rayonnait dans sa prunelle veloutée, — on eût été surpris, disons-nous, de constater que la rêverie de cette charmante jeune femme, entourée de toutes les satisfactions du luxe, adorée par un grand seigneur dont on citait l'esprit et la bonté, n'était ni douce, ni agréable, et semblait révéler de sombres et tragiques préoccupations.

Tout à coup, la porte du boudoir tourna sans bruit sur ses gonds, et, derrière la portière écartée qui la recouvrait, apparut le minois futé d'une camériste, évidemment toute jeune, car elle ne paraissait pas plus d'une quinzaine d'années.

— Que me veux-tu, Anita ? demanda la comtesse, en se soulevant à demi sur l'un de ses bras blancs et se retournant vers la nouvelle venue.

— Madame la comtesse, fit la petite suivante, — *servetta*, suivant la locution du pays, — il y a là une personne qui désire parler à Sa Seigneurie.

— Une personne... qui cela ? A-t-elle dit son nom ? Ce n'est ni l'heure, ni le jour où je reçois...

— C'est ce que j'ai répondu... Mais cette dame prétend qu'elle vient de loin... pour une affaire sérieuse... et qu'elle ne dira son nom qu'à Sa Seigneurie.

— Ah ! fit la comtesse d'un air étonné. Et de quoi a-t-elle l'air, cette dame ?

— Ni bien, ni mal... Elle est d'un certain âge... et vêtue en personne qui arrive, en effet, de voyage.

— Qu'elle entre, alors, répliqua la comtesse Mariniani. Je verrai ce qu'elle me veut.

Anita disparut, et une minute après introduisit une femme habillée de noir.

Celle-ci s'arrêta sur le pas de la porte, refermée par la petite suivante qui s'était retirée.

A sa vue, la belle comtesse s'était redressée, l'œil effaré et presque colère.

— Eh bien, oui, c'est moi, ma petite ! dit la visiteuse, d'un accent ironique ; — on croirait que ça ne te fait pas plaisir de revoir une vieille amie !

II

LA COMPLICE

Si la nouvelle venue avait cru intimider celle à qui elle s'adressait, en prenant ce ton insolent et gouailleur, elle s'était, certes, trompée.

La belle comtesse, en effet, acheva de se lever d'un bond, quittant la chaise longue sur laquelle nous l'avons vue blottie et immobile en proie à quelque secrète préoccupation ; traversa la petite pièce, souleva la portière, entr'ouvrit la porte et jeta un regard au dehors.

S'étant assurée que personne n'était à portée de les entendre, elle revint vers la femme en noir restée sur place, et, se campant en face d'elle, l'air résolu, les sourcils contractés, la prunelle étincelante, — elle lui répondit d'une voix dont, cependant, elle contenait les éclats :

— En effet, votre présence me déplaît fort, et je ne comprends pas comment vous avez l'audace de venir me relancer jusqu'ici... Que me voulez-vous ? Nous n'avons rien à nous dire.

— C'est ce qui te trompe.

Mais la belle comtesse, évidemment poussée à bout, ne l'écoutait pas et poursuivit :

— Vous savez bien que si le comte, m'aimant comme un fou, a consenti, après une longue lutte, à m'épouser, malgré le lieu peu honorable où il m'avait rencontrée, c'est à cette seule condition qu'une fois sa femme et portant son nom, je romprais toutes relations avec Clara Mignon.

— Cela prouve que c'est un ingrat, ainsi que toi

répliqua Clara, puisque c'était bien elle. — N'est-ce pas à moi qu'il doit le bonheur d'avoir donné son nom à la plus jolie femme que j'aie encore rencontrée ? — Mais je lui pardonne... C'est un gentilhomme pour de bon, après tout, et qui a le droit de faire le difficile... quoiqu'il s'y prenne un peu tard... après avoir très bien profité des services rendus par cette Clara Mignon, dont il ne veut plus entendre parler... La passion, d'abord, l'orgueil, ensuite... je suis habituée à ces façons du cœur humain... Quant à toi, ma petite Elisa...

Elle ne put en dire davantage et s'arrêta d'elle-même, un peu effrayée de l'aspect terrible de celle à qui s'adressait ce discours.

A ce nom d'Elisa, la belle comtesse était devenue livide, et non pas seulement de visage, ses bras nus, d'une forme irréprochable, de même que la partie de sa poitrine gracieuse et de ses épaules arrondies que laissait voir la coupe complaisante du léger peignoir, participaient à cette lividité, tandis que les veines bleues du cou et des tempes se gonflaient sous la poussée de quelque terrible afflux du sang.

Les yeux avaient, en même temps, pris une expression de menace et de férocité, qui révélait, sous la jolie femme, une âme violente et capable, évidemment, des plus grands crimes, alors qu'on soulevait ses haines ou ses craintes.

— Misérable ! balbutia-t-elle enfin d'une voix qui sifflait entre ses petites dents blanches et régulières, serrées par une constriction nerveuse ; — ne prononcez jamais ce nom !

Clara, qui avait eu peur elle-même de l'effet produit par la parole échappée, reprit plus doucement :

— Pardon... J'ai eu tort... Je voulais dire : — Ma chère Fanny... Mais aussi, c'est de votre faute... Vous me recevez comme un chien... quand je viens...

— Quand vous venez, interrompit l'autre, me demander de l'argent... toujours de l'argent... Croyez-vous que je ne me lasserai pas, à la fin, de cet odieux chantage ?... surtout si vous venez l'exercer en personne. Il n'y a pas de fortune qui ne s'épuiserait à de pareilles exigences.

— Dame ! ma chère enfant, toute peine mérite salaire, et le service que je vous ai rendu en faisant de la pauvrette que vous étiez, — vivant misérablement, à un cinquième étage, des tristes émoluments d'un petit employé besoigneux et de leçons à quarante sous le cachet, — la plus riche et la plus noble comtesse de l'Italie, — ce service, il me semble, est d'un prix inestimable.

— Le comte vous a donné 500.000 francs. — Je vous en ai donné presque autant de mon côté... Dieu sait au prix de quels efforts, de quels tours de passe-passe qui menacent ma situation !... et vous n'êtes pas encore satisfaite ?

— Je ne me plains pas !

— Non... mais vous venez ici, au su et au vu de tout le monde, malgré la défense de mon mari...

— Lequel ? ricana Clara Mignon.

La comtesse eut encore un mouvement de fureur, mais se contint.

Elle regarda fixement sa complice, et lui dit d'un accent froid, plus menaçant peut-être que les éclats précédents de la colère :

— Alors, vous venez pour défaire ce que vous avez fait ?

— Moi !...

— Prenez garde ! — Je n'y vois pas votre intérêt... et je me défendrai... ou je me vengerai.

— En effet, répliqua Clara, mon intérêt est identique au vôtre, et je n'ai nulle intention de vous nuire... Qu'est-ce que cela me rapporterait ?... Si tu m'avais reçue, ma petite Fanny... laisse-moi t'appeler ainsi, comme autrefois... car j'ai pour toi une véritable sympathie... et même une très grande admiration... si donc tu m'avais reçue, comme une amie, je ne t'aurais point parlé sur ce ton... Mais on n'est pas parfaite, après tout... et, quand quelqu'un essaie de me marcher dessus... je me retourne... et je pique !

— Comme moi ! répliqua Fanny.

— Et c'est un tort, ma chatte, vois-tu, parce que cela nous fait dépenser du temps... un temps précieux... eu égard aux circonstances... qui sont graves... très graves... si graves... que je ne sais pas même si, réunissant tout nos efforts en loyales complices, nous parviendrons à échapper au danger...

— Un danger ? fit la comtesse défiante.

— Oui, mon ange, suspendu sur ta jolie tête... où ta couronne de comtesse n'a jamais été moins solide qu'en ce moment.

— Que voulez-vous dire ?

— Tu vas le savoir, puisque c'est tout exprès pour t'en parler que je viens de faire, sans perdre une minute, ni me reposer une seconde, les innombrables kilomètres qui séparent Paris de Naples.

Elle s'arrêta, s'avança vers un fauteuil bas, près de la fenêtre ouverte, et s'y laissa choir, puis reprit :

— Aussi, je te réponds que je suis fatiguée et qu'il me serait impossible de continuer debout la très sérieuse conversation que nous allons avoir ensemble.

Maintenant, celle qui portait le nom du comte Mariniani se taisait.

Pâle et froide, les yeux brillants, mais redevenue maîtresse d'elle-même ; trop intelligente, d'ailleurs, et connaissant trop bien son interlocutrice pour ne pas comprendre qu'il devait y avoir quelque chose de vrai dans les affirmations de cette dernière, elle ne voulait plus se laisser aller à ses impressions et attendait, en vertu de cet axiome que, si la parole est d'argent, le silence est d'or.

Et puis, au fond, elle sentait qu'elle n'était pas la plus forte dans cette lutte contre qui pouvait la perdre d'un mot, dans cette lutte où les enjeux n'étaient pas égaux.

Clara Mignon, une fois assise, poussa un soupir de soulagement, et promena d'abord ses regards autour d'elle.

— Oui, oui, ma chère enfant, reprit-elle d'un air protecteur et ironiquement compatissant, maintenant que je suis entrée dans ton palais, et que je constate *de visu* de quel duvet est garni le nid douillet où tu te dorlotes, je comprends mieux combien il serait cruel d'abandonner tout cela... Et je te vois déjà me serrant les mains pour me remercier du service que je viens te rendre, du dévouement avec lequel je veille à ton salut.

— Expliquez-vous donc ! fit la comtesse lentement, sans la quitter des yeux.

— Ah ! ah ! à la bonne heure... Je vois avec plaisir que tu te dis enfin que je n'avais pas besoin de franchir des centaines de lieues, pour venir te demander un petit secours, au risque de compromettre ta situation par ma présence, s'il ne s'agissait d'autre chose...

— C'est donc vrai ? dit encore Fanny. Il y a un danger ?

— Un danger des plus réels. Sans cela, serais-je ici, moi qui n'aime guère les voyages et qui n'avais qu'à t'écrire, comme je l'ai fait quelquefois, dans mes moments de gêne, pour recevoir, par retour du courrier, un billet doux noblement chargé... de ma petite amie.

— Si je suis réellement menacée, c'est votre intérêt, après tout, de me sauver. Et vous seriez bien maladroite de tuer la poule aux œufs d'or... Sans courir les risques personnels auxquels vous exposeraient les recherches de la justice.

— Moins grands que les tiens, mon enfant ; mais ce que je veux relever seulement dans tes paroles, c'est le fait que nous devons, par affection pour nous-mêmes, rester unies comme les doigts de la main.

— J'y suis toute disposée, et je vous l'ai prouvé... à condition que vous ne vous montriez pas ma pire ennemie.

— Je suis ta meilleure amie, ta seule amie plutôt, et je t'en apporte la preuve...

— En venant me surprendre ainsi... sans m'avertir... au risque de ce qui pouvait en résulter, si le comte s'était trouvé là ?

— T'avertir... je n'en avais pas le temps... C'est à peine si j'ai une avance de douze heures sur ceux qui te menacent...

— Ceux... qui donc ?

— C'est long à dire... Et il faudrait que nous ne fussions pas interrompues...

Fanny froissa légèrement ses mains fines et blanches l'une contre l'autre.

— Justement, je donne une fête ce soir... mon temps est compté... Et le comte peut revenir d'un moment à l'autre.

— Défends ta porte !

— A lui ?

— Ne l'as-tu pas dressé ? — Cela m'étonnerait de ta part.

— Je le puis... en effet... mais comment lui expliquer ?...

— Allons ! ne fais pas l'innocente !... Il n'y a pas là de quoi embarrasser une femme de ta force avec un homme aussi amoureux que lui.

Fanny, sans répondre appuya sur le bouton d'une sonnette électrique.

Anita apparut presque aussitôt.

Sa maîtresse lui parla bas pendant une minute.

— Compris ! fit la petite suivante, qui avait l'air assez futé pour qu'on ne doutât pas, en effet, qu'elle devait comprendre à demi-mot.

Les deux femmes restèrent, de nouveau, seules en présence.

III

RÉVÉLATIONS INATTENDUES

— Eh bien ! dit alors la comtesse, en se rapprochant de Clara Mignon, j'ai fait le nécessaire. — Nous avons une heure à nous, mais pas davantage, car, je vous en ai déjà avertie, je donne une grande fête ce soir, à toute la haute société napolitaine, et il va falloir que je procède à ma toilette...

— Une heure suffira, répliqua l'ancienne maîtresse de Lodoiska Legrand. Je commence, et tu vas voir, si les nouvelles... nouvelles déplorables, que j'apporte, ne valaient pas le voyage que je viens de faire, et si mon zèle ne méritait pas un meilleur accueil. Ce n'est pas, en effet, ton bonheur seul qui est menacé, je le répète...

— Oh ! mon bonheur ! murmura Fanny, avec un intraduisible accent de lassitude et d'amertume.

— Mais encore, poursuivit Clara, sans s'arrêter à l'interruption, sans l'avoir même entendue, peut-être, la sécurité, plus que la sécurité, la liberté...

La belle comtesse tressaillit.

— Je ne parle pas des désagréments suspendus sur ma tête ; sur celle de Lodoiska, sur celle enfin de tous ceux qui, de près ou de loin, ont contribué à ton élévation.

La dame reprit haleine, s'arrêta une seconde pour préparer son exorde et continua en ces termes, pendant que son interlocutrice s'asseyait près d'elle, pâle et silencieuse, mais les yeux brillants de la fièvre de l'attente et de l'inquiétude.

— Il faut que je reprenne les choses dès le début, car il y a un certain nombre de détails importants que tu ignores toi-même, et qu'il est nécessaire que je porte à ta connaissance, pour que tu te rendes compte de la réalité de la situation.

Lorsque tu eus résolu, sur mes conseils, et je m'en fais gloire ! c'est la plus belle entreprise que j'aie jamais conçue et menée à bonne fin ; lorsque tu eus résolu d'épouser le comte, en prenant un faux nom et en adoptant une nouvelle personnalité, — celle de Fanny, l'enfant trouvée, dont je pus te procurer les papiers authentiques, puisque l'enfant était morte, il y avait beau jour, — nous étions fort embarrassées, tu te le rappelles... Ton mari t'avait suivie, la veille au soir, jusqu'aux environs de la demeure de Lodoiska, où il avait perdu ta trace... Mais, en ne te voyant pas réintégrer le domicile conjugal, il est certain qu'il eût mis la police à tes trousses et que, tôt ou tard, elle t'eût pincée...

C'est ce que nous nous disions, le lendemain matin, quand j'allai te voir, rue Sophie-Germain, chez *Lodo*.

— Je sais tout cela ! fit sèchement Elisa, à qui nous nous permettrons de rendre son véritable nom.

— Sans doute, et si je te le rappelle, c'est afin que tu n'oublies pas que, sans moi, sans ma présence d'esprit, l'affaire était ratée, selon toute probabilité.

Lorsque je te quittai, dans l'après-midi, nous étions fort inquiètes... et je cherchais un moyen de te faire filer, le jour même, vers un refuge plus sûr... qu'il s'agissait de découvrir.

Heureusement, ricana Clara, la Providence, qui aime les gens d'esprit, était pour nous, et le prouva bien, en amenant cette coïncidence imprévue d'un horrible assassinat dans le quartier.

En sortant de la rue Sophie-Germain, les rassemblements déjà formés, m'apprirent de quoi il retournait.

Deux choses me frappèrent instantanément, c'est que le corps de la femme coupé en morceaux, si on n'en retrouvait pas la tête... pouvait très bien passer pour le tien.

— Si on avait retrouvé cette tête, nous étions perdues, car la confusion n'était plus possible.

— Mais on ne l'a pas retrouvée !... Qui ne risque rien n'a rien, et nous avions *une main*, comme on dit au *bac*...

Tout concordait : l'âge probable de la victime, sa taille, sa couleur, c'était une brune ainsi que toi !

Cela commença à me faire réfléchir... Je sentais que j'étais sur une voie qui nous mènerait loin...

Quand on en vint à parler de l'assassin présumé... quand je constatai que, sans le connaître, c'était ton mari, M. Darun, que désignait le signalement de l'homme dont on avait remarqué, la veille au soir, les agissements aussi louches qu'imprudents... ma foi, je compris qu'il y avait un grand coup à tenter.

— Et ce fut abominable ! interrompit Elisa avec un léger frisson.

— Tu n'en profitas pas moins ! répliqua ironiquement Clara.

L'autre se tut.

— Bref, reprit la première, l'occasion était belle... Elle me tenta... et je cédai à la tentation... à tout hasard.

Que fallait-il, pour que notre plan réussît ? Que tu passasses pour la victime. On ignorait son identité... C'était ton mari que tous les soupçons désignaient...

Dans ces conditions, le moindre fait devait convaincre la justice que la femme coupée en morceaux était Mme Darun... Mme Darun, qui avait disparu, qui ne se montrait pas... *qui ne se montrerait plus...*

Elisa, d'un geste fébrile, essuya avec un fin mouchoir parfumé son front baigné de sueur froide.

— Justement, continua la dame, suivant ce mouvement avec un sourire railleur, tu venais de me remettre un mouchoir portant ton initiale et que nous avions jugé prudent de ne point laisser sur toi, afin qu'aucun incident ne pût compromettre ton incognito.

Clara releva le front.

— J'eus un trait de génie. En le remettant à la justice, dans les conditions où je le fis, je levais tous les doutes sur la prétendue identité de la victime, et je te faisais comtesse.

— Je savais tout cela ! répliqua Elisa, et j'aimerais mieux l'oublier. J'ai accepté les faits accomplis... Je n'y suis pour rien.

— Cela te plaît à dire, répondit Mme Mignon ; n'insistons pas là-dessus... Je pourrais te rappeler un axiome judiciaire qui dit que le véritable auteur du crime, est celui qui en profite.

— Tu en as profité aussi ! fit la comtesse. Le comte t'a versé le demi million promis, au cas où je deviendrais sa femme...

— J'en ai profité moins que toi... et cela prouve seulement que nous sommes complices...

Elisa baissa la tête.

— Je poursuis.

Ce que tu ignores, c'est la suite... et la suite, la voici.

Alors Clara fit à la jeune femme, suspendue désormais à ses lèvres, le récit de certains faits que nos lecteurs connaissent, à savoir comment Clara avait aperçu Edouard Darun, et comment une jeune fille l'avait emmené ; enfin comment, elle, Clara avait empêché l'arrestation du malheureux jeune homme en égarant la poursuite de la foule et des agents, à qui la présence du mari avait été signalée.

— Alors, il est en sûreté ? s'écria Elisa, que cette idée paraissait soulager.

— Il y a été longtemps.

— Est-ce qu'il n'y est plus ?

— Tu vas l'apprendre.

— Qui était cette jeune fille ? demanda encore la femme du comte Mariniani. Edouard n'avait pas de maîtresse... Il m'adorait... au point d'en être assommant... et ne s'occupait que de moi.

— Cette jeune fille, je ne l'ai su qu'assez longtemps après, s'appelait Jeanne Lattey.

— Jeanne Lattey ! répéta Elisa, cherchant à réveiller quelque vague et lointain souvenir... Ah ! oui, j'y suis... une petite ouvrière en corsets... que j'avais employée quelquefois... blonde...

— Très blonde...

— De jolis yeux bleus !

— Très beaux !

— Petite...

— Mignonne... et, ma foi, charmante, avec son petit air discret, son sourire voilé et comme un peu mystérieux, son regard profond, doux et résolu, à la fois.

— C'est bien cela ! En effet, elle pouvait connaître mon mari, mais à peine... Ils ne s'étaient peut-être jamais parlé... et lui, certes, n'avait jamais fait attention à elle.

— Lui... je ne dis pas...

— Quel intérêt avait-elle à le sauver ?

— Non seulement à le sauver, mais à se dévouer à lui !

— Je n'y comprends rien.

— Elle l'aimait !

— Tu en es sûre ?

— Oui, ma chère... Fanny. Il me suffit de voir son regard, son allure, lorsqu'elle l'accosta, l'emmena... J'ai trop vu de fois l'amour joué, l'amour faux et mensonger, pour m'y tromper... Ça, c'était de l'amour vrai, de la passion ardente, absolue...

— Enfin... peu importe... La suite, dit sèchement Elisa, voilà ce qui nous intéresse.

— La suite, c'est qu'en l'absence du *prévenu* devenu introuvable, toutes les charges s'accumulèrent sur sa tête, et que sa culpabilité devint si évidente que le diable lui-même ne se retirerait pas des griffes de la justice, s'il était à la place de M. Darun.

Clara prit un temps.

— Une seule chose pourrait le sauver...

— C'est ?...

— C'est que ton existence fût démontrée et qu'on découvrît que la belle comtesse Mariniani, qui teint aujourd'hui ses cheveux du plus beau roux vénitien, n'est autre qu'une certaine brunette fort piquante qui s'appelle de son vrai nom...

Clara n'acheva pas.

— Qui fera cette preuve ? interrompit Elisa. Qui a des soupçons de la vérité ?

Clara se taisait.

— Ce n'est pas Ed... M. Darun ?

— Lui, non, je ne crois pas !

— Cette petite Jeanne Lattey ?

— Je n'en sais rien, mais elle m'inquiète.

— Ah !

— D'autres, à coup sûr !

Elisa se leva d'une pièce.

— Nomme-les ! fit-elle la voix sourde.

— C'est pour cela que je suis venue. Laisse-moi terminer mon récit.

— Mais va donc ! Je suis sur des charbons rouges... Ne le vois-tu pas ?

Clara le voyait fort bien, de même qu'elle était aise de voir la jeune femme, retombée en sa puissance, reprendre leur tutoiement passé.

Et cela ne lui déplaisait pas non plus de constater son tourment, de le prolonger, n'eût-ce été que parce que cela la vengeait du mauvais accueil des premiers instants.

— Depuis que cette jeune fille avait emmené M. Darun, continua Clara Mignon, j'étais possédée du désir de la retrouver, de savoir qui elle était, ce qu'elle faisait, ce que nous pouvions avoir à craindre de son étrange intervention. Ce ne fut qu'au bout d'un certain temps, — appelée auprès du juge d'instruction, pour déposer, à plusieurs reprises, sur la découverte du fameux mouchoir de poche qui avait assuré ta fortune, — que j'arrivai, en causant avec M. de la Renaudie, dans son cabinet, à me douter que cette petite personne qui se mêlait si étrangement à nos affaires pouvait bien se nommer Jeanne Lattey.

Cependant, la certitude me manquait.

Enfin, un beau jour, passant avenue de l'Opéra,

j'aperçus un tableau en montre signé de ce nom.

— Eh bien ?

— Eh bien ! ne savais-je pas par toi que M. Darun s'occupait de peinture, à ses moments perdus ?

— En effet...

— Or, pour moi qui avais vu la petite personne, c'était une grisette, honnête tant qu'on voudrait, car elle a l'air et elle est de fait très honnête ; mais ce n'était pas une artiste. D'abord, elle était trop jolie pour cela... Donc, il me vint à l'esprit que M. Darun, pour vivre, avait repris le pinceau ; que, ne pouvant signer, et désireux, pour cause, de cacher sa personnalité, il avait demandé à la gentille créature à qui il devait son salut, de même qu'elle lui avait donné son cœur et sa personne, de lui prêter son nom.

J'entrai dans le magasin, je demandai le prix du tableau, le marchandai, ne l'achetai point, et finalement, je priai qu'on m'indiquât l'adresse de l'artiste.

On me la refusa.

— Ah ! Ah ! Pourquoi cela ?

— Mais parce qu'ils vivaient ensemble et qu'elle craignait les regards indiscrets. On me déclara que l'artiste n'habitait point Paris, et que si je voulais traiter directement avec lui, je n'avais qu'à laisser une lettre qui lui serait transmise...

Cela ne faisait point mon affaire, et j'étais fort perplexe, lorsque, le lendemain, je reçus un avis de M. de la Renaudie, me priant de passer chez lui...

— Que te voulait-il donc ?

— C'était la Providence qui continuait à tenir mes cartes !

— Comment cela ?

— M. de la Renaudie, avec qui j'avais eu soin de me mettre dans les meilleurs termes... on ne sait ce qui peut arriver... et il est toujours bon d'être bien avec un juge d'instruction, — M. de la Renaudie m'apprit qu'il s'intéressait beaucoup à une jeune artiste, Mlle Lattey, et que, connaissant mon goût pour les arts...

Je lui en avais parlé, à tout hasard... cela pose !

... Il me recommandait cette jeune fille, laquelle avait besoin de gagner sa vie.

Clara sourit.

— Vingt-quatre heures après, j'étais chez elle. Je ne m'étais pas trompée... Ils vivaient ensemble !

— Tu le vis ! s'écria Elisa.

— C'était inutile. Je savais où il était. Je pourrais le livrer, si notre intérêt l'exigeait...

— Le livrer !...

— Oui... et c'est ce que j'ai fait, il y a quatre jours... A l'heure où je te parle, il est à Mazas !

IV

OU CELLE QU'ON A ÉPIÉE ÉPIE

Si Clara Mignon, en prononçant ces dernières paroles, avait cherché un *effet*, elle dut être satisfaite.

Elisa eut un brusque sursaut, et, s'avançant vers son interlocutrice, lui saisit les deux mains d'un geste fébrile.

— A Mazas ! s'écria-t-elle. Pourquoi as-tu commis cette infamie inutile de le livrer ? Ne sais-tu pas que c'est sa tête qui est en jeu... et que, s'il était condamné... l'échafaud...

Elle s'arrêta, frissonnante.

— Ma chère enfant, répliqua l'autre, j'ai beaucoup et longtemps hésité ; mais, entre son salut et le tien... ou le nôtre, il fallait choisir... et j'ai choisi... Si M. Darun et Jeanne Lattey étaient restés inoffensifs, n'étaient pas devenus menaçants, dangereux... je les aurais laissés en paix, bien que tant qu'il n'aura pas été condamné, vois-tu, il soit trop certain que tu n'es qu'une comtesse pour rire...

— Oh !

— Il n'y a pas de oh ! qui tienne. Lui en liberté, n'est-il pas évident qu'il doit chercher les moyens de prouver son innocence... et qu'il y arrivera, un jour ou l'autre !... surtout aidé par sa maîtresse, ce petit manteau bleu de l'amour, qui est une personne aussi fine qu'énergique, sous ses airs de Sainte-Nitouche.

— Cela n'est pas possible !

— Vraiment !

— Pour me découvrir, il faudrait savoir que je te connaissais, que j'allais chez toi, que j'y portais un faux nom... que j'y ai rencontré le comte Mariniani... qu'il est tombé amoureux de Fanny, l'enfant trouvée ; et que cette Fanny est allée en Italie, où finalement elle l'a épousé.

— C'est cela même !

— Or, qui peut le savoir ? Nul au monde ne s'en doute. Il n'y a que nous deux qui possédions ce secret... Lodoïska elle-même, de qui la discrétion est certaine, d'autre part, car elle a intérêt à se taire, ne connaît qu'une partie de la vérité. La preuve, d'ailleurs, je l'ai eue, en lisant attentivement, tu peux m'en croire, tout ce que les journaux ont rapporté sur cette mystérieuse affaire de l'avenue d'Orléans... Eh bien, jamais, ni par allusion la plus lointaine, ni autrement, jamais il n'a été question de tout cela... jamais ni juge, ni reporter, n'y a songé...

— C'était vrai ! — Cela ne l'est plus.

Elisa regarda fixement sa complice, et, de pâle qu'elle était déjà, devint livide.

— Et la preuve, poursuivit Mme Mignon, c'est qu'à l'heure où je te parle, il y a sans doute un agent de la police française en route pour Naples, et que je ne le précède que de quelques heures, si même je le précède.

— Alors, je suis perdue ! balbutia Elisa, dont le visage marqua une profonde terreur.

— Pas encore, grâce à cette arrestation que tu me reprochais tout à l'heure !

— Qu'empêche-t-elle ?

— Elle empêche M. Darun et la petite Jeanne... plus à craindre encore que lui, de venir eux-mêmes ici... et de te reconnaître au premier coup d'œil... malgré ta teinture et les autres artifices dont tu uses pour te déguiser en partie... sans rien perdre, d'ailleurs, de ta beauté diabolique.

— Ils devaient venir ?

— Parbleu !... Et c'est le hasard, aidé de Lodoïska, qui m'a révélé ce joli complot, où tu aurais succombé.

— Explique-toi.

— Dès que j'eus retrouvé Mlle Lattey, et que je sus qu'elle vivait avec M. Darun, dont elle était devenue la maîtresse, je compris qu'il y avait dans cette créature frêle une ennemie des plus redoutables, infiniment plus dangereuse que tous les agents de la police. — Quand on aime un homme accusé d'un crime abominable, poursuivi par la justice, dont la liberté et la tête ne tiennent qu'à un fil, — ce qu'on doit chercher avant tout, c'est à prouver son innocence. — Inutile d'insister à cet égard, n'est-ce pas ?

— Cela est logique et naturel, oui, répondit la comtesse d'une voix brève.

— Donc, partant de là, je me mis à observer, à

épier, autant que cela était possible, sans éveiller les soupçons, les pas et démarches de Mlle Jeanne.

— C'était prudent.

— Et bien m'en prit. Je ne tardai pas à m'assurer ainsi que cette jeune personne avait de fréquentes relations avec l'hôtel de la Renaudie, où elle faisait de longues stations et des visites nombreuses.

Cela m'inquiéta.

— Que pouvait-elle bien avoir à faire chez ce juge chargé de l'instruction du crime de l'avenue d'Orléans et d'opérer l'arrestation du coupable présumé, M. Darun ?

— Tu m'as dit qu'il s'intéressait à elle.

— Parfaitement. Rien d'extraordinaire à cela dans des circonstances normales... Cette jeune fille est sympathique... elle plaît, elle charme... elle attire l'estime et l'affection... Moi-même j'avais des velléités de l'aimer... Mais, quand on est dans notre situation, tout paraît louche et on devient d'un méfiant...

— Oh ! oui ! murmura Elisa, en femme qui ne devait pas toujours dormir d'un cœur fort tranquille.

— Or, en la guettant de mon mieux... et je te réponds qu'un agent que tu aurais employé à cette vilaine besogne te prendrait plus cher que moi... adroite que tu es... et te servirait avec moins de zèle et d'intelligence... Or, en la guettant, je constatai qu'aux jours où elle se rendait chez M. de la Renaudie, une autre personne s'y rendait aussi.

— Une autre personne ?

— Oui, ma petite... un homme !

— Quel homme ?

— Un agent de la Sûreté ! je le sais seulement depuis quatre jours !... mais j'en avais déjà le vague pressentiment... J'ai un flair pour ça... Puis, je m'étais tiré les cartes...

Elisa haussa les épaules avec impatience et mépris.

— Tant que tu voudras ! répliqua Clara répondant à ce geste. Mais je crois aux cartes... et elles ne m'ont jamais trompée... Eh bien ! les cartes, depuis un mois, m'annonçaient une *trahison* du fait d'une femme blonde, la dame de cœur. Il y avait un certain valet de pique... Enfin, passons.

Elle reprit haleine, et ajouta :

— Plusieurs fois, j'avais remarqué que Mlle Lattey, lorsqu'elle venait à Paris, et elle y venait trop souvent pour ma tranquillité, s'était rencontrée avec cet individu... Ils échangeaient quelques rapides paroles... puis se séparaient... Ils eurent même un ou deux rendez-vous, à *Saint-Maur-des-Fossés*, non loin de l'endroit où elle habite avec M. Darun.

— Ce pouvait être une intrigue...

— Non... Jeanne n'a pas d'intrigues... elle a un amour !

— Continue.

— Bref, il y a quatre jours, après une très longue visite chez M. de la Renaudie, je constatai que la petite créature, en sortant de l'hôtel, était très pâle... et avait les yeux rouges... Elle avait pleuré.

Elle paraissait tellement absorbée en quelque préoccupation profonde et tragique que, sans prendre la précaution habituelle de regarder autour d'elle, si on ne la suivait pas, — habitude qui eût suffi à éveiller mes soupçons, — elle monta dans un fiacre en disant au cocher de la conduire au chemin de fer de Lyon. Je sautai dans une voiture, derrière elle... Tu connais ça, puisque c'est ainsi que ton mari a failli te pincer.

— Oui, oui, poursuis !

— Et nous arrivâmes ensemble à la gare de Lyon... Là, je n'osai la suivre de trop près, bien que j'eusse quitté ma voiture et que je me fusse couvert le visage d'une voilette noire qui dissimulait en partie mes traits... Mais la petite est fine comme l'ambre... Cependant, je m'arrangeai pour ne point la perdre de vue... et je constatai, avec une certaine émotion, je l'avoue, qu'elle se dirigeait vers un guichet où se lisait sur un écriteau le mot : Italie !

Là, s'adressant à un employé de la Compagnie, elle lui demanda évidemment des renseignements.

Je n'étais pas assez proche d'eux pour distinguer ce qu'ils disaient... Néanmoins, comme elle allait se retirer, j'entendis ces mots :

« Oui, mademoiselle, à minuit quarante-cinq minutes... »

Elle savait ce qu'elle voulait savoir et partit précipitamment.

— Que se passe-t-il donc ? pensai-je fort intriguée.

Aussi, au lieu de la suivre de nouveau, ce qui ne m'eût avancé à rien, j'attendis qu'elle eût quitté la gare, et m'adressant au même employé, sous prétexte de m'informer des heures de départ pour l'Italie, j'appris qu'il y avait, le soir, à minuit quarante-cinq, un train quittant Paris et correspondant avec les trains italiens...

Je ne m'étais donc pas trompée... Mlle Lattey songeait à l'Italie... où tu étais... avait, sans doute, l'intention de s'y rendre...

Cela me rendit rêveuse.

Avait-elle des soupçons ?

Rien ne le prouvait, à coup sûr... Qu'elle eût envie de quitter la France avec son amant pour être plus loin des recherches de la police, à l'étranger... qu'elle eût choisi l'Italie pour ce voyage d'agrément et de sécurité, M. Darun étant peintre, il n'y avait là rien qui ne pût s'expliquer naturellement.

Mais tu habites toi-même l'Italie... Ils pouvaient t'y rencontrer... te reconnaître... Là était un danger réel, sérieux...

Je songeais à tout cela, en me dirigeant vers la sortie de la gare, lorsque, tout à coup, à ma grande surprise, je crus distinguer quelqu'un...

— Qui donc ?

— L'homme dont je t'ai parlé, qui a des rendez-vous avec Jeanne Lattey, et qui pénétrait dans la gare.

Je me rejetai vivement de côté, et, me cachant derrière un groupe de voyageurs, je ne quittai pas le nouveau venu des yeux.

— Eh bien ?

— Eh bien, ma chère, cet individu se rendit au même guichet, s'informa auprès du même employé... Est-ce que, lui aussi, il voulait partir pour l'Italie ?

Je revins chez moi, très préoccupée.

Cependant, ce qui aurait dû augmenter mes craintes, les avait, d'abord, plutôt calmées...

Comme toi, tout à l'heure, je me figurai qu'il s'agissait d'une simple intrigue... que Mlle Lattey, lasse de son métier de terre-neuve, auprès d'un homme pour qui elle devait toujours trembler et qui, par la nécessité où il est de faire le mort et de se cacher à tous les regards, la sevrait de tous les plaisirs et de tous les avantages que procure ordinairement un amant, — je me figurai un instant qu'elle avait résolu de le lâcher et de partir au loin avec l'autre individu...

— Es-tu bien sûre, en effet, que ce n'était pas cela ?

— Ah ! ma chère !... C'était idiot, et je n'aurais pas même dû y rêver pendant une seconde.

En rentrant chez moi, la domestique m'annonça que quelqu'un m'attendait au salon et je me trouvai en face... de Lodoïska.

V

OU CELLE QUI A PROMIS DE SE TAIRE PARLE

C'était bien, en effet, Lodoïska Legrand, la maîtresse de la « pension bourgeoise » de la rue Sophie-Germain, qui venait trouver son ancienne patronne, Mme Clara Mignon.

Après sa conversation avec Ivan et le départ de ce dernier, son premier mouvement avait été de tenir le serment de discrétion fait par elle à l'agent de police.

Cet homme lui avait inspiré une terreur salutaire — qui est le commencement de la sagesse ; puis elle sentait sa maîtresse menacée de quelque catastrophe ou vilaine affaire, tout au moins, et il n'était pas besoin de descendre bien profondément dans l'âme de Lodo, — si tant est qu'elle eût une âme, — pour y trouver ces sentiments malpropres qui font qu'on est aise du malheur arrivé à ses meilleurs amis.

Lodo n'aimait point Clara, — pas plus que Clara n'aimait Lodo, — et toutes deux se méprisaient parfaitement, — phénomène singulier et non rare, en vertu duquel les malhonnêtes gens se jugent entre eux, sans se juger eux-mêmes.

Donc, outre qu'elle tremblait pour son intéressante personne, au cas où elle manquerait à la parole donnée, — Lodoïska éprouvait une assez douce satisfaction, en songeant que Clara était sous l'œil de la police et ne tarderait pas, selon toute probabilité, à se voir pincée par cette police.

Ce fut dans cette agréable perspective qu'elle se coucha, afin de demander au sommeil réparateur le renouvellement de forces nécessaires au labeur de chaque jour.

Mais la nuit, dit un proverbe, porte conseil.

Aussi, le lendemain matin, en s'éveillant, Lodoïska se trouva-t-elle dans des dispositions toutes différentes.

La situation lui apparaissait sous un nouvel aspect.

Certes, il était doux de songer que Clara allait avoir des désagréments...

Mais il était cruel, sachant cela, de n'en point profiter pour tirer pied ou aile de ladite Clara.

— Elle a de l'argent, à présent, se disait l'ex-domestique ; et elle paierait cher celle qui lui révélerait les menaces suspendues sur sa tête.

Parler était dangereux... se taire était une perte sèche.

Après tout, parler était-il si dangereux ?

A bien considérer les choses, s'il arrivait des accidents à Mme Mignon, leurs intérêts n'étaient-ils pas trop mêlés pour que le contre-coup n'en vînt pas frapper Mme Legrand ?

Poser la question, c'était la résoudre.

D'ailleurs, plus elle y réfléchissait, plus l'aimable Lodoïska éprouvait un vif malaise à la pensée qu'elle aussi, elle était sous l'œil de la police, et plus naissait en son for intérieur, le désir impérieux et logique d'échapper au regard de cet œil gênant.

Le seul moyen, c'était de filer, d'aller dans une autre patrie, où la *spécialité* de Lodoïska trouverait certainement autant d'amateurs qu'à Paris, — l'homme étant le même sous toutes les latitudes.

Le commerce n'allait pas déjà si bien, à Paris !

Cette association forcée qui la liait à Clara, la soumettait à ses bons vouloirs et à ses caprices, lui enlevait le plus clair des bénéfices.

Si elle eût été seule, quelle différence ! !

— Pour réaliser ce beau rêve que [illegible] ?

Ce que cherchent tous les esprits supérieurs qui n'ont pas le sou ; — quelques avances de fonds qui leur permettent de passer de la conception à l'exécution.

Les commanditaires se font toujours la part du lion.

Parlez-moi des gens qui ont « du bel argent » à eux, dans leur propre poche !

— Cet argent, je l'aurai ! conclut l'intelligente Lodoïska, en sautant à bas du lit. Je vais rendre un fameux service à la *Taupe*. — Tout service se paie, et elle paiera.

Et Lodoïska était arrivée chez Clara, et elle lui avait vendu le secret de la visite de l'agent et de sa conversation avec lui, pour la somme longtemps débattue et assez raisonnable de dix mille francs.

— Ces vingt mille francs, dit Clara à la belle comtesse, — en doublant naturellement la somme, — que j'ai déboursés pour toi... pour ton salut, tu me les rembourseras, voilà tout ! — Les nouvelles que je t'apporte valent un million, car, sans moi qui te préviens, tu perdais tout.

En effet, après le récit de Lodoïska, transmis à Elisa, nul doute n'était possible.

Evidemment, la justice était sur la trace de la vérité.

Evidemment, l'individu avec qui se rencontrait Mlle Lattey était un agent.

Evidemment, cet agent devait être en route pour l'Italie.

— Résumons, ajouta Clara, devant la comtesse silencieuse qui l'écoutait, le regard fixe, les lèvres contractées.

Du moment où la police sait qu'un certain comte Mariniani, noble napolitain archi-millionnaire, fréquentait chez moi ; — qu'il y a connu une jeune femme, dont le signalement a été fourni, qui cachait son nom et se faisait passer pour demoiselle, quoique mariée à un inconnu, mais existant ; — que le comte Mariniani est tombé amoureux de cette femme, appelée Fanny ; — qu'il était décidé à l'épouser ; — qu'il est retourné en Italie ; — que cette Fanny s'est cachée chez Lodoïska Legrand, à l'époque et dans le quartier où le crime de l'avenue d'Orléans fut découvert ; — il faudrait être plus bête que n'est la police elle-même pour ne pas soupçonner que cette Fanny pourrait bien n'être autre qu'une certaine Elisa...

— C'est vrai ! fit cette dernière, d'un accent étrange, et devenue comme de marbre.

— D'autre part, il n'est pas douteux que Jeanne Lattey, en rapport avec cet agent, — probablement celui-là même qui est allé interroger mon ancienne domestique.

— Où est-elle ?

— Je suppose qu'avec l'argent qu'elle m'a extorqué, en me vendant ses révélations, et que, d'ailleurs, tu ne dois pas regretter... car cela valait dix fois plus... pour toi... je suppose qu'elle a dû filer soit en Allemagne, soit en Angleterre.

— Continue.

— Je dis donc que Jeanne Lattey est nécessairement au courant de tout cela...

— C'est probable... C'est certain...

— Qu'elle se disposait à partir pour l'Italie, en compagnie de ton... de son amant, afin de t'y découvrir et d'y constater ton identité... que M. Darun s'apprêtait à te dénoncer, à te livrer...

Elisa eut un léger grincement de dents et un peu d'écume frangea ses lèvres.

— Et que tous deux ils seraient ici, à ma place, si je ne l'avais fait arrêter, lui, il y a quatre jours.

— Je n'en doute pas, répliqua celle qu'on appelait la Belle Comtesse et qui avait conquis une sorte de calme terrible et de sang-froid effrayant. Mais pourquoi ne l'as-tu pas fait arrêter plus tôt ?

— Il me faisait pitié... ce brave garçon, qui, après tout, n'a d'autre tort que d'avoir gêné ta légitime ambition et d'être sans le sou ! Du reste, toi-même, tout à l'heure...

Elisa l'interrompit froidement.

— Ta pitié...

Elle haussa les épaules.

— ... N'en parlons pas ! Tu voulais avoir cette arme entre les mains, voilà tout, pour me faire chanter à loisir... pour me menacer sans cesse de le ramener en ma présence...

— Oh ! tu me méconnais.

— Non, je te connais !

— Eh bien, après ? répliqua l'autre d'un air cynique.

— Et, de la sorte, tu as probablement tué la poule aux œufs d'or... en amenant ma perte.

— Il est à Mazas..., et *elle* ne le quittera pas.

— Mais, s'il sait ce que tu viens de me rapporter, il parlera !

— Dame ! je ne pouvais pas davantage, étant données les circonstances... Cela te procure un sursis... et comme un bon averti en vaut deux...

— Puis, poursuivit Elisa, cela n'empêchera pas la police de lancer ses argousins à nos trousses... c'est peut-être fait déjà !

Un éclair sanglant s'alluma dans sa prunelle noire.

— Je ne dis pas le contraire... et c'est parce que j'ai compris le danger que je suis accourue.

Elisa garda une minute le silence, les sourcils froncés.

Jamais plus joli visage n'avait eu une expression plus dure et, l'on peut dire, plus farouche.

Rien qu'à la regarder, Clara Mignon, qui n'était certes pas une femmelette, en ressentait, comme eût dit Lodoïska, « la petite mort. »

— Que vas-tu faire ? reprit-elle.

— Je ne sais... me défendre... lutter jusqu'au bout... Et malheur à qui me menace !

Elle se promena lentement à travers le boudoir.

— Je regrette, dit-elle tout à coup en s'arrêtant devant sa complice, que tu aies empêché cette fille... et lui... de venir jusqu'ici...

— Comment ! pourquoi ? demanda Clara surprise.

— Parce que là-bas, à Paris... ils parleront et sont hors de ma portée...

Elle baissa la voix.

— Tandis qu'ici...

Inutile qu'elle terminât la phrase. Son regard disait si clairement le reste que Clara Mignon en eut un léger frisson.

— Je n'avais pas songé à cela, répliqua-t-elle, cependant, très bas aussi. — Mais...

— Alors, je suis presque désarmée...

— Explique-toi ?

— Tiens, laisse-moi seule... J'ai besoin de réfléchir, de combiner... Je vais te faire préparer un appartement où tu resteras jusqu'à nouvel ordre, sans te montrer à personne, au comte surtout... Nous avons à causer encore.

Elle sonna.

Anita parut, à qui elle donna ses ordres, et, dix minutes après, dans ce vaste palais, dont nos maisons modernes, même nos hôtels parisiens les plus admirés, ne peuvent offrir aucun équivalent, l'ex-belle Mme Mignon se trouvait installée, loin de tous les regards, attablée devant un lunch confortable qu'elle arrosa abondamment de cognac, faute de whisky, suivant la noble méthode anglaise.

Quand cela fut terminé, Anita revint trouver sa maîtresse, qui l'attendait.

— Mon enfant, lui dit celle-ci en la regardant en face, sais-tu où est actuellement ton parrain ?

La petite promena ses yeux noirs autour d'elle avec précaution.

— Caligula Spadone ? fit-elle.

— Oui.

— Je puis le savoir d'ici une heure.

— Tu as un moyen de communiquer avec lui ?

La fillette fit entendre un claquement particulier de la langue contre le palais, en agitant de plus la main droite à la hauteur de l'oreille, par un de ces gestes expressifs propres aux Italiens.

Elisa comprit parfaitement cette mimique étrange, qui était l'affirmation la plus catégorique.

— Bien, répondit-elle, et s'il est à Naples... qu'il vienne me parler sans perdre une minute... j'ai absolument besoin de lui !

VI

LE PARRAIN D'ANITA

Restée seule, Elisa parut plongée dans une profonde méditation, laquelle n'annonçait rien de bon pour ceux qui en étaient l'objet.

Il n'est pas un de nous, peut-être, qui n'ait eu l'occasion, une fois en sa vie, de constater avec effroi combien se transforme le visage de la plus jolie femme, sous la poussée des passions violentes et haineuses ; à la place de toutes les grâces de la forme extérieure apparaissent toutes les laideurs d'une âme envenimée et dont la révélation fait peur, de même qu'à la veille de certaines tempêtes, montent du fond d'un lac paisible, étincelant hier au soleil, les boues épaisses qui viennent souiller l'azur de la surface, et mettent l'horreur tragique où semblaient ne se jouer que des images calmes et d'amour.

Maintenant que nul regard ne pesait sur elle, Elisa ne cachait plus son âme vraie, sous le masque trompeur de sa beauté.

Plus ses traits étaient fins et délicats, plus son teint habituel était aimablement nuancé, plus ses yeux noirs étaient grands, — plus la tension farouche qui convulsait ses traits, plus les lividités qui décomposaient ce teint, plus les flammes qui s'échappaient de ces prunelles sombres, formaient un contraste saisissant.

Et ce changement ne s'appliquait pas qu'à son visage, son corps entier y participait.

Au lieu des mouvements onduleux et félins qui lui étaient habituels, elle avait des gestes saccadés, anguleux, coupants comme l'acier d'une hache.

On eût dit qu'elle avait maigri, qu'elle s'était desséchée presque, tant ses veines saillaient sur ses bras nus et ses épaules qu'aucun voile ne protégeait, tant les muscles se tendaient et se tordaient sous leurs contractions nerveuses.

Tout à coup elle tressaillit et s'arrêta, écoutant.

Un faible bruit de pas venait jusqu'à elle, se rapprochait...

— Le comte ! murmura-t-elle.

D'un bond, elle fut devant une longue glace de Venise, et se regarda.

— Je suis horrible ! murmura-t-elle encore. Et il ne le faut pas... non, je ne le veux pas.

Alors, avec une énergie sauvage, s'essayant à sourire, rappelant les couleurs à ses joues pâles, for-

...ses muscles à se détendre, son corps à s'assouplir, son cœur à battre avec moins de violence, elle reconstitua, comme un changement de décor à vue, dans quelque féerie, la femme séduisante et gracieuse que le monde connaissait et que le comte Mariniani adorait.

Lorsqu'il entra, rien ne pouvait lui donner le soupçon du drame terrible qui se jouait dans ce cœur qu'il croyait rempli de son unique amour.

— Ah ! te voilà enfin ! s'écria-t-elle en courant à lui et lui jetant au cou ses bras redevenus souples, tièdes et caressants. Comme il y a longtemps que je ne t'ai vu !

— *Carina*, répliqua-t-il, employant ce diminutif italien qui renferme mille tendresses, je me suis présenté pour te voir, il y a plus d'une heure... On m'a dit que tu reposais et que tu avais défendu ta porte... Je n'ai pas voulu te troubler...

— Oui... et j'ai grondé Anita de ne m'avoir pas réveillée...

D'ailleurs, reprit-elle, en l'enveloppant de la flamme de ses prunelles de velours, c'est pour toi que j'avais défendu ma porte...

— Pour moi ?

— Sans doute ! Ce soir, ne donnez-vous pas une grande fête, un bal déguisé ?

— Je ne l'ai pas oublié...

— Je voudrais être la plus belle... Oh ! non pour plaire aux autres... mais pour faire honneur à mon seigneur et maître, pour qu'il soit fier d'avoir choisi la pauvre orpheline qui ne lui apportait que sa beauté... et que son amour absolu !

— N'êtes-vous pas toujours la plus belle, madame la comtesse ? fit-il en couvrant de baisers ardents l'épaule ronde et les bras blancs qui s'offraient à ses lèvres.

— Je voudrais l'être encore davantage... C'est pour cela que j'ai tenté, dans la journée, de dormir une heure ou deux, afin de parer d'avance à la fatigue inévitable de cette longue nuit de plaisir.

Elle le conduisit à un sopha bas, le fit s'asseoir, se pelotonnant pour ainsi dire sur lui, en une pose exquise et provocante, où le peignoir souple et bien appris révélait tous les trésors de la sirène.

— Je voulais te ménager une surprise, continua-t-elle câline ; mais il vaut mieux que je te prévienne.

— Quelle surprise ?

— J'ai songé, dans notre bal, qui sera déguisé, sans être masqué, à introduire, néanmoins, deux ou trois invités qui porteront le masque...

— Pourquoi cela ?

— ... que nul ne connaîtra... pas même M. le comte Mariniani... à qui je ne dirai leur nom qu'après... et qui seront chargés d'intriguer nos hôtes !...

— En effet, fit-il en souriant, c'est une excellente idée.

— Je suis heureuse que tu m'approuves... car ce n'est point pour moi que je fais tout cela... c'est pour toi... Je voudrais que toutes les joies auxquelles tu as trempé les lèvres, avant d'être à moi, fussent effacées par celles que nous pouvons goûter ensemble.

— N'en est-il pas ainsi ? répondit-il, l'enveloppant de ce regard fait d'admiration complète de l'homme qui aime en amant bien plus qu'en mari. — Avant de connaître ma Fanny, je ne savais pas ce que c'est que le bonheur !

— Vrai !... Ah ! monseigneur, vous me rendrez folle d'orgueil.

Elle se leva.

L'heure s'avançait, et l'inquiétude poignante qui la tenaillait augmentait de minute en minute.

— A présent, dit-elle, je te chasse !

— Déjà !

— Ne faut-il pas que je m'habille ? Ce sera long, très long... et en dehors de ses esclaves, je veux dire de ses suivantes, nul profane, nul mortel ne doit assister aux mystères de la toilette de Cléopâtre... dont j'ai choisi le costume... surtout lorsqu'elle a le désir et l'espoir de charmer Antoine, monsieur le comte.

— Cela est sacré... je me retire.

Il sourit et ajouta :

— Cléopâtre trouvera dans son boudoir intime la parure de perles que l'amoureux Antoine a commandée pour elle.

— Des folies, j'en suis sûre ! murmura-t-elle en le poussant doucement dehors.

A peine avait-il disparu, que la petite Anita, cette fois sans être appelée, ni gratter à la porte, montra, à son tour, son minois futé, couleur d'orange mûre, éclairé de deux grands yeux, à la fois doux, impertinents et profonds.

— Eh bien ? demanda Elisa palpitante.

— Il était à Naples.

— Quand le verrai-je ?

— A l'instant, si Sa Seigneurie le désire.

— Il était donc tout près d'ici ?

— Mon parrain est toujours plus près qu'on ne le croit, et souvent qu'on ne le désirerait, répondit la *servetta*, avec un regard où la fierté et l'ironie se mélangeaient à doses égales.

— Qu'il entre alors... et que personne ne nous dérange.

Anita se retourna, fit un geste à travers la porte entr'ouverte, sur le pas de laquelle elle était restée.

Le parrain entra.

A la vue du parfait gentleman qui se présentait, Elisa éprouva presque un mouvement de surprise.

Cela ne dura pas.

Elle habitait l'Italie et Naples depuis déjà six mois, et ses idées avaient dû se modifier en plus d'un point, notamment sur la facilité de transformation des Italiens de toutes les classes et l'aisance avec laquelle ils ont l'air de grands seigneurs, ou, tout au moins, de gens du meilleur monde, dès que cela devient nécessaire ou tout simplement utile.

Le parrain d'Anita, qui annonçait trente-cinq ans environ, était un homme de taille moyenne, plutôt maigre, svelte, élancé, dégagé, bien découplé, à l'allure souple et nerveuse à la fois.

Le teint basané, le nez busqué, l'œil vif et noir, petit et rond, le front un peu fuyant, il avait le profil de l'oiseau de proie, et devait à certains moments offrir aux regards une de ces têtes qui font dire de ceux qui les portent :

« Diable ! Il n'a pas l'air commode ! »

Pour l'instant, un charmant sourire desserrait ses lèvres minces, laissant voir une double rangée de petites dents blanches et coupantes à trancher du fer, et ses yeux mobiles étaient d'un caressant à ne rien rêver au delà !

Une forêt de cheveux noirs, naturellement frisés, mais coupés presque ras, couvraient le haut du crâne, luisants et embaumés par une onctueuse pommade, qui dégageait, ainsi que toute sa personne, d'ailleurs, une odeur d'ylang-ylang, à donner un peu de migraine.

Ses mains, fines et petites, étaient gantées de peau de Suède.

Une redingote noire, boutonnée jusqu'au menton, dessinait sa taille, et des bottines vernies pressaient ses pieds, non moins fins et non moins délicats que ne l'étaient ses mains.

Il tenait une badine à pommeau d'or et son chapeau, et, après s'être incliné avec grâce, s'avança sans embarras vers la jolie femme et la grande dame dont le déshabillé galant semblait le ravir respectueusement.

— Vrai ! fit Elisa avec une sorte d'admiration, je ne vous aurais pas reconnu.

— Ah ! madame la comtesse, si l'on devait me reconnaître, quand je ne veux pas être reconnu, il serait plus simple de m'engager tout de suite dans les carabiniers chargés de me poursuivre.

— Je ne m'explique pas la rapidité avec laquelle...

— Oh ! c'est bien simple ; voici huit jours que je suis à Naples pour suivre mon affaire...

— Votre affaire ?...

— Sans doute, et je sors, il n'y a pas une demi-heure, de la cour d'assises, où je viens d'être condamné à mort... pour la onzième fois... par défaut !

Tout en parlant, il s'était, sur un geste d'Elisa, assis auprès d'elle, et battait le bout de sa bottine du bout de sa badine.

— Et cela ne vous émeut pas davantage ! s'écria la belle comteses.

— Pourquoi de l'émotion? En fait de condamnation à mort... il n'y a que la première qui compte !... Cela m'amuse, au contraire, beaucoup ! Que de frais inutiles et de temps perdu !... Si jamais on me pince, on ne me fusillera qu'une fois... Ce sont les juges qui seront volés... Mais parlons de choses plus sérieuses... Vous m'avez fait l'honneur de me mander auprès de Votre Seigneurie... Je suis accouru... et me voici à vos ordres !

— En effet... j'ai un service à vous demander.

— Saint Janvier en soit loué !

— Grave... très grave !

— A merveille !

— Qui demande autant de finesse et de diplomatie... que de résolution.

Elle appuya sur ce dernier mot, en le soulignant d'un regard qui eût donné de nouveau le frisson à Clara Mignon.

— La réputation de Caligula Spadone est faite ! répliqua le délicieux bandit, sans feinte modestie et sans outrecuidance, en homme sûr de sa réputation et de son passé.

Elisa paraissait hésiter, cependant, non par crainte de ce qu'elle avait à dire, mais par crainte de l'écho de ses propres paroles.

Spadone comprit très bien cette nuance, car il s'empressa d'ajouter :

— Anita veille ! Nul ne nous entendra. Cette enfant est précieuse, et, si jeune qu'elle soit encore, la *ragazzina* (fillette) m'a toujours procuré les meilleures affaires dans toutes les nobles maisons où elle a eu l'honneur de servir, sur l'indication et la recommandation de son parrain. Ça été dressé par moi... Son père, ce brave Beppo, en mourant... de la balle d'un gendarme... qui en est mort aussi... mais plus tard... me l'a léguée. Elle avait trois ans... Je l'ai élevée comme ma propre fille... Du reste, intelligente et dévouée... J'espère que vous n'avez pas à vous plaindre d'elle ?

— Non... j'en suis satisfaite.

— A la bonne heure. Maintenant, parlez, je vous écoute. Qu'est-ce que Sa Seigneurie attend de son humble esclave ?

— J'ai des ennemis ! dit alors Elisa.

— Un ordre de vous, et vous n'en avez plus !

VII

UN BALLO IN MASCHERA

A partir de dix heures du soir, les immenses salons et les admirables jardins du palais Mariniani commencèrent à s'emplir de la foule des invités, composée de l'élite de la haute société napolitaine.

Rien ne saurait rendre le charme de ces fêtes italiennes, sous ce ciel éblouissant qu'on ne peut oublier lorsqu'on l'a vu, avec cette atmosphère tiède et parfumée, en face de cette Méditerranée pour laquelle les poètes ont épuisé l'écrin de toutes les admirations et de toutes les adorations, dans ce pays béni, où fume et gronde le Vésuve, comme si la providence, pour parfaire son œuvre, avait tenu à jeter, dans le concert trop gracieux d'un printemps éternel, la note mystérieuse des grands problèmes de la création.

Du reste, les fêtes de la *Belle Comtesse*, ainsi qu'on avait surnommé, tout d'abord la jeune femme du comte Mariniani, étaient réputées des plus splendides en ce doux pays où la vie elle-même est une sorte de fête.

On regardait à grand honneur d'y être invité, et bien des étrangers s'étaient livrés aux intrigues diplomatiques les plus compliquées et les plus ténébreuses pour obtenir le droit d'y assister, — sans y parvenir.

Pour cette fois, Elisa, voulant sortir du cercle, toujours plus ou moins banal, des bals ordinaires, si somptueux qu'on les suppose, avait décidé que la soirée serait costumée, laissant à chacun le droit d'adopter le déguisement qui servirait le mieux à leur fantaisie, pour les hommes, à leur beauté particulière, pour les femmes.

Et pour qui connaît l'Italie, pour qui a assisté à cette folie merveilleuse du carnaval, soit à Venise, soit à Rome ou dans les grandes villes de la Péninsule ; pour qui sait le goût, l'esprit, l'imagination que les Italiens savent apporter dans ces fêtes où se déploie toute la richesse de leur nature d'artistes, il est plus facile de se figurer le résultat obtenu que de le décrire.

Vers minuit, le bal battait son plein ; l'encombrement des salons était tel que beaucoup d'invités se réfugiaient dans les jardins, sous les bosquets éclairés *a giorno*, heureux d'absorber cet air embaumé qui est une caresse et fait une joie de l'acte le plus mécanique et le plus inconscient de la vie, — respirer.

Ce n'était partout que bruissement de la soie et du satin, susurrement de ce joli parler italien qui a des grâces et des harmonies de rossignol amoureux.

Les couples apparaissaient et disparaissaient au tournant des allées, dans des baies lumineuses qui semblaient taillées à même l'Empyrée.

C'étaient des cavaliers de toutes les époques avec des déesses de toutes les mythologies, un ruissellement de diamants, de perles, de rubis, sur des épaules de Junon et des bras de Vénus, dont la nudité jetait la note la plus grisante dans ce concert fait pour assurer le triomphe de toutes les circées.

Ce que se disaient ces couples n'était point difficile à deviner, car ils ne s'en cachaient guère, sous ce beau ciel, où l'amour est de toutes les parties et de tous les cœurs, avec une sincérité et une candeur juvéniles qui n'ôtent rien à la profondeur des passions, et que chez nous a tuées le brouillard froid et la blague boulevardière, née de l'impuissance.

Parmi les reines de cette nuit enchantée, il fallait citer la comtesse, vêtue en Cléopâtre, avec une richesse, un goût délicat et une entente qui faisaient réellement d'elle une beauté capiteuse et admira[illegible]

Outre que le décolleté, qui va bien à presque toutes les femmes, et la nudité franche des bras ornés seulement de bracelets aux poignets et au-dessus du coude, avantageaient sa personne fine et admirablement faite, son profil avait quelque chose de fatal, en cet accoutrement magique et somptueux, et répondait étonnamment au type rêvé de cette sou-

[…] de l'Égypte mystérieuse, qui mêla étrangement les scènes de sang aux scènes d'amour, les […] aux langueurs.

Son triomphe était complet, d'autant plus complet qu'en la voyant, le comte Mariniani, revêtu du costume sévère d'un de ses aïeux du temps des croisades, n'avait pu retenir un cri d'admiration, et s'inclinant devant elle, en une explosion d'amour et d'orgueil, tel qu'un homme de cinquante ans, amoureux d'une sirène de vingt ans, peut les ressentir, lui avait baisé la main, et dit :

— Béni soit le jour où je t'ai connue, aimée !

L'intensité de cet amour à demi sénile, la violence de griserie des sens, du cœur et de la vanité qu'elle inspirait au dernier des Mariniani, n'était-ce pas, pour Elisa, l'un des éléments de sa sécurité, l'une de ses forces, devant les dangers dont elle se sentait menacée ?

Elle était entrée au bal, entourée de ses esclaves, c'est-à-dire de ses suivantes déguisées en esclaves éthiopiennes, parmi lesquelles on distinguait avec plaisir le minois éveillé, au teint d'orange mûre, de la petite Anita, réellement jolie à croquer avec ses grands yeux moqueurs et un peu menaçants aussi.

Cependant, malgré son triomphe éclatant, malgré le sourire aux dents blanches, appelé et fixé sur les lèvres rougies au carmin par la comtesse Mariniani, l'observateur de sang-froid qui l'eût étudiée, aurait constaté les symptômes d'une inquiétude et d'une angoisse terribles dans le regard qu'elle promenait incessamment autour d'elle, et c'est ce que semblaient remarquer deux personnages, un homme, une femme, qui ne la quittaient guère des yeux et ne s'éloignaient point d'elle ; mais nous en reparlerons tout à l'heure.

Pour le moment, nous devons revenir à la suite de Cléopâtre, où il y a à signaler encore deux figurants, et les deux plus importants.

L'un, ou plutôt l'une, car c'était une femme grande, forte, belle de corps, à la façon des femmes qui ont atteint la quarantaine et qui sont plus belles, revêtue, elle aussi, du costume des esclaves égyptiennes, se distinguait par cette particularité qu'elle était masquée.

À certains attributs, de plus, on devinait son rôle spécial près de la reine.

C'était celle-là qui devait être chargée de fournir les poisons soigneusement préparés, dont Cléopâtre faisait un si large et si fantaisiste emploi, soit qu'elle eût à se débarrasser de quelque amant de la nuit que le jour ne devait pas revoir ; soit qu'elle essayât de choisir le moyen le moins cruel pour subir sa propre mort, à l'heure de la défaite suprême.

L'autre, et c'était un homme, armé du sabre qui tranche la tête et du poignard qui fouille la poitrine, représentait la forme officielle de l'exécuteur des hautes œuvres, dont la *Canidie* n'était que la forme officieuse et, si l'on peut dire, intime.

Après le premier effet produit, ces deux personnages, compris parmi ceux qui devaient intriguer sous le masque, la société joyeuse réunie là, avaient cessé de faire partie intégrante du cortège de Cléopâtre et s'étaient mêlés aux groupes qu'un mouvement perpétuel formait, dispersait et renouvelait, sans cependant perdre de vue la reine africaine.

Quelques autres masques, en costumes divers, sillonnaient les salons et les jardins, choisis avec un [illegible], à en juger par les éclats de rire ou les soubresauts haut-le-corps de surprise que faisaient naître les mots jetés par eux à l'oreille des *unes* et des *autres*.

Leur nombre avait été fixé à douze, y compris le bourreau éthiopien et l'empoisonneuse égyptienne, et comme ils étaient répandus de côtés divers, parcourant sans cesse la foule, qu'il y avait parmi eux des hommes et des femmes, Elisa ne parut pas tout d'abord accorder grande attention aux deux personnages, masqués également, dont nous avons parlé précédemment et desquels il est temps de nous occuper.

L'homme avait adopté le plus simple de tous les costumes, le « domino », celui sous lequel il est le plus difficile de distinguer des formes, de reconnaître une allure, ou de deviner une individualité.

De lui, on ne voyait rien, absolument rien, que cette large robe, qui cachait sa taille, et que le loup de velours noir, à barbe de dentelle épaisse, qui cachait son visage.

La femme, toute jeune évidemment, toute mignonne, très frêle et très délicate, et qui paraissait charmante, bien qu'on ne vît pas ses traits, également dissimulés sous un loup de satin noir, portait le costume de « la Nuit », c'est-à-dire une robe longue toute constellée d'étoiles d'argent.

Du haut de sa tête, tombant en arrière, descendait un voile noir, brodé d'un semis d'argent.

Une large ceinture, représentant les signes du Zodiaque, serrait sa taille fine.

Pas un ornement à son cou, ni sur ses épaules rondes qui sortaient en une blancheur de neige, ainsi que ses bras nus jusqu'aux épaules, de l'étoffe sombre.

L'or de ses cheveux blonds, à travers le voile léger, était la seule note qui tranchât sur le noir du costume, l'argent des ornements et la neige des chairs.

Bien que ce costume, presque sévère, ne dût pas attirer l'attention, dans ce ruissellement de lumières et d'étoffes chatoyantes, aux vives couleurs, il se dégageait de toute sa petite personne un charme pénétrant qui faisait que, si elle l'eût voulu, que même sans le vouloir, si elle y eût seulement consenti, elle aurait recueilli presque autant d'hommages que l'éblouissante Cléopâtre et balancé son succès.

Mais celle que nous appellerons jusqu'à nouvel ordre *La Nuit* ne répondait pas à ceux qui lui adressaient la parole, se contentant de porter à sa bouche un doigt presque d'enfant, tant il était petit et mignon, comme pour faire comprendre ou rappeler à ceux qui l'oubliaient que la nuit est muette.

On trouvait que cela faisait partie de son rôle, et on respectait le maintien du personnage figuré.

Cependant, une chose singulière et qui eût frappé dans un milieu moins bruyant et moins bigarré que celui-ci où chacun s'occupait surtout de soi-même et de la poursuite de ses entreprises personnelles amoureuses, c'est que le *domino noir*, qui en qualité de masque, ainsi que *La Nuit*, aurait dû intriguer la foule, restait aussi complètement muet que la jeune fille ou jeune femme décrite par nous.

Et, chose plus singulière encore, d'autres rapports mystérieux unissaient ces deux masques, dont les allures différaient si essentiellement de celles de l'ensemble des invités.

Ainsi, tous deux, arrivés à la même heure, quoique séparément, et se tenant à distance l'un de l'autre, ne se perdaient jamais de vue, mesurant leurs mouvements de façon à pouvoir toujours échanger un regard, ce qui arrivait assez fréquemment.

On eût pu même supposer qu'ils avaient combiné quelque alphabet télégraphique, à en juger par certains gestes rapides qui semblaient poser des questions et amener des réponses.

Étaient-ce donc des amoureux que des conditions particulières condamnaient à un surcroît de précautions insolites dans de pareilles fêtes, où il est convenu que règne la plus grande liberté et que presque tout est permis ?

A n'en juger que par ce que nous venons de dire, on eût pu le croire, et cela n'avait, après tout, rien d'extraordinaire, étant donnés le lieu, le pays et la grâce charmante que dégageait la petite personne transformée en déesse de *la Nuit*.

Mais une observation plus approfondie eût amené bien vite d'autres constatations d'un genre un peu différent.

Ainsi, on n'eût pas tardé à remarquer, d'autre part, que les deux masques avaient tressailli à la vue de Cléopâtre, lorsqu'elle était entrée au bal entourée de ses esclaves, et avait d'abord fait le tour des salons et des jardins, comme cela était son devoir.

On eût constaté encore que si le *domino noir* et la *Nuit* ne s'éloignaient guère l'un de l'autre, ils ne s'éloignaient pas davantage de la maîtresse de la maison, dont ils suivaient, si l'on peut dire, le sillage à travers la foule, quoique en évitant avec soin d'y mettre de l'affectation et d'éveiller son attention.

Le bourreau éthiopien, bien qu'ayant quitté le cortège de la reine d'Égypte, qui ne se composait plus que de ses femmes, accomplissait, néanmoins, la même manœuvre, restant sous le regard de la comtesse et sous celui d'Anita.

Quant à la femme qui représentait une *Locuste* quelconque, elle avait disparu, dès le début, et on la voyait, très affairée, parmi la foule, semblant dévisager chacun.

Tout à coup, elle revint auprès d'Elisa, et, se penchant à son oreille, lui murmura quelques mots qui firent tressaillir Cléopâtre.

— Tu es bien sûre, lui disait-elle, de n'avoir fait mettre de masques qu'à douze personnes, moi et Spadone compris ?

— Absolument.

— Eh bien, il y en a quatorze ! Je viens de les compter.

— Il faut connaître les deux qui sont de trop, répliqua la comtesse d'une voix altérée.

— Je les soupçonne !

— Montre-les-moi.

— Ce *domino noir*, là, et cette petite personne qui porte le costume de *la Nuit*, tout auprès.

— Qu'on veille sur eux... surtout, qu'ils ne puissent sortir sans avoir quitté leurs masques.

Pendant que ce rapide dialogue s'échangeait entre les deux femmes, les regards et l'alphabet télégraphique fonctionnaient vivement entre les deux personnages soupçonnés.

Sur un dernier geste de *la Nuit*, la main portée au front, où elle semblait fourrager ses cheveux blonds, le domino se glissa près de la jeune personne.

— Est-ce *elle ?* demanda tout à coup cette dernière en français, cessant d'être muette.

— Je le crois ! répondit le domino.

— Moi aussi... mais il faut s'en assurer !

— D'autant plus qu'on nous a désignés à elle... J'ai vu la direction des regards.

— Je crains que nous ne soyons découverts.

— Qui est celle qui parle à Cléopâtre ?

— Clara !... j'en suis certaine.

— C'est bien, il n'y a plus à hésiter. Ne vous occupez plus de moi... Ne songez qu'à vous.

Alors, le domino, s'éloignant de celle avec qui il venait d'échanger ce dialogue, perça lentement la foule, louvoyant à travers les groupes, et se trouva près de la comtesse, vers laquelle, aussitôt, il se dirigea ouvertement, en homme décidé à entamer une conversation quelconque.

Cléopâtre, qui semblait avoir suivi et deviné sa manœuvre, l'attendait presque seule, les suivantes, qui l'entouraient et lui formaient une sorte de garde du corps, s'étant éloignées discrètement et sans affectation sur un signe imperceptible, tandis que le bourreau éthiopien, au contraire, se rapprochait de quelques pas, tout en restant hors de portée de la voix.

VIII

OU LE MASQUE TOMBE

A cet instant, il était environ une heure du matin, le bal avait pris sa plus grande animation.

La foule était plus considérable qu'elle n'avait été jusque-là, les retardataires étant arrivés, et qu'elle ne le serait plus tard, personne n'ayant encore renoncé au plaisir sous la poussée de la fatigue.

La joie éclatait sur tous les visages, dans tous les gestes, à cette heure psychologique des fêtes, où l'ivresse, qui leur est particulière, faite de l'éclat des lumières, de l'intensité des parfums, de la raréfaction de l'air surchauffé, atteint son maximum, avant que la lassitude ne naisse.

En ces moments, tout paraît naturel, rien n'étonne plus, chacun ne songe qu'à soi et oublie d'observer les autres ; aussi était-ce la minute la plus favorable à la rencontre de Cléopâtre et du Domino, au cas où ils eussent désiré qu'on ne s'occupât guère de ce qu'ils allaient dire ou faire.

— Hommage et salut à la reine des belles, à la plus belle des reines ! commença le domino en s'inclinant, mais d'une voix contenue et où l'on sentait l'effort pour en dissimuler le timbre.

— Je vois que c'est à mon tour d'être intriguée, répliqua la comtesse ; et ce n'est point ton compliment banal qui inaugure les surprises que tu me réserves, sans doute, en masque bien appris et qui sait son rôle, mais ce fait que tu n'as guère dépensé d'imagination dans la composition de ton costume... Un domino... fi donc ! Quelle pauvreté d'invention... Quel aveu qu'on ne se sait pas assez habile pour jouer, aux yeux de tous, quelque personnage de fantaisie.

En parlant ainsi, la comtesse regardait fixement son interlocuteur, bien en face, essayant de fouiller sous le masque, avec une expression d'audace et de provocation ironique qui cachait mal sa profonde inquiétude.

— Diable ! répliqua le domino, je vois que j'aurai affaire à forte partie. Je savais, d'ailleurs, que celle qu'on appelle « la belle Comtesse », sous sa dernière incarnation, était aussi spirituelle que femme le fut jamais, et c'est pour cela que j'hésitais à l'aborder. Aussi, n'est-ce point sur ce terrain que je veux lutter avec toi. Je ne suis pas l'esprit, je suis la *Science* ; je ne suis pas la fantaisie, je suis la *Vérité* ; je ne suis pas la joie, je suis le *Destin*.

— Vraiment ! Alors, il fallait te déguiser en nécromancien. En ma qualité de fille de l'Égypte mystérieuse, j'adore la sorcellerie et je fusse accourue à toi !

— Sans doute, mais tous fussent venus à moi, et c'est à toi seule que je voulais parler. Du reste, je te le répète, je ne suis point la sorcellerie, je suis la science, à qui la simplicité convient ; la vérité qui hait les voiles brillants et les oripeaux mensongers ; le destin, dont nul n'a jamais vu le visage.

— En tout cas, si tu es la science, tu n'as pas celle des langues, car je te défie de parler autre chose que le français.

— Le crois-tu ?

— Et cela m'étonne fort, *chez moi*, où l'on ne reçoit que des Italiens, pas un seul étranger ; de telle sorte que toi qui veux m'intriguer, je t'embarrasserais singulièrement, si j'exigeais que tu me disses qui tu es, d'où tu viens, et si je te demandais qui t'a invité et ouvert les portes de *mon* palais.

— Tu te trompes, grande reine... Si je te parle français, c'est que le français est ta langue natale et que nous serons moins compris, en parlant cette langue que tous ici n'entendent point. Si tu le préfères, d'ailleurs, je puis te parler *russe*.

La comtesse eut un léger frisson à ce mot, et ses yeux s'allumèrent d'un rapide éclair vite éteint, tandis que, d'instinct, son regard cherchait le bourreau éthiopien, immobile à peu de distance, et se reportait ensuite sur la femme qui représentait une Locuste du pays africain et qui dévisageait le domino avec une intensité d'attention prodigieuse, bien qu'elle ne pût entendre ce qu'il disait.

— Allons ! reprit Cléopâtre, en souriant d'un effort désespéré, je vois que tu auras quelque peine à jouer ton rôle, à moins qu'il ne consiste à me dire des choses incompréhensibles... comme c'est l'habitude des sorciers. Mais je veux être une indulgente personne... oublier les rangs qui nous séparent. Cléopâtre, après tout, avait ses bons moments... on assure même qu'elle ne dédaignait pas d'aimer parfois un de ses plus humbles esclaves et de descendre à lui pour quelques heures... Donne-moi ton bras, promenons-nous, causons... Je suis maîtresse de maison, et je dois à tous mes hôtes, connus ou inconnus, un peu de ma complaisance et de mes bonnes grâces.

En parlant ainsi, elle passait, au bras du domino, son beau bras nu, chargé de bracelets enrichis de perles, lesquels, ainsi que le collier magnifique qu'elle portait au cou et qui retombait en une triple cascade sur sa gorge audacieusement décolletée, provenaient de la galanterie du comte Mariniani.

Au moment où elle s'appuyait sur l'homme masqué, tous deux tressaillirent, comme si ce contact avait dégagé quelque électricité subite circulant à travers leurs nerfs tendus au paroxysme.

— Soit, répliqua-t-il d'une voix ferme, néanmoins. Je suis flatté de l'honneur que tu me fais, et je vois que la brune devenue blonde n'a point changé son cœur.

— Est-ce de moi que tu prétends parler ?

— La pulsation de ton artère sur mon bras ne dit-elle pas que tu le sais ?

— Si mes artères battent, crois-tu qu'elles ne battent pas chez tous ces fous, que tu vois rire, danser, fêter la jeunesse, l'amour et la vie ?

— C'est le plaisir qui les émeut, ceux-là ?

— Tandis que moi ?...

— Tandis que toi... c'est l'inquiétude.

— Vraiment ! Pourquoi ?

— Pour connaître le plaisir, il faut croire en l'avenir ou n'y jamais penser.

— Décidément, tu n'es ni aimable, ni gai...

— Je suis mieux que cela.

— Qu'es-tu ?

— Je suis *voyant*. Je vois dans le passé, dans le présent, dans l'avenir. Hier, aujourd'hui, demain, m'appartiennent.

— Le passé ! fit-elle toute frissonnante, malgré ses efforts.

— Le passé qui m'eût fait croire que tu représenterais quelque reine célèbre du Nord, Catherine II, par exemple, et non pas la souveraine de l'Afrique, car tu as mieux connu les neiges glacées que les soleils ardents.

Elle s'était arrêtée brusquement, très pâle, le dévorant des yeux.

— Donne-moi ta main, reprit le domino, et je vais y lire couramment ce que tu as fait, ce que tu fais, ce que tu feras.

Tout en parlant, entraîné par elle, sans y accorder grande attention, ils étaient sortis des salons, avaient gagné le jardin, et s'étaient engagés dans une allée presque obscure aboutissant à un massif de verdure sombre.

C'est devant ce massif qu'elle s'était arrêtée.

— Non... non... pas ici... répondit-elle d'une voix sourde et un peu sifflante. Les mystères que tu as à me révéler demandent la solitude... On pourrait nous interrompre... Et puis la lumière manque pour voir les lignes de ma main...

— Oh ! peu importe. J'ai une lumière intérieure, et c'est avec les yeux de la *seconde vue* que je déchiffre la vie.

— Eh bien ! si je ne veux pas qu'on t'entende !... Suis-moi.

D'une main fiévreuse, elle saisit une des mains de son compagnon, de l'autre, elle écarta quelques branches.

Ils se trouvèrent en face d'une porte dissimulée, où elle frappa et qui s'ouvrit instantanément.

Devant eux, il y avait quelque couloir sombre.

Elle poussa le domino à l'intérieur, puis l'entraîna en avant... Une seconde porte s'ouvrit.

Ils étaient dans une petite pièce emplie de la clarté d'un grand nombre de bougies.

— Nous voici seuls ! s'écria-t-elle. Allons ! ôte ton masque, IVAN !

IX

OU L'ON SE RETROUVE

D'un mouvement lent, presque automatique, le domino ôta le masque qui cachait son visage.

Le visage parut.

Il était d'une pâleur mortelle, et c'était bien, en effet, le visage de l'agent de la sûreté, d'Ivan le moujik.

Bien qu'elle s'y attendît, bien qu'elle eût la certitude de cette apparition, Elisa ne put retenir une sorte de cri étouffé.

Tous deux, un instant se regardèrent, immobiles.

Elle était, sous son fard, devenue aussi pâle que lui, et un peu de sueur froide perlait à la racine de ses cheveux.

Dans les yeux de cet homme, dressé en face d'elle, après des années de séparation et d'oubli, du moins de son côté à elle, et dont la seule présence était une menace terrible, dans les yeux de cet homme, disons-nous, la comtesse cherchait à lire ce qu'elle avait à redouter, ou à espérer.

Le regard d'Ivan était dur et froid, plutôt que chargé de haine et de colère, et c'est ce qui effraya le plus l'ancienne institutrice, dont nous connaissons les aventures en Russie, puisque l'Elisa du moujik et l'Elisa d'Edouard Darun ne faisaient qu'une seule et même personne.

La femme coupable eût préféré les fureurs de la vengeance et de la jalousie dans ce regard de son ancien amant, qui la transperçait comme un glaive d'acier.

Jaloux, haineux, emporté par les passions les plus terribles, il y avait espoir, peut-être, de rallumer, dans les cendres du passé, la flamme du vieil amour... et de s'en faire une protection, au moins momentanée.

Ce qu'elle redoutait, ce n'était pas l'homme lâchement abandonné, l'amant trahi, ayant soif de *vendetta* : c'était le justicier, implacable et cuirassé contre toutes les séductions.

Or, le justicier, c'est ce qu'elle entrevoyait dans ce regard ; aussi, après un moment de lourd silence, lui dit-elle, courbée en une attitude de prière et de désolation soumise, décidée à tenter un suprême effort, et hésitant encore sur ses résolutions à prendre :

— Je vois que tu me hais bien.

— C'est ce qui vous trompe, Madame ! répliqua le Russe. Je vous plains encore plus !

— Eh bien ! tu as raison, s'écria-t-elle ; car je suis malheureuse, plus malheureuse que tu ne l'as jamais été, que tu ne l'es, que tu ne le seras... et quoi que tu aies souffert, cela ne peut se comparer à ce que j'ai souffert, à ce que je souffre !

Elisa avait complètement changé d'aspect en parlant ainsi.

La femme ironique, menaçante, audacieuse et impudente qui avait tenu tête au danger, dans leur première escarmouche, avait disparu.

Il ne restait plus qu'une femme admirablement belle, alanguie, abandonnée, humble, désespérée, criant pitié par toutes ses allures, demandant indulgence et pardon du regard et de la voix.

— C'est bien possible ! répliqua-t-il. Quoique je ne m'en fusse guère douté à vous voir, tout à l'heure, au milieu de votre triomphe ! Mais cela prouve, après tout, que la conscience existe ou, plutôt...

Il sourit ironiquement :

— ... Que la terreur de l'avenir, fils du passé, hante vos nuits et trouble les joies du présent !

— Ce qui trouble mes jours, ce qui hante mes nuits, Ivan, c'est le souvenir de l'homme que j'ai tant aimé, que j'avais perdu et qui pouvait m'accuser, me mépriser, me haïr... ce que tu fais, en ce moment où nous nous retrouvons.

— De quel aimé voulez-vous parler ? demanda-t-il, toujours ironique, comme s'il n'avait pas entendu la fin de la phrase.

— De toi, Ivan, et tu le sais bien, quoique tu fasses semblant de l'ignorer. De qui pourrait-ce être ? — De ton ancien maître et du mien ?...

Elle haussa lentement ses blanches épaules, d'où s'échappaient comme de toute sa personne des parfums capiteux.

— Tu sais bien que la peur seule m'avait livrée à lui !

— La peur ! ricana Ivan.

— Oui, la peur... Et comment pourrais-tu t'en étonner, toi, un homme, un homme brave, énergique, capable de tous les dévouements et qui tremblait, non pas seulement à sa vue, mais au simple son de sa voix, mais à la simple évocation de son nom ?... Peux-tu t'étonner qu'une femme, une jeune fille, seule, abandonnée, loin de son pays et des siens, loin de toute loi protectrice, et qui n'avait rien pour la défendre, ait tremblé devant lui ?

Il la regardait toujours, implacable et méprisant.

— Oui, je comprends ta pensée, poursuivit-elle. J'étais ambitieuse... J'avais soif de luxe, soif des triomphes de la vanité. Je voulais sortir de l'humble position où le hasard de la naissance et la pauvreté m'avaient placée. Que j'aie été grisée par cette idée, qu'elle se soit mêlée à ma terreur pour me livrer à lui... c'est possible. Je suis sincère... Je l'ai toujours été, tu dois te le rappeler.

Mais je ne connaissais point la vie... J'étais jeune, ignorante des autres et de moi-même... Je t'aimais et je ne savais pas à quel point je t'aimais... je ne l'ai su qu'après, je ne l'ai compris qu'en te perdant !... Tant que j'étais sûre de te conserver, tant que j'étais certaine de ton amour, ne souffrant pas, je me laissais aller aux mauvais côtés de ma nature, aux instincts que la vie ne m'avait pas [illegible] pris à juger et à rejeter avec horreur loin de [illegible]

— Vraiment, Madame, je ne m'explique [illegible] dans quel but vous jouez la comédie à laquelle [illegible] siste... Que vous contiez ces choses à d'autres, des étrangers... cela pourrait réussir... mais à moi, à l'homme à qui vous avez tendu un piège infâme, abusant de sa passion folle et naïve de pauvre esclave de la veille qui croyait voir le ciel s'ouvrir, que vous avez livré à la mort la plus cruelle [illegible] plus épouvantable, au moment où il accourait à vous, se figurant aimé ; au moment où il venait au rendez-vous fixé par vous-même, voilà ce qui dépasse toute vraisemblance et devrait faire hésiter même votre audace et votre hypocrisie !

— Ivan, reprit-elle, en se rapprochant de lui d'un mouvement onduleux et félin, voilà où tu es dans l'erreur. Tu ne sais pas la vérité entière...

— Vraiment !

— Je te le jure. En effet, je t'ai livré, mais parce que tu étais perdu... le prince Kérédine savait tout ou, plutôt, se doutait de tout... Il était jaloux... tu ne l'ignorais pas... j'avais vu... on m'avait, d'ailleurs, prévenue qu'il nous guettait... T'avertir était impossible... C'était la mort, la mort immédiate, ou la mort affreuse et lente pour nous deux... mais rien n'eût pu nous sauver. Tandis qu'en paraissant te livrer, j'assurais mon salut et le tien... car j'avais un moyen de te faire fuir...

— Même s'il m'avait tué sur l'heure, ou s'il avait ordonné mon supplice sans sursis ?

— Alors, je serais morte avec toi !

— Assez, Madame ! répondit Ivan d'une voix ferme. Le pauvre moujik, candide et facile à tromper, est mort, je vous le promets, et vous aurez beau le chercher en moi pour en faire de nouveau votre dupe et votre victime, vous ne le trouverez plus. La vie aussi m'a éclairé et transformé. Je me rappelle tout ce qui s'est passé entre nous... Je me rappelle jusqu'au moindre détail de cette scène infâme ! Ce maître, votre amant préféré, ne savait rien... Ce n'est point de lui et de sa jalousie que vous aviez peur... c'est de moi qui repoussais un partage honteux ; c'est de mon amour qui s'imposait et voulait vous arracher la promesse de fuir avec moi...

— Ivan...

— Ah ! laissez-moi parler... je vous ai assez écoutée. Il a fallu que vos cris, que vos appels retentissent longtemps à travers la vieille demeure, avant que Kérédine les entendît, accourût... En entrant dans votre chambre, il ignorait que j'y fusse, et sa surprise fut absolue de m'y trouver, d'y apprendre ce qu'il n'apprit que par vous.

Au fur et à mesure qu'Ivan parlait, un nouveau changement se produisait dans l'aspect de la comtesse Mariniani.

D'abord, inclinée devant son ancien amant, humble, palpitante, caressante et souple, essayant, avec sa beauté qu'elle lui offrait, comme certaines femmes seules savent s'offrir, dans l'espoir de réveiller les souvenirs des sens, sinon de rallumer les flammes du cœur, par une griserie qui l'eût rendue maîtresse de la situation et lui eût permis ensuite d'agir au mieux de ses propres intérêts et de son [illegible] vis-à-vis du comte Mariniani, — maintenant elle se redressait, ainsi que la vipère sur qui on a mis le pied, l'œil étincelant, les lèvres contractées en un rictus de fureur, le corps raidi en un spasme de colère froide et de haine implacable.

— Alors, c'est la guerre ! dit-elle enfin. Vous voulez vous venger..., et pour cela, vous avez rêvé de tout aller dire à mon mari, au comte Mariniani. Il ne vous croira pas ! Je répondrai que vous êtes fou... Je le prouverai... et ici où je suis toute-puis[illegible]

... où le comte a toute l'influence que lui donnent son nom et son immense fortune, rien ne sera plus facile que de vous faire enfermer... Ah ! prenez garde... prends garde, Ivan... Quand on m'attaque, je me défends !... Quand on me menace, je frappe !... Puisque tu as bonne mémoire... tu devrais te le rappeler.

— A la bonne heure ! répliqua-t-il sans s'émouvoir. Je vous préfère ainsi... Je vous reconnais mieux. Je vous crois, en effet, capable de tout pour sauvegarder la situation que vous avez conquise, et s'il n'y avait devant vous que le Russe Ivan, et derrière vous que le comte Mariniani... je serais peut-être à votre discrétion. Mais ce que ferait la comtesse Mariniani, Mme Edouard Darun ne le fera pas !

A ces mots qu'elle n'attendait pas, Elisa poussa un cri sourd, et, chancelante, recula de deux pas pour aller s'appuyer au premier meuble qu'elle rencontra, où ses doigts crispés s'accrochèrent.

X

LA RÉPONSE D'ÉLISA

La terreur d'Elisa avait été profonde ; elle avait été foudroyante aussi, car la comtesse ne s'attendait pas, nous le répétons, ne pouvait pas s'attendre à cette attaque qui lui montrait l'abîme ouvert sous ses pieds.

En reconnaissant Ivan, et elle l'avait reconnu promptement, dès les premières paroles échangées entre eux, au bal, malgré le masque qui lui cachait le visage de son ancien amant, ce nouveau danger inattendu, dressé devant elle, lui avait paru anodin, à côté de ceux que sa conversation avec Clara Mignon lui faisait entrevoir.

Ce qu'elle redoutait par-dessus tout, c'était qu'on découvrît ses rapports avec Edouard Darun, qu'on sût et qu'on prouvât que le corps de la femme coupée en morceaux n'était pas le sien.

Que la vérité fût connue, et elle était perdue sans ressources, traînée devant les tribunaux pour bigamie, déshonorée aux yeux de tous.

Il y avait là un crime défini, une situation légale, contre lesquels toute sa ruse, toute son audace, ne pouvaient guère la protéger, quoiqu'elle se fût décidée à lutter jusqu'à la dernière extrémité et qu'elle se fût entendue avec Spadone, le parrain de la petite Anita, pour tenter le seul moyen de salut problématique qu'elle entrevît encore.

Le retour d'Ivan ajoutait une nouvelle menace, il est vrai, à toutes les menaces suspendues sur sa tête, une nouvelle complication terrible à toutes les complications au milieu desquelles elle se débattait ; mais là, le danger était beaucoup moins considérable.

Cet ancien serf, ce paysan russe qui avait été son amant, il était facile, après tout, de s'en débarrasser.

De ses accusations, de ses récits du passé, il n'apportait, il ne pouvait apporter aucune preuve, et, de fait, depuis qu'il était là, il s'était contenté de répéter un récit qu'elle pouvait nier, si des circonstances qu'elle était résolue à empêcher de naître le mettaient en face du comte Mariniani.

D'abord, elle avait essayé de l'adoucir, de lui mentir, pour gagner du temps et s'assurer jusqu'à quel point elle avait à le craindre.

Puis, le voyant cuirassé contre tout restant de l'ancienne passion et contre tous les mensonges qu'elle eût pu inventer et soutenir, elle se sentait en mesure de le réduire au silence d'autre sorte et d'une façon définitive.

Elle n'avait point prévu que cet homme oublié par elle, dont elle n'avait plus entendu parler depuis des années, qu'elle croyait mort ou perdu à tout jamais, — elle n'avait point prévu que cet homme connaissait sa vie entière, possédait le terrible secret qui pouvait la jeter du haut de son empyrée sur les bancs d'une cour d'assises et lui ravir tout ce qu'elle avait conquis au prix d'un crime.

Sur le moment, elle recula, perdant la tête ; mais la situation était trop grave, trop tendue, pour que cette femme d'une énergie exceptionnelle, alors que ses passions ou ses intérêts étaient en jeu, s'abandonnât ainsi du premier coup.

L'espoir, l'espoir du triomphe définitif ne voulait pas abandonner son cœur.

Jusqu'à quel point son ancien amant connaissait-il la vérité ?

N'avait-il que des soupçons ?

Possédait-il des preuves ?

Et, en ce cas, comment cet étranger, qui lui paraissait si peu mêlé à sa vie, depuis qu'elle l'avait perdu de vue, était-il au courant des secrets les plus intimes de l'exitence cachée d'Elisa ?

Aussi, elle se redressa brusquement et reconquérant, en une seconde, l'apparent sang-froid qui lui était nécessaire, répliqua-t-elle :

— Vous êtes fou, Ivan, et je ne comprends même pas de quoi vous voulez parler.

— Ah ! maintenant, fit-il en levant sur elle un doigt vengeur, vous pouvez nier, tant qu'il vous conviendra. Votre trouble, cette terreur intense qui vous a envahie et que vous essayez, en vain, de dompter, vous ont trahie.

— Je vous répète que vous êtes fou, et que je ne sais de quoi vous voulez parler.

— Vraiment !

— Je sais, en effet, car cette affaire a fait assez de bruit pour que je ne l'ignore point, — les journaux ne se sont guère occupés d'autre chose, pendant plusieurs semaines, — qu'une femme appelée Elisa Darun a été assassinée de la façon la plus effroyable, et qu'on accuse son mari d'être l'auteur du crime... Mais que puis-je avoir de commun avec cette malheureuse... puisqu'elle est morte et que je vis ?

— Cette preuve, preuve absolue, je ne l'avais pas, en effet, quand je suis arrivé à Naples, il y a quelque heures, quand j'ai pénétré chez vous, malgré toutes les consignes qui vous protègent, par des moyens connus de moi seul et qui ne vous regardent point...

— Eh bien, vous voyez...

— Au premier coup d'œil, malgré tous les artifices employés par vous, pour vous rendre le plus méconnaissable possible, quoique vous ayez teint en blond votre chevelure noire, au premier coup d'œil, dis-je, lorsque vous fîtes votre entrée en Cléopâtre, dans le bal donné par le comte Mariniani, je vous reconnus... je reconnus celle que j'avais aimée si follement, et que, même dans vingt ans, j'eusse démêlée parmi des milliers d'autres femmes. Mais cette Elisa, était-elle aussi l'Elisa qui passait pour morte et qui livrait son mari au bourreau, afin de devenir comtesse et dix fois millionnaire ? Bien que j'eusse toutes les raisons de le croire, je n'en avais pas, je le répète, la preuve absolue... Et c'est pour l'avoir, cette preuve, que je suis allé à vous, que je vous ai suivie jusqu'ici, que j'ai tenu à me ménager avec vous cette dernière entrevue, qui, sans cela, eût été inutile...

— Et ?...

— Et cette preuve, maintenant, je l'ai !

— Elisa écoutait Ivan, sans faire un geste, buvant ses paroles. On eût pu la croire de marbre, sans l'éclat de ses prunelles sombres.

Elle avait trop besoin de toutes ses forces pour en dépenser si peu que ce fût avant le moment suprême.

Comme un général qui concentre ses troupes en face de l'ennemi, elle tendait ses nerfs et sa volonté et en accumulait tout l'effort.

— Vous venez de dire, reprit-elle, une phrase...

— Laquelle ?

— Celle-ci :

« Bien que j'eusse toutes les raisons de croire... »

— Cela est vrai !

— Ivan, vous me haïssez... vous avez tort, mais je le comprends... Vous voulez vous venger... me rendre le mal pour le mal que vous affirmez que j'ai voulu vous faire, et que je nie... Je le comprends encore. Mais, quelle que soit votre haine, justifiée ou non... quelle que soit votre résolution de vous venger, vous ne refuserez pas les explications que je vous demande.

— Quelles explications ?

— L'accusation que vous portez contre moi est tellement abominable, si ridiculement invraisemblable aussi... On dirait un roman...

— Un roman, en effet. La vie m'a appris que la réalité dépassait presque toujours la fiction... et que les choses les plus invraisemblables sont souvent les plus vraies.

— Soit. Mais pour croire que la femme dont la justice a retrouvé le corps et constaté l'identité n'est pas morte ; pour croire que la police, que tous les témoins se sont trompés ; pour croire que je suis la femme de M. Darun, votre haine ne vous a pas suffi... Il vous a fallu, en effet, des preuves, des preuves au moins apparentes... et pour que je puisse, à mon tour, vous répondre autrement que par une négation qui ne signifie rien, j'ai besoin de connaître sur quelles bases vous appuyez cette accusation folle...

— A quoi bon ?

— Vous ne me refuserez pas cette grâce, Ivan. L'honneur, la loyauté, vous en font un devoir... Il n'est pas de pays, si barbare qu'il soit, où on ne mette l'accusé à même de répondre à l'accusation... Il n'y a pas de juge, si partial et si passionné qu'il soit, qui n'explique au prévenu pourquoi et comment on l'accuse du crime pour lequel il va payer sa dette à la société.

Ivan se taisait.

— Comprenez bien que ce que j'implore, non de votre pitié, mais de votre équité, ne vous désarmera pas contre moi... si, en effet, vous avez des preuves, et si réellement je suis la coupable que vous supposez... N'oubliez pas, non plus, que, tout à l'heure, vous hésitiez, que vous n'étiez pas sûr que je fusse cette Elisa... Darun, je crois. Le doute est donc possible... même pour vous... Parlez... je vous adjure... au besoin, je l'exige.

— Allons, répondit Ivan, après une courte hésitation, j'y consens. Interrogez... Je répondrai !

— Depuis votre départ de Russie, voici la première fois que nous nous rencontrons... Est-ce vrai ?

Elle attendait la réponse à cette question avec une visible anxiété.

— C'est vrai !

Un éclair de joie traversa les prunelles noires de la comtesse.

— Moi, je vous ai cherché en vain, en vain je me suis informée de vous, pour savoir ce que vous étiez devenu.

— Moi de même.

— Donc, vous ignorez l'existence que j'ai menée, où j'ai vécu...

— Votre existence, je la connais... où vous avez vécu, je vais vous le dire...

— Parlez ! fit-elle, le regard étincelant, la bouche frémissante.

Elle ne doutait point que les affirmations d'Ivan ne fussent exactes. Ce qu'elle voulait, c'était apprendre comment il était arrivé à pouvoir les formuler, afin de voir s'il lui restait la possibilité de combattre et l'espoir de vaincre.

— En quittant la Russie, reprit l'agent, où vous n'aviez pas atteint le but poursuivi par votre ambition, vous êtes revenue à Paris ; là, il vous a fallu reprendre le métier de professeur de piano au cachet, qui vous pesait tant et qui rapporte si peu.

L'expérience de la vie et plus d'une déception vous avaient appris déjà combien était chimérique l'espoir caressé par vous d'un brillant mariage.

Vous étiez découragée... Les esprits les plus fermes ont de ces heures d'abandon... Puis, je vous connais bien... Dépourvue de tout sens moral, mais supérieure à quelques égards ; déclassée par vos goûts, votre éducation, votre intelligence en opposition avec la médiocrité de votre situation dans le monde, vous vouliez, non les splendeurs fausses et passagères de la courtisane à la mode, mais un rang régulier dans la société.

Ce n'est point vertu, chez vous... toute votre vie l'a prouvé... C'est orgueil immense et ambition démesurée.

Née en marge de la société, vous n'avez jamais eu qu'un rêve, y entrer par la grande porte et dominer ceux qui vous écrasaient.

Vous y êtes arrivée... seulement, trop tard, alors que vous aviez accompli un acte décisif qui vous a rivé aux pieds un boulet dont rien ne peut vous délivrer.

Mais je reprends.

Donc, de retour à Paris, lasse et découragée de la triste existence que vous meniez, vous avez fait la rencontre d'un jeune homme, employé sans fortune, mais intelligent, plein de cœur, assez joli garçon pour inspirer une passion à une femme de qui le cœur eût égalé celui d'Edouard Darun.

Cette passion, vous étiez incapable de la ressentir, car vous n'avez jamais aimé et vous n'aimerez jamais que vous-même... Malheureusement, vous n'êtes point parfaite... Nul ne l'est ici-bas, et il n'y a rien de complet dans le cœur humain, pas même le vice, pas même l'insensibilité.

Une fantaisie vous prit pour lui... Il vous adorait, était prêt à vous donner son nom, ne vous demandant rien, qu'un peu d'amour en échange de son grand amour.

Vous ne vîtes que le mariage.

Vous ne vous rendiez pas un compte bien exact de la réalité de sa position, quoiqu'il ne vous en eût pas caché l'humilité réelle.

Mais le jugeant ce qu'il était, honnête, sans ambition, homme de sentiment avant tout, vous vous figuriez qu'une fois qu'il serait votre mari vous pourriez l'inspirer, le pousser dans le monde, modifier ses allures et l'amener promptement aux grades supérieurs de son administration.

D'ailleurs, je vous le répète, il vous plut pendant quelques jours, et vous aviez une hâte de devenir enfin *Madame*, après avoir craint de rester Demoiselle, ou de tomber là où la misère et votre beauté vous auraient conduite tôt ou tard.

Une fois mariée, et rassasiée de lui... vous êtes de celles qui se rassasient vite et, du banquet, ne gardent que la nausée... les déceptions commencèrent ; trois mois ne s'étaient pas écoulés que, pré-

…ant en pitié l'homme de cœur qui vous aimait, son esprit, son honnêteté et son âme supérieure qui le rendaient incapable de se plier aux bassesses et aux ruses indispensables pour activer son avancement et en faire l'instrument docile de vos rêves sans scrupules, vous regrettiez ce mariage.

Vous aviez pensé que vous domineriez votre mari, le jugeant faible de caractère et follement épris de vos charmes capiteux.

Vous étiez maîtresse de son cœur, en effet, non de sa conscience, et sa droiture renversa tous vos châteaux en Espagne.

— Voilà un joli roman, ricana Elisa sans nier, ni répondre autrement. Et vous rendriez, à ce que je vois, des points à Balzac, pour la peinture du cœur humain.

— Un jour, poursuivit Ivan, la Providence particulière qui veille sur les personnes de votre sorte et les met toujours tôt ou tard en puissance de faire fortune, vous mit en rapport avec une certaine personne...

— Quelle personne ? demanda vivement Elisa, sortant de son ironie glacée.

— Clara Mignon.

— Clara !

L'émotion éteignit la voix dans la gorge de la comtesse Mariniani.

Pour cette fois, elle se sentait acculée... elle se sentait perdue.

Là était le nœud du drame.

— Oui, Clara... Clara Mignon... une proxénète comme il y en a tant à Paris et ailleurs... Vous deviez vous deviner et vous entendre au premier mot... C'est chez elle que vous avez connu le comte Mariniani.

— Qui vous a dit cela ? balbutia la comtesse.

— Une autre femme, non d'âme, mais de classe inférieure, qui a pris part à toute cette intrigue. Vous vous rendiez près d'elle, un soir que votre mari vous suivit, rue Sophie-Germain... C'était la patronne d'une maison interlope, fondée avec l'argent de l'ancienne maîtresse chez qui Lodoïska Legrand, pour l'appeler par son nom, vous avait connue.

Pendant qu'Ivan parlait, avec une lenteur calculée, enfonçant chaque parole comme un nouveau coup de poignard, Elisa, livide et chancelante, avait reculé jusqu'au fond de la petite pièce.

Cette pièce devait être fort éloignée des autres parties du palais, car rien des bruits joyeux de la fête, qui continuait, ne venait jusqu'à nos deux personnages, et un silence profond les entourait.

Arrivée près de la muraille, la comtesse, cette femme qu'on admirait et qu'on enviait dans tout Naples, et dont l'aspect effrayant, à cette heure, eût fait horreur à ceux qui ne connaissaient que la brillante grande dame, — arrivée près de la muraille, disons-nous, la comtesse y appuya la main sur un bouton dissimulé dans la tenture.

— Vous ne répondez plus ?... dit Ivan.

— Vous êtes l'agent qui a fait l'enquête, rue Sophie-Germain, chez Lodoïska, répliqua-t-elle d'une voix sifflante ; l'homme avec qui Jeanne Latey avait des rendez-vous mystérieux.

Ce fut au tour d'Ivan de rester frappé de surprise et d'inquiétude, en voyant que toutes ses actions avaient été épiées et dévoilées.

— Et, poursuivit Elisa, en étendant la main, voici ma réponse.

Ivan, prévoyant quelque piège ou quelque attaque, se retourna violemment, et se trouva en face de l'homme déguisé en bourreau, accompagné de deux masques.

Tous les trois venaient d'entrer silencieusement par une porte placée derrière l'agent.

Mais au moment où ce dernier les aperçut et avant qu'il eût pu faire un geste ou pousser un cri, il était saisi à la gorge, terrassé, bâillonné et réduit à l'immobilité par des liens qui entraient dans ses chairs.

XI

OU L'ON RETROUVE BIEN PRÈS QUELQU'UN QUE L'ON CROYAIT BIEN LOIN

Nous avons quitté le bal à la suite de la « Belle Comtesse », au moment où elle entraînait Ivan à cet entretien dont nous venons de faire connaître le dénouement inattendu.

Il nous faut maintenant revenir en arrière d'une heure environ, pour suivre les agissements d'un autre personnage, nous voulons parler de la jeune femme qui portait d'une façon si gracieuse le costume de la Nuit.

On se rappelle qu'au moment de se diriger vers Elisa, Ivan avait murmuré à l'oreille de sa compagne mystérieuse :

— Ne vous occupez plus de moi ; ne songer qu'à vous !

En effet, dès qu'elle avait vu disparaître le domino au bras de Cléopâtre, après avoir jeté un regard autour d'elle, qui semblait dire que rien ne l'intéressait plus dans cette foule bigarrée, la petite personne avait manœuvré pour s'y perdre, et gagner sans affectation les jardins pleins de lumières et de rumeurs adoucies.

Là, évidemment, il était plus facile de passer inaperçue et d'échapper aux questions indiscrètes de ceux qui cherchaient en vain à lier conversation avec ce joli masque dont le charme discret et la grâce mignonne éveillaient une admiration contenue, cependant, par un sentiment de respect instinctif, que n'analysaient même pas ceux qui le ressentaient.

Bien que la foule fût nombreuse dans les allées, et que des couples, dont on ne pourrait dire « *Rari nantes in gurgite vasto* » allassent se perdre sous les ombrages touffus et à travers les bosquets moins en vue, chacun, plus occupé pour son compte personnel, y accordait moins d'attention aux autres et semblait vouloir y respecter une sorte d'*incognito* tacitement convenu.

La jeune femme, dont les yeux de couleur indéfinissable sous le loup de velours noir indiquaient, par leur regard vif et profond, une intelligence fine et un rare esprit d'observation, avait remarqué ce fait, sans doute, car, malgré ses précautions pour paraître indifférente, il était visible que c'était avec une certaine hâte contenue qu'elle cherchait à quitter les salons.

Aussitôt qu'elle se trouva en plein air, elle sembla respirer plus à l'aise, exposant avec une sorte de bien-être inconscient ses bras nus et sa gorge pudique, si l'on peut s'exprimer ainsi, quoique charmante dans la délicatesse de ses formes, au souffle de cette atmosphère tiède des belles nuits de l'Italie du Midi, et marcha d'un pas plus rapide.

Cependant, elle n'allait pas au hasard, en femme simplement heureuse d'échapper à la lourde chaleur des salons.

Sa petite allure discrète et rapide la menait vers une allée latérale, longeant le mur extérieur du palais Mariniani, allée peu éclairée et presque absolument déserte.

Vers son extrémité, en un coin dissimulé par un buisson touffu de magnolias, s'ouvrait une porte bâtarde, invisible de toutes les autres parties du jardin et de la splendide habitation occupée par le comte.

Ce fut devant cette porte que s'arrêta la jeune femme.

Après avoir jeté un regard derrière elle, pour s'assurer qu'elle n'était point suivie, elle allongea le bras, dont la blancheur neigeuse se distinguait mieux dans la pénombre de ce lieu retiré, et, d'un doigt léger, frappa contre la porte trois coups régulièrement espacés.

Aussitôt la porte s'ouvrit, tournant sur ses gonds sans bruit.

En dehors de la porte stationnait une voiture fermée, un coupé attelé d'un seul cheval.

C'était le cocher qui, descendu de son siège, avait ouvert la porte.

Ce fut lui qui, silencieux et empressé, ouvrit la portière.

La jeune femme gravit lestement le marchepied sans échanger un mot avec l'homme, lequel remonta sur son siège, et, sachant sans doute où il devait aller, enleva son cheval d'un vigoureux coup de fouet et partit à fond de train.

Le palais du comte Mariniani, nous l'avons déjà dit, se dressait un peu en dehors de la ville de Naples, au bord de la mer, dans la direction de Sorrente.

La voiture, au lieu de suivre cette route et de continuer à s'éloigner vers la campagne, rentra en ville, se dirigeant vers le centre, jusqu'à la rue de Tolède, qui, à Naples, est une sorte de boulevard des Italiens, moins les arbres, et reste animée, pleine de promeneurs de toute espèce pendant une partie de la nuit.

C'est là que sont les principaux cafés où la haute société et tous les étrangers de passage vont consommer ces glaces exquises et colossales qui ont fait la juste réputation des glaciers napolitains.

La voiture s'arrêta vers le milieu de la rue, en face d'une maison de bonne apparence, mais au rez-de-chaussée de laquelle, chose rare, il n'y avait point de boutique, de telle sorte qu'on pouvait entrer et sortir sans frôler la masse des consommateurs ou des badauds qui ne manquent en aucun pays du monde.

La jeune femme, cette fois, n'attendit pas qu'on lui ouvrît la portière, et, sans que le cocher quittât son siège, elle sauta légèrement à terre et disparut dans l'ombre du couloir.

Si rapides qu'eussent été ses mouvements, on aurait pu constater qu'elle avait recouvert son déguisement d'une sorte de manteau sombre, évidemment préparé à l'avance à l'intérieur du coupé, et quitté son loup qui, loin de la cacher aux regards curieux, n'eût plus servi qu'à éveiller l'attention.

Dès qu'elle eut disparu à l'intérieur de la maison, le cocher fouetta son cheval et s'éloigna au galop.

Quant à la jeune femme, après avoir suivi un assez long corridor peu éclairé, surtout en comparaison de la rue où l'abondance des becs de gaz, soit de la ville, soit des cafés, jetait de vives lueurs, elle atteignit un escalier dont elle gravit les marches avec la vivacité d'un oiseau qui sautille de branche en branche, et ne s'arrêta qu'au palier du 5e étage, où elle introduisit une clef dans la porte qui lui faisait face.

Alors elle se trouva dans un appartement des plus simplement meublés, composé de trois pièces en enfilade, dont elle traversa les deux premières d'un pas si léger qu'en pénétrant dans la troisième pièce, elle put s'avancer, sans être entendue, jusqu'auprès d'un jeune homme assis devant une table, la tête dans ses mains, et qui paraissait absorbé par quelque préoccupation intense.

Elle se débarrassa, souriante, du pardessus qui la cachait, et, jetant doucement ses bras nus au cou d'Edouard Darun, car c'est lui que nous retrouvons rue de Tolède, à Naples, Jeanne Laffey, que nos lecteurs ont sans doute reconnue depuis longtemps aussi, posa ses lèvres sur le front du jeune homme en lui disant :

— Me voici de retour !

Il se redressa brusquement, surpris, presque effaré, comme ceux qu'on réveille en sursaut, mais son regard aussitôt s'emplit de lumière et son visage s'éclaira d'une joie intense.

— Toi ! balbutia-t-il ; que c'est gentil de venir si tôt... J'avais peur de cette longue nuit d'angoisse, passée loin de toi... Mais comment ne l'ai-je pas entendue ?... On dirait que tu glisses ou que tu flottes, et tu m'apparais, à chaque instant, de la sorte, sans que j'entende le bruit de tes petits pieds sur le sol.

— Ne sais-tu pas que je suis une âme ? fit-elle en l'enveloppant du regard de ses yeux profonds, intelligents et bons.

— Une âme, oui... et une femme aussi... la meilleure et la plus dévouée...

Il s'arrêta, la contempla, une seconde ou deux, en artiste, et ajouta :

— Que tu es jolie, ainsi !

— Voulez-vous vous taire, Monsieur ! répliqua-t-elle, sans cependant fuir son regard admirateur, s'y exposant, au contraire, avec quelque chose du frémissement doux et de la coquetterie ardente de la fleur sous les baisers du soleil dont elle vit. — J'apporte de graves nouvelles... et...

— Et que m'importe ? interrompit-il, en l'attirant contre lui et en posant ses lèvres sur les jolies épaules rondes et blanches qui frissonnaient et rougissaient à chaque baiser. Tu es là, ma Jeanne me revient... elle est toujours à moi... C'est la seule nouvelle qui m'intéresse... puisque c'est le bonheur, le bonheur, le bonheur complet, absolu... mieux que cela... ma vie, ma vie tout entière !

— Vrai ! vrai ! disait-elle prise tout à coup d'un élan de cette passion contenue qui remplissait son cœur et s'échappait au moindre choc. Vrai ! tu m'aimes de toute ton âme ?... Tu m'aimes toujours autant ?

— Toujours plus !... Pourquoi le demandes-tu ?... Ne le sais-tu pas ?

— Ah ! c'est que, vois-tu, quand on aime à un certain point, quand on sent, comme tu viens de le dire, que cet amour est notre vie elle-même, qu'il est le sang de nos veines, la chair de notre chair, on a toujours besoin d'entendre répéter ce mot : Je t'aime ! Et, si doux qu'il soit... quelque bien qu'il fasse, il semble presque froid, presque insuffisant à exprimer l'amour qu'on ressent et celui qu'on voudrait inspirer... on rêve je ne sais quel au-delà qui n'est plus de cette terre.

Pendant qu'elle parlait, il l'avait saisie dans ses bras, soulevée, et la tenait serrée contre lui, comme un enfant dans son berceau.

Son long voile, où se mêlaient ses cheveux blonds détachés, flottait derrière elle, de même que sa jupe aux plis légers qui lui faisait un nuage d'ombre, sur lequel s'enlevaient la neige des chairs et l'or de la chevelure.

Vue ainsi, souriante, sans perdre jamais ce je ne sais quoi d'un peu mélancolique et sérieux dans une douceur virginale d'ange et de sœur de charité qui n'appartenait qu'à elle, elle semblait moins une créature de cette terre que l'évocation poétique de quelque rêve d'artiste épris d'idéal.

C'était un rêve réalisé : rêve de bonté, d'héroïsme et dévouement, où il n'y avait de corps que juste ce il en fallait pour que ce fût charmant et devînt tangible, au lieu de s'évanouir en quelque vapeur aérienne.

— Laisse-moi te regarder, disait-il à voix basse ; laisse-moi te boire des yeux, de tout mon être... laisse-moi... J'ai peur que tu ne disparaisses, un jour, que tu ne t'envoles vers le ciel, ta véritable patrie, que tu sembles n'avoir quittée que pour me la faire connaître ici-bas... Laisse-moi revivre ma vie, avant de t'avoir connue et depuis que je t'ai connue...

— Alors, tu ne regrettes rien ? dit-elle doucement et tu me pardonnes de t'avoir aimé, de t'avoir voulu dès que je te vis... car c'est moi qui t'ai voulu la première, et je n'en rougis pas.

— Tant que je vivrai, je bénirai le jour où tu es venue à moi !... Te rappelles-tu ce soir affreux où toutes les angoisses et toutes les douleurs me mordaient au cœur, devant mon existence brisée par la plus épouvantable et la plus honteuse des catastrophes pour un homme ?

Tu vins et tout changea.

Aux ténèbres succéda l'éblouissante clarté !

Aux luttes et aux doutes, succéda la joie, le calme dans l'ivresse, la confiance dans le bonheur.

Puis, si je ne t'aimais pour tout ce que tu es, je t'aimerais encore pour tout ce que tu fais, ou je serais le plus ingrat, le plus misérable des hommes...

Lorsqu'on vint m'arrêter, il y a quelques jours, j'ignorais encore tout ce que je te devais... Je savais bien que tu t'occupais de moi, de mon salut, que tes sorties mystérieuses, dont tu m'avais défendu de te demander l'explication, ou dont tu me donnais des explications dont je ne croyais pas un mot...

— Et tu avais bien raison ! fit-elle, toujours souriant, et maintenant reposant sur les genoux du jeune homme, car il s'était assis, sans l'abandonner, et la tête de la jeune femme s'appuyait sur son épaule, de telle sorte que, s'il voyait le sourire des lèvres, il ne voyait pas une larme sous chaque paupière, amenée là par un excès de sensibilité et de joie presque douloureuse.

— Mais, poursuivit-il, je ne pouvais deviner, quoique j'eusse dû m'en douter, de quel génie merveilleux t'avait douée l'amour.

— Ah ! interrompit-elle, la Providence m'aidait. C'est elle, vois-tu, qui a placé Ivan sur ma route... Je pouvais ne pas le rencontrer... il pouvait même ne pas exister... et si Mme de la Renaudie ne m'avait pas mise en rapport avec lui... et si, pour des raisons que tu connaîtras tout à l'heure, il n'apportait pas une passion personnelle à me servir, c'est-à-dire à servir ta cause, certes, il n'eût pas risqué ce qu'il a risqué, en se chargeant de ton arrestation pour te faire échapper.

— Il me semble encore que c'est un rêve ! répliqua Edouard. Et j'admire, sans me l'expliquer, le sang-froid subit, incompréhensible, avec lequel, saisissant le signe imperceptible qu'il me faisait et devinant ses paroles au mouvement de ses lèvres, je me suis élancé hors de la voiture, dont la portière n'était qu'incomplètement fermée.

— Oui, oui, c'est un homme hardi, intelligent, un cœur dévoué... Il risquait sa position... Il risquait son avenir... et il est certes, perdu aux yeux de ses chefs, s'il ne mène pas à bien son entreprise et n'arrive pas à prouver ton innocence, car les deux agents qui l'accompagnaient ont eu... je l'ai vu... des soupçons sur sa complicité.

— Hélas ! murmura M. Darun, la prouvera-t-il jamais, mon innocence ?

Les yeux bleus de Jeanne brillèrent d'un vif éclat, mais elle se tut.

— Tu m'as emmené, poursuivit le jeune homme. Nous avons quitté Paris, sans perdre une seconde, avant que ma fuite eût été signalée à la police parisienne, et nous voici à des centaines de lieues de notre point de départ, à Naples... à l'abri, momentanément, des premières recherches... Mais ici, comme là-bas, je suis prisonnier, obligé de me cacher, de trembler... et ici comme là-bas, mon bel ange, vous continuez vos allées et venues mystérieuses que je comprends encore moins que lorsque nous étions en France.

Comme elle se taisait toujours, il s'arrêta, et, penchant la tête, la regarda plus attentivement.

— Oh ! fit-il tout à coup, frappé de l'expression de la jeune femme, dont le visage, devenu plus grave, rayonnait néanmoins d'un éclat extraordinaire ; il y a du nouveau, tu sais quelque chose, je le vois !

— Oui, dit-elle enfin.

Elle se redressa, glissa à terre, et se tint debout devant lui, ravissante en sa toilette, qui lui donnait un je ne sais quoi de vraiment idéal et semblait déjà la rattacher au monde extra-terrestre dont il y avait un rayonnement en elle, sous sa fragile enveloppe, résistante pourtant à toutes les fatigues.

— Ecoute-moi, reprit-elle, mais plus sérieusement... pas ainsi... il y a trop d'amour dans tes yeux... et c'est à ta raison qu'il faut que je parle.

— Que t'importe, si mon cœur t'entend et te comprend ?

— Ah ! le vilain artiste ! reprit-elle indulgente et ravie ; pour quelques mètres de dentelle, quelques broderies d'argent, une coiffure qui me va, un petit bout d'épaule et de bras qui se montrent, le voilà qui oublierait tout... Eh bien ! oui, ta Jeanne est jolie, ce soir...

Le sourire disparut de ses lèvres, ses paupières se mouillèrent, et elle ajouta d'une voix émue d'un infini de tendresse :

— Et ta Jeanne n'en a jamais eu plus besoin, comme tu n'as jamais eu plus besoin de ton courage et de ton énergie... car nos destinées, cette fois, vont se décider.

— Nos destinées !... Que veux-tu dire ?

— Je veux dire que j'ai triomphé... que je touche au but poursuivi par moi...

— Comment ?

— Avant vingt-quatre heures, votre innocence sera prouvée.

Il bondit sur ses pieds.

— L'assassin est connu ? s'écria-t-il.

— Non... pas l'assassin. Mais j'ai la preuve que le corps de la femme coupée en morceaux...

— Eh bien ?

— ... n'est pas le corps d'Elisa.

La voix de la jeune femme avait faibli, en prononçant ces derniers mots.

— Pas le corps d'Elisa ! répéta-t-il, pâlissant. Mais alors, si ce n'est pas... c'est qu'elle n'est pas morte... c'est qu'elle...

Il ne pouvait achever, regardant la jeune femme qui le regardait.

— C'est qu'elle vit ! dit celle-ci.

XII

LA PEPINA

— Ne m'interromps pas, reprit vivement Jeanne, voyant sa stupeur et son émotion, mettant la main sur les lèvres du jeune homme pour y arrêter les questions qui s'y pressaient. — Ne m'interromps pas. Laisse-moi parler. Ce qui est une révélation pour toi était une conviction pour moi depuis le premier jour, depuis mon entrevue avec M. de la Renaudie... Tu te rappelles... ce soir... ce soir béni entre tous... quoi qu'il arrive, où je te donnai l'hospitalité et où je te fis comprendre que toutes les preuves t'accablaient et que tu serais inévitablement condamné si l'on t'arrêtait.

Mais cette conviction, il fallait la faire partager aux autres, et, pour cela, il fallait retrouver Mme Darun.

Oh ! fit-elle, l'arrêtant encore du geste, n'admire pas trop ma perspicacité... Je t'aimais, voilà ce que tu vas appeler ma seconde vue...

Quoique j'aie toujours été coquette avec toi, si le désir de plaire à celui qu'on aime, à celui-là seul, est de la coquetterie, j'ai toujours été sincère avec toi aussi, et je ne t'ai jamais caché, je n'ai jamais nié que l'amour entre nous deux était né d'abord en mon cœur.

A cela, il y eut plusieurs raisons... la première, c'est qu'à ta vue, avant même de te connaître, comme si je t'eusse été destinée de toute éternité, comme si j'avais été désignée, dès longtemps, pour être l'instrument de ton salut... je n'ose encore dire de ton bonheur, je me sentis portée vers toi, d'un instinct rapide et violent, irraisonné, mais très positif...

Je te vis et je t'appartins.

Mais je suis une honnête fille, tu le sais... Tu étais marié... et je ne fis rien, je n'aurais jamais rien fait pour te détacher de celle qui portait ton nom.

Je le fis si peu que, lorsque nous nous rencontrâmes, tu savais à peine qui j'étais et que tu ne m'avais même pas remarquée !

Est-ce vrai, cela ? poursuivit-elle, en lui rendant la parole.

— Oui, c'est vrai, absolument vrai !

— J'avais besoin de ton témoignage pour rassurer ma conscience et justifier à mes propres yeux la suite de ma conduite envers toi.

— Oh !... Jeanne...

— Laisse-moi achever. Si tu avais été heureux, si la femme qui portait ton nom avait été digne de toi, jamais tu n'aurais entendu parler de moi davantage et j'aurais étouffé en mon âme, *je l'espère* — ajouta-t-elle, avec un soupir arraché par la terreur de cette lutte dont elle se sentait, néanmoins, capable — l'attrait tout-puissant qui m'entraînait vers toi...

Mais je connus Elisa... et je vis qu'elle ne t'aimait pas ; je vis qu'elle était indigne de toi.

A ces choses-là, une femme ne se trompe pas, en face d'une autre femme.

Cela me rapprocha encore de toi, par un sentiment d'immense et profonde pitié, cela m'unit à toi par les liens d'une sympathie, née de la communauté de nos destinées. Je souffrais d'un amour défendu et qui ne devait pas être partagé... Tu souffrais d'un amour qu'on ne méritait point, et qui n'était pas partagé... La douleur nous faisait déjà, par ce point, frère et sœur, avant que la vie nous fît amant et maîtresse, et je me sentais moins coupable de t'aimer, parce que tu n'étais pas aimé de celle pour qui être à toi eût dû être à ses yeux, comme aux miens, le paradis sur terre.

J'avais, je te l'avoue, des sentiments, parfois, de colère et de haine contre l'ingrate et l'indigne qui méprisait le trésor qui eût fait ma fortune... Et je t'aimais tant que, bien que te voir heureux par elle m'eût poignardée, j'avais des envies folles d'aller la trouver, de me jeter à ses pieds, de lui dire :

« Vous voyez bien qu'il est malheureux et qu'il mérite d'être aimé... Voilà ce qu'il est, voilà ce qu'il vaut... Aimez-le, rendez-le heureux... Ne le faites pas souffrir ! »

Peut-être, si j'avais obtenu un pareil changement, en serais-je morte de chagrin, heureuse pourtant de te savoir heureux.

Mais il n'y avait rien à tenter auprès d'elle... et les événements, des événements affreux pour toi... que j'ai quelquefois eu l'égoïsme de bénir — ce que je me reproche — me donnèrent à toi, le jour où tout manquait autour de toi...

Seulement, puisque la plus terrible des catastrophes faisait mon triomphe, je me jurai que rien ne me coûterait pour refaire ton existence, te rendre tout ce qui t'avait été enlevé, et, après t'avoir sauvé, te mettre à même de rentrer dans le monde, la tête haute, sans avoir plus jamais besoin de la pauvre petite créature, de l'humble ouvrière qui s'était donnée, ne voulant demander aucune promesse pour l'avenir, et que tu peux quitter demain si cela te plaît et si elle gêne ta carrière. Demain, tu seras innocent aux yeux de tous, et un grand artiste fêté de tous.

— Oh ! Jeanne... Jeanne... dit-il.

— Tu me répondras après, fit-elle vivement ; je n'ai pas terminé.

Alors elle raconta tout ce que nous avons vu s'accomplir sous nos yeux, jusqu'à l'instant où, d'accord avec Ivan, elle avait pénétré, grâce aux moyens dont disposait l'agent de la Sûreté, dans le bal donné par la comtesse Mariniani, en qui elle avait reconnu enfin Elisa Darun.

En ce moment la pendule sonna trois heures du matin.

La jeune femme tressaillit et devint un peu pâle.

— Un dernier rendez-vous, reprit Jeanne, m'appelle auprès d'Ivan, qui doit m'attendre pour me faire connaître le résultat de son entrevue et m'expliquer les suprêmes mesures combinées... par lui. On peut réclamer mon témoignage.

Sa voix faiblissait.

— Maintenant, ajouta-t-elle, mon œuvre est accomplie : tu n'as plus besoin de moi !

— Plus besoin de ma Jeanne ! s'écria-t-il.

Il s'agenouilla devant elle en un mouvement d'adoration complète, absolue.

— Que fais-tu ?... murmura-t-elle.

— Je te demande pardon, dit-il lentement et les yeux mouillés de larmes.

Elle le regardait, étonnée, palpitante.

— Il faut que j'aie été bien coupable envers toi... que je t'aie bien mal montré mon amour, mon admiration, mon respect, ma reconnaisance, le sentiment presque religieux que tu m'inspires... pour que tu aies pu douter ainsi de moi !...

Elle se pencha violemment vers lui, saisit la tête du jeune homme entre ses deux petites mains brûlante de fièvre, en murmurant :

— Ainsi, tu m'aimes, tu m'aimeras toujours, quoi qu'il arrive ?

— Je ne sais pas si je t'aime, Jeanne. Je sais seulement que tu es mon bonheur, ma vie, moi tout entier, que je n'existe que par toi et pour toi !

Un quart d'heure après, Jeanne Lattey, qui avait repris son costume habituel, sortait pour se rendre au rendez-vous, convenu d'avance, où devait l'attendre Ivan.

— Voici la dernière sortie de cette nature, à laquelle je suis condamnée... Sois patient, avait-elle dit à Edouard, tout enivrée de sa joie un peu contenue, et pleine de foi en l'avenir.

Ce ne fut qu'en se retrouvant seul, après le départ de la jeune femme, qu'Edouard Darun com-

[illegible] seulement à songer à la révolution qui allait s'opérer dans son existence.

Tant que Jeanne était là, il ne voyait qu'elle, il ne sentait que son amour pour elle.

En face de lui-même, peu à peu, il se mit à réfléchir à sa situation, la seule chose, pour ainsi dire, dont ils n'eussent point parlé, ni l'un ni l'autre, n'ayant écouté que les battements de leurs deux cœurs.

Ainsi, Elisa n'était pas morte ! Elle vivait, cela allait être prouvé. Donc, l'innocence de son mari deviendrait aussi éclatante que le soleil en plein midi.

C'est alors seulement aussi qu'il comprit qu'elle était morte en lui, que pas une étincelle des anciens désirs et des anciennes jalousies n'était restée sous les cendres du passé.

Cela ne le surprit point.

L'amour complet est ainsi fait qu'il éteint jusqu'au souvenir de ce qui n'est pas lui-même, et que, devant la femme aimée, on ne sait plus qu'on a aimé, ou cru aimer d'autres qu'elle.

Mais ce qui le surprit, c'est de ne sentir ni colère, ni désir de vengeance contre l'indigne créature qui, pour satisfaire son ambition, ses goûts de luxe et de vie brillante, avait accepté froidement de le livrer au bourreau, en faisant, ou en laissant peser sur sa tête une infâme accusation dont elle devait croire qu'il ne pourrait jamais prouver la fausseté.

En agissant ainsi, elle lui avait procuré un tel bonheur, sans le vouloir, qu'il l'eût presque bénie d'avoir été une créature infâme, puisqu'à son infamie il devait d'avoir mis le pied dans le paradis dont Jeanne était l'ange gardien.

Comparant sa vie à celle d'Elisa, comparant ses joies à lui à ses joies à elle, il se sentait presque pris d'une sorte de pitié philosophique, et la plaignait plus d'être un monstre qu'il n'en était indigné.

Si elle n'avait été qu'une coquine ordinaire, il serait resté son mari et il n'eût jamais connu Jeanne.

C'est à ce point que si cela eût dépendu de lui seul, que s'il n'avait pas eu son honneur à garder, sa réhabilitation à conquérir ; que s'il n'avait pas eu à rompre aussi les liens qui l'unissaient à la coupable, afin de donner un nom purifié et bientôt glorieux, grâce au talent du peintre, à Jeanne, dont ce serait la récompense et l'apothéose, il eût préféré ne plus entendre parler d'Elisa et rester tel qu'il était.

Mais il ne pouvait, il ne devait rien arrêter, rien empêcher.

C'était à Ivan, représentant la loi et agissant en son nom, de prendre les mesures nécessaires.

Edouard, à cet instant de ses réflexions, fut interrompu par un coup de sonnette discret, bientôt suivi d'un second coup de sonnette un peu précipité et nerveux.

Il s'était redressé, inquiet et palpitant.

Qui donc pouvait venir à pareille heure ?

Il était quatre heures du matin. Personne ne connaissait et ne devait connaître leur domicile à Naples, où ils ne s'étaient installés que la veille.

En dehors de Jeanne ou d'Ivan, il n'attendait personne.

Or, Jeanne n'aurait pas sonné ; elle avait une clef de l'appartement.

Quant à Ivan, puisqu'il avait donné rendez-vous à la jeune femme, il l'attendait ou était en sa compagnie.

Depuis six mois que M. Dafun vivait sous le coup d'une accusation capitale, obligé de se cacher, sans cesse menacé d'une arrestation, il était devenu craintif, et s'était habitué à redouter tous les faits qu'il ne s'expliquait point.

Son premier mouvement avait donc été de ne pas répondre.

Néanmoins, on continuait de sonner avec une insistance qui ne permettait guère de ne pas ouvrir.

Puis, après tout, quel risque courait-il, désormais ?

La révélation faite par Jeanne le mettait à l'abri de tous les dangers.

Puisque l'existence d'Elisa était constatée, à présent, sa situation à lui devenait nette ; il n'avait plus besoin de se cacher.

Il se dirigea donc, ses hésitations finies, vers la porte, où l'on continuait de carillonner, l'ouvrit résolûment et se trouva en face d'une personnage inconnu que nous allons présenter à nos lecteurs.

XIII

OU L'ON VOIT QU'IL N'EST PAS TOUJOURS BON DE SUIVRE LE GUIDE QUI S'OFFRE A NOUS CONDUIRE

Ce personnage était une jeune fille, ou une toute jeune femme ; elle pouvait avoir vingt à vingt-deux ans.

Où l'hésitation n'était point possible, c'était au sujet de sa beauté, beauté chaude, éclatante, de femme des pays ensoleillés, de cette race où le sang de la Grèce et de l'Afrique s'est mêlé au sang italique.

Assez grande, bien faite, d'aspect vigoureux, sans être grosse ou de formes masculines, comme il arrive trop souvent à celles qu'on est convenu d'appeler « belles femmes », elle portait ce costume napolitain qui a tant de grâce et d'originalité et que malheureusement on ne retrouvera plus bientôt qu'à Paris, sur le dos des *modèles* pour MM. les artistes.

Il se composait d'une jupe de couleur rouge, tombant droit, avec de lourds plis réguliers, d'un corsage de velours noir décolleté et sans manches, d'où sortait la chemisette blanche formant gigot sur le bras, tandis que l'avant-bras, demi-nu, était pressé vers le haut, près du coude, par une pièce de velours noir semblable au corsage.

Sur la tête, un foulard de soie aux nuances vives couvrait une partie des cheveux, noirs comme du jais, et tombait sur la nuque, flottant avec une sorte de crânerie.

Quant aux traits, réguliers, un peu allongés, sauf la bouche, semblable à un bouton de grenade entr'ouvert, qui semblait s'avancer, provocante et prête aux baisers, comme facile au rire joyeux, ils eussent été peut-être empreints de quelque dureté sans cette bouche amoureuse et sans l'éclat caressant et moqueur des yeux fendus en amande.

D'ailleurs, cette expression de dureté devait apparaître au repos ou sous la poussée de la moindre irritation, et d'autant plus facilement que les sourcils noirs, finement dessinés, s'étendaient en une ligne longue et droite, à peine séparée vers le milieu, ce qui est, dit-on, indice d'énergie, de violence et de jalousie.

Pour le moment, la jeune Napolitaine souriait de ses deux prunelles adoucies et de toutes ses dents blanches, éclatant dans l'intervalle du double carmin des lèvres écartées.

Cependant, il y avait en elle un aspect d'audace,

[illegible], qui lui seyait, et ajoutait à sa beauté un je ne sais quoi de plus piquant qui n'était pas désagréable du tout.

Dès qu'Edouard eut entr'ouvert la porte, elle la poussa vivement et s'introduisit sans façon et sans hésitation, sans apparence d'embarras ni de timidité quelconque, jusqu'au milieu de la première pièce, où la lumière que l'amant de Jeanne Lattey tenait à la main tomba d'aplomb sur les larges anneaux d'or qui se balançaient aux oreilles de la jeune fille et sur la chaîne d'or également lourde et à triple rang, qui pressait son cou de Junon.

M. Darun avait reculé devant elle, pour lui faire place, et la regardait avec une surprise où se mêlait une admiration d'artiste à la vue d'un merveilleux modèle.

Il retrouvait là, subitement évoqué devant lui, un de ces types que les peintres italiens ont plus d'une fois reproduits dans leurs tableaux, et que nous sommes accoutumés, sous nos climats brumeux, à croire bien plus les enfants du génie et de l'imagination que de la réalité vulgaire.

La visiteuse comprit parfaitement l'effet produit par elle, et n'en parut ni étonnée ni blessée ou inquiète, car son sourire en devint plus engageant et sa prunelle plus chatoyante de doux reflets.

— N'est-ce pas à monsieur Edouard Darun que j'ai l'honneur de parler ? dit-elle alors, avec un fort accent italien et de cette voix de basse un peu gutturale, propre aux femmes d'Italie et d'Espagne, et qui étonne toujours les étrangers.

Cette question *ex abrupto* surprit étrangement le jeune homme et lui causa une vive inquiétude.

Qui pouvait donc savoir si bien son nom, ce nom qu'il cachait si soigneusement, dans ce pays où il n'avait jamais mis les pieds avant ce jour, où nul ne pouvait encore connaître sa présence ?

Puisque, somme toute, cette jeune et jolie personne, malgré la saveur un peu sauvage qui se dégageait de son costume et de toutes ses allures, dont la grâce n'excluait pas la hardiesse marquée, bien que cette jeune et jolie personne, disons-nous, n'eût rien d'effrayant ni de menaçant, et ne parût animée d'aucune mauvaise intention, son arrivée et son entrée en matière avaient quelque chose de si inattendu et de si inexplicable, que M. Darun voulut user de prudence.

— Vous vous trompez, mademoiselle, répliqua-t-il ; le nom que vous dites n'est pas le mien.

La belle fille ne sembla pas surprise de cette réponse.

— Oh ! fit-elle, en souriant de plus en plus et laissant apparaître dans le reflet de ses prunelles et un certain plissement de paupières toute la ruse méridionale, vous vous défiez de moi.

— Vous ne m'avez pas dit qui vous étiez, poursuivit Edouard, sans répondre directement, et j'ignore ce qui peut vous amener chez moi à pareille heure...

— Quand je vous aurai dit que je m'appelle *La Pepina*, vous n'en serez pas beaucoup plus avancé, et cependant je n'ai point d'autre nom ; mais quand vous saurez que je viens de la part d'Ivan le Russe et de la signorina Jeanne Lattey, peut-être aurez-vous plus de confiance en moi.

— Jeanne !... Ivan !... répéta M. Darun stupéfait.

— Vous voyez donc bien, reprit la Napolitaine, que vous pouvez vous fier à moi...

— Quoi ! interrompit-il, c'est de la part de... de Jeanne...

— Et d'Ivan.

— Que vous venez ?

— Sans doute ; qui eût pu me dire votre nom, si ce n'est eux ?

— En effet, fit le jeune homme. Ce sont eux qui vous envoient. Que se passe-t-il donc, mon Dieu ?

— Rien que de très simple : ils vous prient de me suivre et de venir les rejoindre.

— Où cela ?

— Là où ils sont, répliqua-t-elle, toujours souriante.

— Mais où sont-ils ?

— Connaissez-vous Naples ?

— Non.

— Eh bien, alors, ma réponse ne vous apprendrait rien.

— Mlle Lattey m'a quitté, il y a moins d'une demi-heure...

— Sans doute.

— Pourquoi n'est-elle pas venue elle-même ?

— Parce qu'elle est occupée et que cela perdrait du temps.

— Elle aurait pu vous donner un billet pour moi...

— Elle n'y a pas songé... probablement... Et d'ailleurs, du moment où je sais votre nom et votre adresse, cela ne peut être que par elle, puisque personne ne vous connaît à Naples, où vous n'êtes arrivé que d'hier.

Tous ces détails étaient trop exacts et trop nets pour qu'Edouard conservât sa défiance ou pût hésiter davantage.

— Je suis prêt à vous suivre ! s'écria-t-il. Mais vous êtes sûre que... Jeanne ne court aucun danger ?

— Pas plus que vous-même et qu'Ivan le Russe, répliqua la jeune fille, en lui plantant effrontément ses yeux noirs en plein visage.

— D'ailleurs, pensait Edouard, maintenant, que risqué-je courir ?

— Allons ! dit-il, je suis à vos ordres, mon enfant.

Il saisit son chapeau.

La Pepina, pendant ce temps, inspectait d'un coup d'œil rapide de ses yeux mobiles tout ce qui l'entourait.

Elle aperçut un chevalet et des pinceaux.

— Tiens ! vous êtes peintre ? fit-elle.

— Oui, répliqua-t-il.

— Qu'est-ce que vous peignez ?

— Tous les genres.

— Faites-vous le portrait ?

— Surtout le portrait !

— Bien ressemblant ?

— Très ressemblant.

— Et vous avez du talent ?

— Beaucoup de talent ! répondit-il en souriant.

— Voudriez-vous faire mon portrait ? ajouta-t-elle tout à coup, les yeux brillants d'un désir passionné.

— Je comptais vous le demander... je ne trouverai jamais un modèle plus intéressant que vous... et qui se prête mieux à quelque réalisation artistique.

— Venez ! venez ! s'écria-t-elle avec vivacité. Ne perdons pas une minute. On nous attend.

Le jeune homme la suivit avec autant de précipitation qu'elle en mettait à l'emmener.

Du moment où il se croyait sûr qu'elle était envoyée par Jeanne, du moment où il croyait qu'on allait le conduire près de Jeanne, il n'avait plus qu'une pensée, qu'un désir : rejoindre Jeanne le plus tôt possible. Du reste, pour que Mlle Lattey le fît appeler dans ces conditions, il fallait que la situation fût pressante.

Quoi qu'en eût dit la Pepina, qui ne pouvait être

... courant de tous les détails de la situation, et à qui on n'avait certainement confié que les choses qui pouvaient prouver à Edouard la réalité de la mission qu'elle remplissait près de lui, il était possible que Jeanne et Ivan fussent en danger...

Cette crainte eût donné des ailes au mari d'Elisa et lui ôtait la moitié de son sang-froid.

Suivre ainsi une étrangère, au milieu de la nuit, était, certes, imprudent, mais ce qui ne touchait que lui-même était, à coup sûr, ce qui le touchait le moins.

Enfin, les dernières interrogations de la jeune Napolitaine avaient achevé de le convaincre de la loyauté de la Pepina.

Une femme qui s'intéresse à la peinture, qui demande à un artiste, avec cette candeur, de lui faire son portrait, ne peut vouloir de mal à cet artiste.

Arrivés dans la rue, elle marcha devant lui de ce pas rythmique et résolu des femmes de sa race, se retournant à peine pour constater qu'il ne la perdait pas de vue, jusqu'à ce qu'ils fussent entrés dans une de ces ruelles étroites et sombres, où l'on ne voit guère jour en plein midi et qui ne manquent pas plus à Naples qu'à Gênes, à Rome et dans toutes les villes d'Italie.

Là stationnait une voiture fermée, sorte de landau à quatre places, attelé de deux chevaux maigres et qu'on eût crus incapables de fournir une course un peu rapide et sérieuse.

La Pepina ouvrit la portière sans que le cocher, qui paraissait sommeiller sur son siège, fît un mouvement.

— Que Sa Seigneurie monte ! dit la jeune femme en s'effaçant pour le laisser passer.

— Nous allons donc loin ? interrogea-t-il étonné, et pris d'une nouvelle hésitation.

— Pas très loin, mais nous irons plus vite et nous serons moins remarqués.

La réponse était pleine de logique, et Edouard eut peur de paraître avoir peur devant cette jolie créature qui le regardait, à cet instant, d'un air un peu moqueur.

Il monta donc dans la voiture où sa compagne et son guide prit place à son côté.

A peine la portière était-elle refermée, que le cocher se réveilla, et, enveloppant ses tristes haridelles d'un maître coup de fouet, partit au triple galop.

Si les bêtes étaient maigres, elles étaient nerveuses et couraient un train d'enfer.

Pendant dix minutes ou un quart d'heure environ, ni Edouard, ni la Pepina, n'ouvrirent la bouche.

Plus inquiet au fond qu'il ne lui convenait de le montrer, il s'efforçait de regarder à travers les vitres le chemin parcouru.

Mais il ne connaissait point Naples, ignorait absolument où il se trouvait et vers quel endroit quelconque on l'emmenait.

Peu à peu, les maisons devinrent plus rares et il se trouva tout à coup en rase campagne.

— Mais où allons-nous donc ? s'écria-t-il enfin, n'y tenant plus et laissant échapper l'expression de son inquiétude et de sa défiance croissante.

— Nous approchons ! répliqua la Pepina.

Il s'était penché en dehors.

A deux cents mètres environ, commençait un petit bois vers lequel la voiture se dirigeait à fond de train.

— Je n'irai pas plus loin ! fit-il alors en se retournant vers sa compagne. Il est impossible que ce soit Jeanne qui m'attende en un pareil endroit.

Et il voulut ouvrir la portière pour s'élancer sur la route.

Mais, avant qu'il eût posé la main sur le bouton, il sentit le froid d'un canon de revolver sur sa tempe, en même temps que la Pepina transformée, l'air un peu farouche, en tout cas absolument résolu, lui disait :

— Pas un geste, pas un cri, ou vous êtes mort !

De la main gauche restée libre, la Pepina portait à ses lèvres quelque sifflet sans doute, d'où s'échappa un son aigu et strident.

La voiture s'arrêta.

Cinq hommes apparurent brusquement, se détachant des buissons et des rochers qui bordaient la route, devenue d'aspect assez sauvage ; l'un d'eux sauta près du cocher ; les quatre autres pénétrèrent, deux par deux, par chaque portière, dans l'intérieur de la voiture, qui se trouva pleine comme un œuf.

Ils étaient armés jusqu'aux dents !

— *Grazie tante !* dit l'un d'eux en s'adressant à la Pepina. *Sei una figlia stupenda e degna del Padrone !*

Ce qui voulait dire en bon français :

« Merci, tu es une fille merveilleuse et digne du chef ! »

Et la voiture repartit au triple galop, emportant Edouard Darun, tenu en respect par quatre couteaux fort proprement affilés, et autant de revolvers qui paraissaient munis d'excellentes cartouches, dernier modèle.

XIV

CE QUE FAISAIT JEANNE PENDANT CE TEMPS

Jeanne, comme nous l'avons raconté au chapitre précédent, était sortie en disant à Edouard qu'elle allait à un rendez-vous convenu d'avance avec Ivan.

Ceci demande quelques mots d'explication.

Ainsi que nous l'avons appris dans la conversation entre les deux amants, — bien qu'il nous déplaise de nous servir du mot amants, appliqué à Jeanne et à Edouard, ce mot étant insuffisant à rendre le caractère élevé de cet amour qui les unissait et que l'âme adorable de Mlle Lattey sanctifiait, — ainsi donc que nous l'avons appris, Ivan avait, au risque de perdre sa propre situation et de se compromettre gravement, assuré le salut momentané de M. Darun, en lui facilitant les moyens de fuir.

Empêcher son arrestation, à ce moment, était impossible.

Dénoncé par Clara Mignon, rien ne pouvait suspendre l'action de la justice, et c'est pour cela qu'Ivan avait demandé à être chargé lui-même de l'opération.

Deux mots de ce dernier à Jeanne avaient mis la jeune femme au courant, et, pendant qu'on emmenait M. Darun dans le fiacre à ce destiné et qui marchait lentement, celle-ci avait suivi la voiture à distance.

Dès qu'Edouard se fut élancé en dehors, courant devant lui, il avait rencontré Jeanne, qui l'entraîna vers un petit bouquet de bois, où ils restèrent cachés pendant une heure environ, après quoi, gagnant, avec d'infinies précautions, la station de la Varenne-Saint-Hilaire, ils étaient arrivés à Bel-Air où l'on prend le chemin de fer de Ceinture, qui les avaient conduits jusqu'à la gare de Lyon.

Tout cela s'était accompli si rapidement, et Ivan, de son côté, avait si bien pris ses mesures pour perdre le plus de temps possible dans de vaines recherches, que les deux fugitifs étaient déjà loin de Paris, lorsque la justice avait été avertie du prétendu succès de l'agent de police.

Celui-ci, continuant à se charger de la poursuite, sous prétexte qu'il avait à prendre sa revanche d'un échec qui l'humiliait, rejoignait ses protégés à Turin, d'où tous les trois ne tardaient pas à arriver à Naples.

Là, sans perdre une minute, le Russe s'était mis en rapport avec la police italienne, en se disant sur la piste d'un banqueroutier qu'on recherchait, en effet, et, sous ce prétexte, il avait obtenu les moyens d'assister, ainsi que Jeanne, à la fête du comte Mariniani, sans que ce dernier, ni la comtesse en fussent prévenus.

Ne sachant au juste ce qui résulterait de cette manœuvre, et supposant qu'à un moment donné, il pourrait être obligé de se séparer de sa compagne, il lui avait indiqué, à tout hasard et par surcroît de prudence, un rendez-vous, à heure fixe, dans un endroit peu éloigné du palais du comte, dont Jeanne avait étudié le chemin, dans cette même journée.

Ce fut donc sans hésitation qu'après avoir quitté Edouard, elle se rendit au lieu désigné, espèce de carrefour assez désert, où, à pareille heure, il ne passait presque personne.

Malgré les périls que peut courir une jeune et jolie femme, la nuit, dans les rues d'une grande cité telle que Naples ; bien qu'elle connût mal la ville et que la mission qu'elle avait assumée fût de nature à l'exposer à de réels et sérieux dangers, elle marchait à ce rendez-vous, sans faiblesse ni terreur, non seulement parce qu'elle était de ces cœurs héroïques qui n'hésitent jamais devant le devoir, et de ces âmes aimantes pour qui tout sacrifice à l'homme aimé est une joie, mais encore parce qu'elle croyait toucher au but, et que la certitude d'être adorée de celui qu'elle adorait lui causait une sorte d'ivresse et lui donnait des ailes.

Jamais elle ne s'était sentie si rassurée, si heureuse, si pleine de foi en l'avenir.

De quoi et pour qui eût-elle tremblé, à présent qu'Edouard ne courait plus de risques, puisque son innocence allait apparaître aussi éclatante que le soleil en plein midi ?

Pour elle ?

Cela ne lui était jamais advenu.

Quand il s'agissait de lui, elle s'oubliait complètement.

Quand il ne s'agissait que d'elle-même, cela ne l'intéressait pas assez.

Il y a ainsi un petit nombre de natures, hommes et femmes, qui ne vivent que de la vie d'autrui, et à condition de s'*objectiver*, pour ainsi dire, en un être aimé. Ce n'est plus *nous*, et c'est *nous* tout entier.

De son pas rapide et léger, elle arriva, en un quart d'heure, au carrefour où elle devait se rencontrer avec Ivan.

Le carrefour était désert.

La jeune femme ne s'en étonna pas trop. Elle attendrait. Mille circonstances imprévues pouvaient avoir retenu son compagnon.

Afin de ne point se faire remarquer, si, par hasard, quelqu'un passait, elle alla s'abriter dans l'ombre d'une porte cochère, où elle resta immobile.

Cependant, malgré son énergie, soit fatigue, soit secret pressentiment, soit que le silence et la solitude influassent à son insu sur ses nerfs féminins, elle ne tarda pas à se sentir gagnée par une sorte d'angoisse, d'abord vague, puis d'inquiétude très réelle.

Un moment même elle se dit qu'elle eût peut-être mieux fait de se faire accompagner par Edouard, ce qu'elle avait énergiquement refusé malgré l'insistance du jeune homme, au moment de cette dernière séparation.

A ce refus, elle avait apporté une délicatesse facile à comprendre.

S'il s'agissait d'exécuter, séance tenante, les mesures qui devaient amener l'arrestation d'Elisa, Jeanne préférait que M. Darun n'y fût pas mêlé directement et qu'il n'eût qu'à récolter le fruit des faits accomplis.

Longtemps elle attendit, immobile, sans se rendre un compte exact de la durée du temps. Sa pensée était avec Edouard, pour qui elle tremblait toujours, quand elle devait le quitter pour quelques instants, et sondait l'avenir, qui semblait désormais se présenter sous les plus riantes couleurs.

Cet avenir, n'était-ce pas Edouard libre, sauvé par elle, conquérant la renommée et la fortune par son talent, devant tout cela à la petite orpheline dont l'amour accomplissait des miracles, liée à lui par un de ces attachements sublimes et absolus que la mort elle-même est impuissante à délier ?

Tout à coup, elle tressaillit.

Une rumeur venait jusqu'à elle, et comme le bruit de pas d'une troupe d'hommes.

Ses yeux se détournèrent de la vision chérie... et revinrent sur la terre.

Alors, elle s'aperçut que plus d'une heure s'était écoulée, car le ciel blanchissait au-dessus de sa tête, annonçant l'approche du jour.

En même temps, une troupe d'individus débouchait d'une des rues avoisinantes, parmi lesquels on distinguait plusieurs agents de la police napolitaine.

Cela formait une sorte de cortège à l'aspect lugubre.

C'est qu'en effet, à mesure que ce groupe s'approchait de Jeanne, celle-ci, malgré la lueur indécise du jour naissant, commençait à distinguer un brancard porté par quatre hommes, et, sur ce brancard, étendue, immobile et rigide, la forme d'un corps.

Quelques curieux, gens du bas peuple, accompagnaient les carabiniers et les brancardiers, parlant et gesticulant avec la vivacité propre aux Napolitains.

A cette vue, brusquement, Jeanne sentit que son cœur se serrait, et un frisson glacé parcourut ses veines ; elle distinguait, maintenant, en plus, sur ce visage rigide semblable à un cadavre, de larges taches de sang, déjà bruni et coagulé !

Que la vue de ce sang excitât, dans une certaine mesure, sa sensibilité féminine, cela était naturel ; mais au point où Jeanne ressentait cette émotion, cela devenait excessif.

Dans une ville telle que Naples, où, ainsi que dans tous les pays d'extrême Midi, les rixes violentes ne sont pas rares et se terminent fréquemment par des coups de couteau, un accident semblable n'avait rien d'extraordinaire et aurait dû la laisser plus calme.

Cependant, emportée ou plutôt poussée par une force instinctive et, par conséquent, irrésistible, sans même savoir ce qu'elle faisait, elle s'élança en avant, oublieuse de l'*incognito* qu'elle avait tant d'intérêt à garder, et arriva près du groupe au moment où les porteurs, las du fardeau, s'arrêtaient et posaient le brancard à terre, afin de respirer un instant.

Jeanne put donc considérer à loisir ce corps étendu.

C'était celui d'un homme ! Et cet homme... c'était Ivan !

Son masque et son domino avaient été enlevés.

Il apparaissait dans le costume de voyage que Mlle Lattey lui connaissait et qu'il n'avait pas pris le temps de changer, sous son déguisement, pour se rendre au bal du palais Mariniani.

La tête pâle, les yeux fermés, les lèvres décolorées et entr'ouvertes, il ne donnait plus aucun signe de vie.

Jeanne devint livide à cet affreux spectacle, mais elle ne poussa pas un cri, ne fit pas un geste.

En reconnaissant le Russe, le sentiment de la réalité lui était revenu ; en voyant, frappé à mort, celui qui, avec elle, travaillait à faire éclater l'innocence de M. Darun, elle avait brusquement songé à ce dernier, et une rapide intuition lui avait fait comprendre que de terribles dangers la menaçaient, menaçaient l'être aimé et qu'il fallait protéger à tout prix.

Du moment où Ivan avait succombé dans la lutte, car pour Jeanne il n'y avait pas de doute possible et ce crime était le fait d'Elisa ! Jeanne restait seule pour mener à bout l'entreprise commencée, et cette tâche, de plus en plus difficile, de plus en plus effrayante, demandait de plus en plus de la prudence, du sang-froid et de l'héroïsme.

Elle eut donc l'admirable énergie de contenir sa terreur et de réduire au silence son émotion et son désespoir.

Nous disons bien désespoir. Ce cadavre qui reposait là, sous ses yeux, n'était pas seulement celui de l'homme en qui elle avait mis toutes ses espérances de triomphe et de victoire ; c'était aussi celui d'un ami véritable, et d'un ami dévoué.

Cependant, il fallait tâcher de savoir ce qui s'était passé, d'avoir quelques renseignements sur cette catastrophe dont la révélation lui donnait le vertige.

— Est-ce que ce malheureux est mort ? demanda-t-elle d'une voix mal affermie, en s'adressant à l'agent le plus près d'elle.

Mais celui-ci, au lieu de lui répondre, la regarda avec quelque surprise, et les yeux de ceux qui étaient là se reportèrent sur la jeune femme, l'interrogeant et la considérant d'une façon inquiétante.

C'est qu'en effet, Jeanne ne savait point l'italien et avait parlé naturellement en français, de telle sorte qu'on ne la comprenait pas.

Heureusement pour elle, un autre agent, qu'à ses galons on reconnaissait pour remplir un grade supérieur et qui, de fait, commandait à ses compagnons, parlait français, ce qui n'est pas fort rare dans la Péninsule.

— Mademoiselle, lui dit-il avec cette politesse qui est un des charmes de la population italienne, le malheureux est bien mort... Il a reçu là, voyez-vous, dans le flanc, un maître coup de couteau qui, pour moi, porte sa signature avec lui...

— Que voulez-vous dire ? répliqua Jeanne palpitante.

— Je veux dire que je parierais une année de mon traitement que c'est la main de Spadone qui a manié le stylet.

— Spadone ?... répéta-t-elle, en personne pour qui ce vocable n'a pas de signification.

— Comment, vous ignorez ce nom ?

Evidemment, elle était seule à l'ignorer parmi ceux qui l'entouraient, car ledit nom avait été accueilli par un murmure où la terreur et l'admiration se mêlaient à doses égales.

— C'est vrai, reprit l'agent, vous êtes étrangère, française... et vous n'habitez, sans doute, Naples que depuis peu de temps... Autrement, vous sauriez que Spadone est un chef de bande qui désole le pays et que la gendarmerie poursuit depuis dix ans sans pouvoir mettre la main dessus.

— Ah ! fit Jeanne ; mais où a-t-on trouvé... ce malheureux ?...

— Hors de la ville, à quelque distance d'ici. Des paysans ont rencontré son corps... et nous le transportons au plus prochain hospice, bien que ce soit inutile et qu'il n'y ait qu'à constater sa mort...

— Et vous savez son nom... qui il est ?

— Nous ne savons rien du tout. Il n'a point de papiers sur lui... Quant à son argent et à sa montre, on les lui a laissés... Ce n'est pas d'un vol qu'il s'agit... mais d'une vengeance... Du reste c'est un étranger... Pour moi, cela ne fait pas de doute.

Les porteurs s'étaient reposés ; ils reprirent leur fardeau et s'éloignèrent, laissant Jeanne immobile à la même place.

Toutes ses idées tourbillonnaient dans sa tête.

Cette mort d'Ivan, assassiné, après avoir suivi la comtesse Mariniani, à part la douleur naturelle qu'on éprouve à perdre un ami, et pour Mlle Lattey Ivan était devenu un ami réel, cette mort, disons-nous, causait un effroi profond à la jeune fille.

Qu'Elisa en fût l'auteur, cela était certain.

Mme Darun ne reculerait donc devant aucun moyen pour se défendre, pour conserver la position acquise.

C'était la guerre, la guerre sans pitié, *la guerre au couteau*, non pas seulement au figuré, mais au propre.

— Edouard ! Edouard ! balbutia-t-elle. Qu'est-il devenu ?... Et je l'ai quitté !... Oh ! mon Dieu ; mon Dieu !...

Et, prise d'un affolement subit, oubliant tout le reste pour ne songer qu'à lui, n'écoutant que la terreur des dangers qui pouvaient, qui devaient le menacer également, elle s'élança dans la direction de la rue de Tolède, où elle arriva tout courant, sans s'inquiéter de l'attention des passants qui commençaient à parcourir les rues de la ville en train de se réveiller.

XV

OU CE QU'ON EST CONVENU D'APPELER UN HASARD CHANGERA PEUT-ÊTRE BIEN DES CHOSES

Pour rendre claire la suite des événements qu'il nous reste à retracer, force nous est, encore une fois, de rétrograder de quelques heures et de retourner au palais Mariniani, où le bal continuait de secouer sa joyeuse ivresse parmi les invités du comte et de la comtesse.

Celle-ci, après une absence qui avait duré moins d'une heure et qu'elle avait consacrée à son entretien avec Ivan, entretien terminé, sous les yeux d'Elisa et par son ordre, de la façon qu'on sait, la « Belle Comtesse » donc était rentrée dans les salons, où son absence n'avait guère été remarquée, chacun, pour l'instant, s'occupant surtout de ses propres intrigues et de ses propres plaisirs.

Elisa retrouva aussitôt son cortège qui l'attendait, diminué seulement des deux personnages masqués jouant le rôle du bourreau et de la Locuste égyptienne.

On sait pourquoi le premier n'était plus là, puisque nous l'avons vu à la tête de ceux qui, dans la boudoir d'Elisa, bâillonnaient, garottaient et enlevaient Ivan.

La comtesse, lorsqu'elle reparut, était, sous son fard, d'une pâleur mortelle, et de légers soubresauts, qu'elle ne pouvait vaincre absolument, agitaient ses membres. Mais ses femmes l'entouraient, sous les ordres de la petite Anita, dont les grands yeux noirs, malins et un peu farouches à la fois, brillaient au milieu de son visage, couleur d'orange mûre, — et lui faisaient une sorte de rempart contre les observations indiscrètes de ses hôtes.

Mme Darun, après un rapide regard, se pencha vers la filleule du fameux Spadone, et lui dit quelques mots à voix basse.

— Elle a disparu presque en même temps que Madame, répliqua Anita. Il m'a semblé qu'elle suivait une personne masquée...

— Et qui portait le costume de la Nuit ? interrompit sa maîtresse.

— Justement.

— Ah ! fit encore Elisa. Et elle n'est pas revenue ?

— Non... mais la voici... Voyez, madame, elle s'avance vers nous. Elle vient du jardin.

En effet, Clara Mignon, toujours masquée, fendait la foule, se dirigeant avec quelque précipitation vers Cléopâtre, qu'elle cherchait des yeux depuis plusieurs secondes.

Les deux femmes furent bientôt l'une près de l'autre, et Anita, comprenant qu'elles avaient à se parler, élargit rapidement le cercle de ses compagnes, de façon à ce que sa maîtresse pût causer sans courir le risque d'être entendue.

— Eh bien ? demanda Clara à voix basse.

— C'était l'homme que tu supposais.

— L'agent ?

— Lui-même !

— Qu'est-il devenu ?

— Il n'y a rien à craindre de son côté, murmura la belle comtesse d'une voix presque indistincte.

Clara, cependant, la comprit, car elle eut un léger tressaillement.

— Et toi ? reprit Cléopâtre, d'où viens-tu ?... Qu'as-tu fait ?... Qu'as-tu appris ?

— J'ai appris quelque chose de terrible...

— Quoi ? fit Elisa, se raidissant.

— Tout ce que tu pouvais redouter est dépassé...

— Comment ? Explique-toi ?

— Cette jeune fille masquée...

— Eh bien, c'était Jeanne Laltey ?...

— Oui.

— Je m'en doutais, toi aussi ; tu l'as suivie ?

— Je l'ai fait suivre.

— Tu sais où elle est ?

— Je le sais.

— Nous la réduirons au silence et à l'impuissance, elle aussi !

— Mais elle n'est pas seule.

— Ah !... Qui donc ?...

— Ne cherche pas... tu ne pourrais deviner... M. Darun est à Naples... Ils sont ensemble !

Pour le coup, Elisa ne put dompter le violent frisson qui glaçait son sang et donna brusquement à ses blanches épaules et à ses bras nus cette rigidité de marbre que nous avons déjà signalée chez elle, à l'instant des commotions suprêmes.

— C'est impossible, répliqua-t-elle cependant ; puisque tu l'as fait arrêter.

— La police ne l'aura point trouvé... ou, plutôt, ce misérable agent qui s'entend avec eux l'aura fait échapper... Quoi qu'il en soit, M. Darun est à Naples, rue de Tolède, depuis hier ou ce matin, probablement, et c'est là, avec lui, qu'habite cette petite coquine qui poursuit notre perte, je veux ma la tienne !

Elisa se taisait, les yeux fixes, les lèvres serrées.

— Dans ces conditions, reprit Clara, il n'y a plus moyen de lutter.

— Au contraire, dit enfin la reine égyptienne, cela nous sauve.

Clara la regarda avec surprise.

— L'arrestation de... de celui que tu sais... était un danger immense, une faute presque irréparable... Je te l'ai déjà dit. Il aurait parlé... J'étais désarmée... C'est la Providence qui les amène tous les trois ici... qui les met tous les trois sous ma main, à ma discrétion... Ils m'ont déclaré la guerre... tant pis pour eux... Je me défendrai jusqu'au bout. Il faut vaincre ou périr... Comment as-tu su ?...

— Tu avais mis deux des hommes de Spadone à ma disposition, parmi les personnages masqués que tu as eu l'heureuse idée d'introduire au bal... Aussitôt que tu te fus éloignée avec l'agent, je ne m'occupai que de la petite personne que je soupçonnais. Elle se dirigeait vers le jardin. Ces hommes, sur un ordre de moi, suivirent sa piste... la virent sortir, monter dans une voiture qui l'attendait et qu'ils ne perdirent plus de vue... Lorsqu'elle descendit rue de Tolède, l'un d'eux resta à la porte, l'autre monta derrière elle. L'appartement qu'elle occupe avec... son amant, est au troisième étage...

Celui qui avait suivi Mlle Laltey, ne pouvant entrer avec elle, mais curieux et habile comme un singe, passa par une fenêtre ouvrant sur le palier. Une assez large corniche fait le tour de la maison à cet étage... dans la partie qui donne sur une cour étroite... C'est là qu'il s'engagea, au risque de se rompre les os.

Le hasard le servit à souhait, car, de la sorte, il parvint à une fenêtre éclairée du dedans... Bien que les rideaux en fussent clos, par une fente, ses regards plongeaient à l'intérieur de la pièce.

— Ah !... Et il constata ?...

— Il constata que la *signorina*, comme il l'appelle, avait rejoint un jeune homme dont il m'a détaillé un signalement qui ne laisse aucun doute... C'est bien lui, M. Darun...

— Alors ?

— Alors, il est revenu me prévenir, me rendre compte du résultat de sa mission...

— Et s'ils allaient me dénoncer ?

— Nous en serions avertis. Son camarade est resté dans la rue et guette.

— Cela peut être le salut, murmura de nouveau Elisa.

Puis elle ajouta d'un accent qui donna la chair de poule à sa complice, laquelle, pourtant, ne brillait point par l'excès de sensibilité :

— Il faut que cela soit le salut !

En cet instant, l'homme qui portait le costume d'un esclave éthiopien, exécuteur des hautes-œuvres de la reine d'Egypte, apparut brusquement à son côté.

Il s'inclina.

— Eh bien ? lui demanda Elisa plutôt des yeux que des lèvres.

— *E fatto !* répliqua-t-il.

Elle était devenue encore plus livide, s'il est possible, en entendant cette réponse espérée, attendue, pourtant.

Cela ne dura pas.

Elle redressa la tête, un éclair traversa ses prunelles sombres.

— Demain, tu toucheras tes cinquante mille francs ! dit-elle. Veux-tu en gagner deux cent mille de plus ?

— Toujours !

— Écoute alors.

... s'éloigna de Clara qui commençait à trou... l'intrigue odieuse et malpropre où elle avait ... sans scrupule, car cela rentrait dans son ... de princesse émérite, tournait un peu trop ... me et dépassait la mesure de son commerce ... Elisa, disons-nous, s'éloigna de quelques ... un peu de mots rapides mit l'illustre Spadone ... urant de la nouvelle situation.

— *Basta !* fit-il après une seconde de réflexion, *carico del resto. Che la padrona lasci fare a ...*

... à dire :

... suffit. Je me charge du reste. Fiez-vous à ...

... s'éloigna vivement dans la direction d'une ... en costume d'Armide, que personne ... naissait, mais dont la beauté piquante atti... les hommages des hommes avec lesquels elle ... était, visiblement fière et heureuse de l'effet ... par ses grands yeux veloutés, ses sourires ... deux perles, sa gorge blanche et ses ... Junon, sans compter sa taille souple et ...

... passant près d'elle, le bandit se pencha à son ... et murmura :

— *...pina, vieni ! Ho bisogno di te subito* (1) !...

... dant ce temps, la pauvre Jeanne annonçait ... oire et son salut à Edouard et s'apprêtait à ... joindre Ivan au rendez-vous convenu avec ... mer.

... les conditions que nous venons de retracer ... mairement, alors qu'Ivan était mis hors de ... et que la présence et la retraite des deux ... gens étaient connues de celle qui avait tout ... à les frapper pour ne pas être frappée elle ... dans ces conditions, disons-nous, rien ... sauver ni M. Darun, ni Jeanne.

... il est une certaine tournure inattendue des ... qu'on appelle *hasard*, faute d'en con... la loi et les causes, et qui parfois déjoue les ... aisons les plus sûres, où il semblerait qu'on ... aucune place à l'imprévu.

... hasard donc fit que Jeanne sortit pour aller ... vous convenu avec l'agent russe, au mo... même où Spadone prenait ses dispositions ... s'emparer des deux amants, soit par la force, ... devenait inévitable, soit par la ruse, ce qu'il ... la jugeant moins dangereuse au milieu ... ville populeuse telle que Naples.

... maison était gardée à vue par quelques-uns ... hommes du chef de brigands, dont un seul con... le visage de Jeanne.

... homme, c'était celui dont Clara Mignon avait ... l'audace ; celui qui était embusqué sur la ... au risque de tomber d'un troisième étage ... briser sur les pavés de la cour inté...

... il avait pu dévisager, sinon à son aise, du ... suffisamment la jeune fille, en même temps ... ait le signalement de son compagnon.

... elle apparut dans la rue, il la reconnut ... malgré son changement de costume, et, d'un ... rapide, ne pouvant quitter le poste qu'il oc... la signala à un complice placé à quelque ... ce.

... ci, plus jeune, moins expérimenté, ne con... pas la personne qu'on lui désignait, ... sur ses traces, puis la confondit avec une ... femme, de sa taille et de son âge à peu près, ... courait le même chemin, prit l'une pour ... s'égara sur cette fausse piste, pendant ... comme si la Providence veillait sur elle, échappait à ce nouveau danger dont rien n'eût dû la sauver.

On sait le reste.

Spadone, averti du départ de Jeanne, ne s'inquiétant plus d'elle, qu'il croyait en bonnes mains, avait instantanément tendu un piège pour lequel il avait requis, à tout hasard, le concours de la Pepina, sa maîtresse, et où Edouard Darun avait donné tête baissée.

Jeanne Latley, qu'on ne surveillait plus à ce moment, et contre laquelle, d'ailleurs, il eût été difficile de tenter quelque acte de violence en plein jour, regagna donc sans encombre l'appartement de la rue de Tolède, qu'elle trouva vide.

— Ah ! s'écria-t-elle, en constatant l'absence d'Edouard ; j'arrive trop tard... il est perdu !

Et, devant ce malheur, qui renversait tous ses rêves et brisait sa vie, son vaillant cœur l'abandonna, et elle tomba sans connaissance sur le parquet, comme foudroyée !

XVI

DÉCISION SUPRÊME

Quand Jeanne reprit connaissance, le soleil était déjà haut sur l'horizon.

Pendant quelques instants, la jeune fille resta la tête lourde, le cerveau vide ; puis, tout à coup, le sentiment de la réalité lui revint et la traversa avec l'acuité froide d'un coup de couteau en plein cœur.

Ce fut atroce.

Il y a de ces réveils de la pensée qui sont de véritables agonies.

Elle essaya de se relever et n'y put parvenir qu'après quelques efforts.

Cependant, une fois debout, elle retrouva une partie de son énergie, et, sous l'éperon d'une volonté vaillante, ses nerfs se tendirent et lui restituèrent une partie de ses forces pour cette lutte de la vie dont la mort seule nous délivre entièrement.

Avant tout, d'instinct, elle parcourut le petit appartement, cherchant non pas Edouard, il n'était plus là, mais quelque trace qui lui révélât le *pourquoi* et le *comment* de cette absence qui représentait pour Jeanne le maximum de malheur possible.

Tout était dans le même état où elle l'avait laissé peu d'heures auparavant.

Rien n'annonçait qu'il y eût eu une lutte quelconque, que le jeune homme eût été la victime d'un acte de violence...

Pas un meuble dérangé... pas une tache de sang, car la malheureuse Jeanne en était venue à ce point que l'idée d'un assassinat était celle qui la tenaillait.

Cette inspection la rassura un peu.

Il était évident qu'un crime ne s'était pas accompli, du moins là où elle était.

Cette idée la soulagea dans une certaine mesure.

On avait donc employé la ruse pour emmener Edouard ou l'attirer au dehors.

Mais après, que s'était-il passé ?

La jeune fille se laissa tomber sur un siège, le regard fixe, essayant de comprendre le présent, interrogeant l'avenir, analysant la situation.

(1) ... Pepina, j'ai besoin de toi immédiatement.

Cette situation était particulièrement affreuse et tragique, de quelque côté qu'on l'envisageât.

Edouard avait disparu.

Jeanne restait seule, en pays étranger, dans une ville inconnue, sans une protection, sans un être quelconque sur qui elle pût s'appuyer, à qui elle pût demander une aide, un conseil, exposée à tous les dangers.

Ceux qui ne menaçaient qu'elle la laissaient indifférente, et ce n'est point à elle qu'elle songeait.

Que lui importait la vie, si Edouard avait cessé de vivre !

A l'instant où elle aurait la certitude de sa mort, est-ce qu'elle ne sentait pas en elle-même qu'elle ne lui survivrait pas ?

Le venger ?

Sans doute, elle l'aurait voulu, mais en aurait-elle même la force ? Elle se disait que, lui mort, son cœur à elle cesserait de battre et que ce serait fini.

Mais était-il mort ?

Rien ne le prouvait.

Tant qu'elle n'avait pas cette preuve, elle n'avait pas le droit de s'abandonner.

S'il vivait, s'il était en danger, elle devait le défendre, accomplir, au besoin, des miracles pour le sauver.

Mais comment le défendre, comment lutter ? Avec quelles armes ?

Elle se regardait ; qu'était-elle pour conduire cette bataille, ou seulement l'entreprendre ?

Elle était une jeune fille, elle n'avait pas vingt ans, elle était seule, à des centaines de lieues de Paris, où Mme de la Renaudie l'eût puissamment soutenue et intelligemment conseillée ; dans un pays dont elle ne connaissait ni la langue, ni les mœurs, ni les coutumes.

Pourtant il était impossible qu'elle restât là, inerte, à se laisser mourir de désespoir, quand l'homme aimé l'appelait peut-être, n'avait d'espoir qu'en elle !

Tout à coup, elle se redressa, tremblante.

Une autre idée venait de traverser son cerveau enfiévré, c'est que, pour défendre, pour sauver M. Darun, s'il en était temps encore, quoi qu'elle fît, il fallait qu'elle fût libre et non frappée elle-même.

Or, si Elisa avait fait assassiner Ivan ; si Elisa avait su la présence de son mari à Naples et agi contre lui avec cette rapidité foudroyante, Elisa ne devait pas non plus ignorer la présence de Mlle Lattey et le rôle important qu'elle jouait dans le drame.

En ce cas, il était évident que Jeanne aussi allait être frappée, mise hors d'état d'agir, puisque, tant qu'elle serait vivante ou libre, elle resterait, si faible et si désarmée qu'elle fût, une menace incessante pour la comtesse Mariniani.

Plus la mignonne créature envisageait la situation, plus cette situation devenait terrible, effrayante, moins Jeanne entrevoyait le moyen d'en sortir.

Ce qui l'étonnait, maintenant, c'était d'être encore là, de n'avoir point encore péri, puisque leur ennemie ne pouvait espérer le salut qu'à la condition de fermer à jamais toutes les bouches révélatrices et accusatrices.

Que faire pour parer à cet autre ordre de danger plus personnel ? Il ne l'inquiétait et ne faisait ainsi palpiter son vaillant cœur que parce qu'elle se disait qu'en mourant de la sorte, elle mourrait inutilement, tandis qu'elle eût donné, avec joie, jusqu'à la dernière goutte de son sang, si cela avait pu sauver Edouard !

Se mettre sous la protection de la justice ?

Aller trouver les magistrats, leur signaler la disparition de M. Darun ?

Raconter la vérité entière ?

La croirait-on ?

Ivan mort, Edouard disparu, quelle preuve pour[illegible] rait-elle fournir de son accusation contre celle [illegible] portait le nom du comte Mariniani ?

Elle serait obligée d'avouer qu'elle était la [illegible] tresse de M. Darun, de M. Darun accusé, presq[illegible] convaincu d'assassinat.

Elle passerait pour sa complice. On croirai[illegible] quelque tentative d'abominable chantage.

On commencerait par l'arrêter elle-même, [illegible] toute probabilité, jusqu'à ce qu'une enquête [illegible] ou moins longue, plus ou moins loyale et [illegible] tiale, eût démontré qu'elle était une honnête [illegible] digne de créance.

Pendant ce temps, que deviendrait Edouard [illegible] run ?

S'il était entre les mains d'Elisa et si sa [illegible] ne l'avait pas encore fait tuer, par quelque [illegible] de scrupule ou de pitié devant l'homme qui [illegible] son mari et qui l'avait aimée passionnément, [illegible] criminelle n'hésiterait pas, par un nouveau cri[illegible] à faire disparaître celui dont le témoignage [illegible] vait la perdre sans ressource.

Et puis, d'ailleurs, Mlle Lattey pourrait[illegible] même arriver jusqu'aux magistrats ?

Ne devait-elle pas être surveillée, entourée d'[illegible] bûches ?

Ne serait-elle pas empêchée, arrêtée, n'im[illegible] comment, au premier mouvement qu'elle essa[illegible] rait ?

Evidemment, si elle était encore vivante et [illegible] ce n'était qu'un sursis, que le résultat d'un ha[illegible] inconcevable, ou de quelque piège savamment [illegible] du, où elle tomberait à la première tentative [illegible] tion.

— Eh bien, s'écria-t-elle, advienne ce qu'il [illegible] viendra ! Je ferai mon devoir. Tant que je n'ai [illegible] la preuve de la mort d'Edouard, je dois essaye[illegible] le sauver... Est-ce que je tiens à la vie, est-ce que [illegible] la comprends même sans lui ?... Si ma vie lui [illegible] inutile, mieux vaut la mort... O mon bien-aimé, [illegible] ta Jeanne ne peut plus que mourir pour te prouv[illegible] son amour, que la mort soit la bienvenue !

Elle regarda l'heure.

Il était midi.

— Au milieu de la journée, se dit-elle, on ne pou[illegible] ra pas m'empêcher d'arriver jusqu'à un magis[illegible] quelconque... Je me mettrai sous la protection [illegible] premier agent de police que je rencontrerai, qui [illegible] mènera à ses chefs... et il faudra bien qu'on m'é[illegible] coute... Il faudra bien qu'on me croie.

D'un dernier regard de ses grands yeux [illegible] tout pleins de larmes contenues et tout brillant[illegible] l'éclat des suprêmes résolutions, elle embrass[illegible] te chambre où, quelques heures auparavant, [illegible] avait vu l'homme aimé à ses genoux et goûté [illegible] être la plus grande joie et la dernière qu'elle [illegible] connaître ici-bas, et elle s'élança vers la porte [illegible] sortir.

Mais à peine l'eût-elle ouverte qu'elle re[illegible] en apercevant deux hommes qui entrèrent [illegible] sitôt.

— Que me voulez-vous ? demanda-t-elle [illegible] voix étouffée par la surprise et la terreur.

— Vous êtes bien Mlle Jeanne Lattey ? dit [illegible] d'eux.

— Oui ! fit-elle.

A quoi bon nier ? Cela eût été inutile.

— Alors, veuillez nous suivre...

— Où cela ?

— Au palais Mariniani !

XVII

OÙ LA PEPINA PROUVE QUE LA FEMME D'UN BANDIT N'EN EST PAS MOINS FEMME

Nous avons laissé Edouard Darun au moment où, pendant que la jolie fille qu'il avait suivie lui appliquait sur la tempe le canon d'un revolver, plusieurs hommes pénétraient dans la voiture, laquelle repartait aussitôt au galop.

Si brave que l'on soit, et M. Darun était un brave, il y a des cas où la résistance serait une folie tellement inutile que personne n'y songe.

On n'entreprend pas, seul et sans armes, loin de tout secours, de lutter contre quatre gaillards armés jusqu'aux dents, sans excepter la Pepina, qui, malgré sa jeunesse, sa gentillesse et son sexe, ne paraissait nullement un adversaire à dédaigner.

Il n'est pas besoin non plus d'être grand clerc pour avoir entendu parler du banditisme, bien diminué aujourd'hui, mais qui n'a pas encore tout à fait disparu des provinces méridionales de l'Italie, de la Sicile, de la Sardaigne, de la Corse même, où nos gendarmes et nos procureurs de la République n'arrivent, de ce côté, qu'à de forts médiocres résultats.

Il en est de même dans l'ancien royaume de Naples, où longtemps encore, lorsqu'il se présentera un homme résolu en guerre ouverte avec la justice, il réunira facilement autour de lui un certain nombre de compagnons décidés à tout.

Edouard, après un premier moment de stupeur, ne fut donc pas autrement surpris. Il avait lu trop de récits de ce genre pour s'étonner outre mesure, et ajoutons même que, la première émotion passée, il n'éprouva qu'une crainte assez modérée, touchant le salut de sa personne.

Il savait, comme tout le monde, que le brigand italien, ainsi que le bandit espagnol, n'est point le vulgaire assassin de ce côté-ci des Alpes.

Le brigand tue fort proprement son homme, à la vérité, mais non au hasard, en brute qui verse le sang pour voler quelques sous à une vieille femme sans défense, ou à quelque passant attardé.

Son système, tout différent, ne s'applique qu'aux riches, à moins qu'il ne s'agisse d'une *vendetta* personnelle ; et quiconque ne se défend point, quiconque n'a pas les moyens de se racheter par quelque grosse rançon, n'est point menacé de son poignard ou de son revolver.

Sachant cela, Edouard se dit :

« Il y a erreur... Quand le chef saura que je suis un pauvre artiste sans nom et sans argent, il me laissera aller, n'ayant aucun intérêt à me garder... »

Ce ne fut donc point son danger qui l'inquiéta, mais cette idée seulement qu'il était séparé de Jeanne, pour un temps plus ou moins prolongé, et que Jeanne, ne le retrouvant pas, ignorant ce qu'il était devenu, allait être en proie au plus violent désespoir et le croire mort.

Cette idée lui donna le frisson et le fit sortir du mutisme où il s'était d'abord renfermé, lorsqu'il avait constaté que toute résistance serait inutile, et qu'il était pris comme un rat dans une souricière.

Les quatre individus, à mine assez rébarbative, tous les quatre dans la force de l'âge, qui avaient envahi la voiture, se taisaient, après avoir échangé quelques paroles en dialecte napolitain, à la suite desquelles deux d'entre eux s'étaient placés devant les portières, non seulement de façon à ôter à leur prisonnier toute velléité de fuite, mais encore de façon à lui cacher entièrement la vue du chemin parcouru.

Edouard se retourna donc vers sa voisine, la Pepina.

Son revolver avait disparu, et elle avait repris son visage tranquille, à demi souriant, en femme qui sent que sa mission est accomplie, et qui a conscience que cette mission a été bien remplie.

— Mademoiselle, lui dit-il, en essayant de ne pas lui témoigner trop de rancune, je serais bien heureux si vous vouliez m'expliquer ce qui se passe et pourquoi je suis prisonnier.

— Oh ! fit-elle, vous devez bien vous en douter, et le savoir mieux que moi-même.

— Nullement, je vous assure. Je suis étranger, n'étant arrivé à Naples qu'il y a moins de deux jours... où je n'avais jamais mis le pied de ma vie... Je n'y connais personne... je ne m'y suis montré à personne... je n'ai donc pu exciter la colère ni mériter la haine de personne... Il ne peut donc être question, en ce qui me concerne, de l'exécution de quelque vengeance...

Elle le regarda d'un air moqueur, et répliqua :

— Pourquoi, alors, vous figurez-vous qu'il pourrait y avoir une vengeance contre vous ?

— Par cette bonne raison que je suis pauvre, absolument pauvre, et que l'idée, par conséquent, de me dépouiller d'une somme en valant la peine, serait une idée fausse, erronée, ainsi qu'il sera facile de le démontrer.

— Je n'en sais rien, répliqua-t-elle tranquillement. Mais, pour Spadone, vous valez cent mille francs !

— Qui est Spadone ? demanda-t-il, comme Jeanne l'avait demandé à l'agent qui conduisait le corps d'Ivan au plus prochain hospice.

La Pepina, à cette question, regarda son interlocuteur avec un mélange de surprise, de dédain et de vanité blessée, et répondit fièrement :

— C'est mon amant... et le chef !

— Eh bien, alors, je lui adresse tous mes compliments... car il a pour maîtresse la plus jolie fille de l'Italie, où les jolies filles ne manquent pourtant pas, et les hommes auxquels il commande m'ont l'air de gaillards résolus et qui entendent admirablement leur dangereux métier. Mais cela ne prouve pas que j'aie affaire à lui, à un point de vue quelconque, et puisque vous êtes sa compagne, il vous sera facile, après m'avoir écouté, de lui faire comprendre dans quelle erreur il est tombé évidemment au sujet de ma personne.

Le compliment dont M. Darun avait enveloppé sa réponse n'avait point paru déplaire à la Pepina, qui, pour manier le revolver et au besoin le couteau, avec une grande aisance, n'en était pas moins fille d'Eve et sensible à l'hommage rendu à sa beauté de saveur originale et un peu sauvage.

— Tenez, lui dit-elle, vous êtes *galantuomo*, et je le regrette presque... D'ailleurs, vous êtes jeune, joli garçon, aimable et doux... et depuis que je vous émmène je ne puis m'empêcher de penser : « *Che peccato !* (c'est dommage !) » bien que cela ne m'arrive pas souvent en pareil cas...

Tout en parlant elle le regardait avec une certaine complaisance.

— Je serai donc franche avec vous, poursuivit-elle.

— Ah ! parlez... je vous écoute.

— Eh bien, il n'y a aucune erreur à votre sujet... C'est bien M. Edouard Darun que Spadone voulait prendre... et je dois ajouter que vous êtes perdu !

— Perdu ! répliqua-t-il. Je ne comprends pas ! Qu'entendez-vous par là ?

— Ah ! pourtant, c'est bien clair pourtant ! Trop clair, même !... J'entends que vous gêniez quelqu'un de puissant... qui avait intérêt à vous faire disparaître et que Spadone a reçu cent mille francs... pour que vous ne gêniez plus personne.

Cela était dit d'un ton si parfaitement convaincu et si naturel en même temps, avec une légère pointe de pitié, que M. Darun, quoique très brave, nous le répétons, commença à ressentir sous la peau ce picotement particulier par lequel la chair proteste contre toute idée de destruction.

Du même coup, un commencement de lumière se produisit dans son cerveau.

La surprise de ce qui lui arrivait avait, il faut l'avouer, occasionné tout d'abord quelque trouble dans son esprit.

Sur le moment, il avait oublié qu'on s'était présenté, celle-là même qui lui parlait, au nom de Jeanne Latley, au nom d'Ivan ; et trop préoccupé, pendant quelques minutes, de sa propre situation, l'idée ne lui était pas venue d'unir en un seul plan les faits actuels aux faits précédents.

Les paroles de la Pepina lui dévoilèrent la vérité.

Puisqu'il n'y avait pas erreur sur sa personne, puisqu'il ne s'agissait pas d'une tentative vulgaire de vol, puisqu'on s'était servi, comme d'un piège, pour l'attirer dans le guet-apens où il était tombé, du nom de Mlle Latley et du nom d'Ivan ; puisqu'il s'agissait, suivant les propres paroles de son interlocutrice, de le faire disparaître parce qu'il gênait quelqu'un de puissant, toute cette aventure devait se relier à sa situation vis-à-vis d'Elisa.

Elisa vivait...

Ne venait-il pas de l'apprendre peu d'heures auparavant, de la bouche même de Jeanne ?

Elisa était mariée à un comte italien, au comte Mariniani !

Elisa habitait Naples, où elle occupait l'une des plus hautes positions que l'on pût rêver.

A ces évocations, à ce raisonnement rapide comme l'éclair, Edouard sentit brusquement que la terreur l'envahissait !

Ah ! c'est qu'alors il n'était plus question de lui seulement...

Il était question de Jeanne aussi... de Jeanne qu'on voudrait frapper au même titre que lui, pour se débarrasser d'un témoin terrible ; de celle qui, depuis des mois, poursuivait la coupable, afin de rendre à l'homme qu'elle aimait l'honneur, la liberté, la vie qu'elle rêvait pour lui.

Edouard était devenu d'une pâleur mortelle, son cœur battait avec force, une sorte de douleur lancinante l'avait traversé des pieds à la tête, à cette vision de Jeanne menacée, frappée pour lui, perdue pour lui, pour l'avoir trop aimé, pour lui avoir prodigué son dévouement sublime.

— Mademoiselle ! s'écria-t-il, en saisissant les deux mains de la Pepina, avec une violence qui la surprit, vous m'en avez trop dit pour ne pas me dire tout. Quel est le nom de cette personne que mon existence gêne... qui a donné cent mille francs pour me faire disparaître ?

— Je pensais que vous le saviez ! répliqua la jeune fille avec sa finesse italienne ; quand on gêne quelqu'un, à ce point-là, quand on a un ennemi aussi résolu... il est peu croyable qu'on ne connaisse pas cet ennemi.

— Elisa ! balbutia-t-il.

— Qui ça, Elisa ? fit la maîtresse de Spadone avec un étonnement qui n'avait rien de joué.

— Celle qui se fait appeler la comtesse Mariniani...

— Vous voyez bien que vous en savez autant que moi !

— Ainsi... c'est elle... Cette misérable...
Jeanne... Jeanne... Oh ! mon Dieu...

— Votre maîtresse ?...

— Ma maîtresse... ma femme, ma sœur... que j'aime de tous les amours, car elle a été pour moi non seulement la grâce et l'amour, mais la bonté, le dévouement, l'abnégation, l'héroïsme... âme vivante... Jeanne, Jeanne, qu'est-elle deve...

— Je l'ignore... mais je pense qu'il lui est survenu quelque chose de semblable à ce qui vous arrive ou de...

— Ou de pire, allait-elle dire ; mais devant le visage bouleversé du jeune homme reconstituant la plus atroce angoisse que puisse éprouver le cœur d'un homme, une pitié féminine arrêta la parole sur les lèvres de la Pepina.

D'ailleurs, Edouard ne lui aurait pas laissé le temps d'achever.

Pris d'une sorte de folie à l'idée du danger couru par Jeanne, il s'était jeté aux pieds de la belle Napolitaine, et lui disait :

— Vous êtes femme... Vous ne pouvez être impitoyable, à moins d'être un monstre, et je lis dans vos yeux que vous ne l'êtes pas... Vous comprendrez qu'il faut que je défende Jeanne... que j'aille à son secours... que je me fasse tuer pour la protéger, pour la sauver... s'il en est temps encore...

— Je n'y puis rien, répliqua la Pepina. J'ai eu tort de vous répondre... voilà tout.

— Ah ! poursuivit-il, l'écoutant à peine, c'est que vous ne savez pas... Cette créature infâme, cette prétendue comtesse Mariniani... c'est ma femme... c'est Mme Darun... qui, n'ayant pu m'envoyer à l'échafaud comme assassin, ainsi qu'elle l'avait espéré, veut aujourd'hui... je comprends tout... Elle a reconnu Jeanne... elle l'a fait suivre... Grâce, grâce pour ma Jeanne... Faites-moi périr dans les tourments les plus affreux... mais qu'on ne touche pas à cet ange... Laissez-moi courir à elle... laissez-moi la revoir, la mettre à l'abri de tout danger... et je vous jure que je renoncerai, s'il le faut, à démasquer la femme à qui j'ai donné mon nom... Je la laisserai vivre en paix... jouir du titre et des millions qu'elle a volés... Nous quitterons l'Europe, Jeanne et moi... Nous irons si loin qu'on n'entendra plus parler de nous... jamais... jamais... Je resterai proscrit, accusé, déshonoré... je vous le jure... mais laissez-moi libre... laissez-moi partir.

« E pazzo ! (Il est fou !) » murmura celle qui l'implorait.

— C'est impossible ! répondit-elle plus haut, dissimulant de son mieux une certaine émotion qui prouvait qu'elle était touchée. La vue d'un grand amour en dehors des règles ordinaires ne touche-t-elle pas presque toutes les femmes ?

— Impossible ?... Eh bien, je vous jure encore sur ce qu'il y a de plus sacré au monde... qu'après avoir mis Jeanne à l'abri... qu'après l'avoir revue, je viendrai, si vous l'exigez, me remettre entre vos mains, entre celles de votre amant, de Spadone, qui, de la sorte, ne perdra pas les cent mille francs promis... puisque je n'ai rien... et ne puis me racheter moi-même !...

— Voyons, calmez-vous, répéta-t-elle, de plus en plus émue devant cette passion dont la chaleur la chauffait inconsciemment, bien qu'elle n'y fût pour rien.

Mais, après tout, il faudrait être de pierre pour rester insensible, quand un homme jeune, à la figure intelligente et noble, vous supplie à genoux... mais pour une autre ! Et la Pepina, que le sang versé autour d'elle, ou par son amant lui-même, qu'elle admirait dans sa férocité de brigand, laissait en général fort indifférente ; la Pepina qui lui avait cons...

au fond de sa prunelle de velours, plus d'une victime, n'était point de pierre... loin de là !

D'ailleurs, elle n'était point accoutumée à des supplications de ce genre, bien qu'elle en eût subi plus d'une dans des conditions analogues, peut-être.

Ceux qui priaient la faisaient pour eux-mêmes, ne songeaient qu'à racheter leur propre vie... c'était la peur qui les courbait devant elle, ou devant son amant, Spadone, et la Pepina n'avait de tendresse et de faiblesse que pour le courage et les passions violentes, telles que la haine, la vengeance ou l'amour, et n'en comprenait pas d'autres.

Si Edouard avait demandé grâce pour lui-même, si elle avait lu un sentiment de peur ou de lâcheté dans ses yeux, elle l'eût méprisé, et lui eût tourné le dos sans pitié.

Mais il n'en était pas ainsi, loin de là... et son cœur ne restait pas absolument fermé à ce beau jeune homme qui implorait pour sa maîtresse et s'offrait en holocauste, afin de la protéger et de la sauver.

En pareil cas, il y a, chez toute femme, une petite voix qui lui chuchote à l'oreille :

« C'est ainsi que je voudrais être aimée ! »

— Me calmer ! répéta-t-il ; me calmer quand celle que j'aime cent fois plus que ma vie et l'univers entier est en danger...

Il eut une sorte de ricanement douloureux.

— Non... non... Il faut que j'aille à elle... Il le faut... vous voyez bien qu'il le faut !... Laisseriez-vous dans le danger votre amant, l'homme aimé de vous, si vous pouviez le sauver ?

— Encore une fois, *poverino*, cela ne dépend pas de moi, répondit-elle. — *Mi rincresce* (je le regrette), ajouta-t-elle plus bas.

— Ah ! prenez garde ! reprit alors M. Darun, dont le regard se chargeait peu à peu d'une expression de folie. Prenez garde ! Jeanne sera vengée, je vous le jure, s'il lui arrive malheur... et l'infâme créature que vous croyez servir... sera frappée d'un coup que moi seul je puis arrêter... si vous m'en laissez le temps... car cela presse... voyez-vous... et plus que vous ne croyez...

— C'est son affaire ! fit la Pepina.

— Si je meurs... si Jeanne meurt... il y a quelqu'un qui sait tout... et qui agira... s'il ne l'a déjà fait... Il y a Ivan...

La jeune femme haussa les épaules.

— ...Celui-là n'est guère à craindre, et si c'est sur lui que vous comptez...

— Oui, oui, sur lui... sur lui... que vous ne pouvez atteindre... car celui-là représente la justice... car celui-là c'est un agent...

— Il est mort ! interrompit la maîtresse de Spadone.

— Mort !

— Un mouchard... on n'y a pas mis tant de façons qu'avec vous.

Et les yeux noirs de l'Italienne eurent un éclair de triomphe haineux.

— Mort ! mort ! répéta encore Edouard.

Il s'était relevé d'un bond.

Son dernier espoir lui échappait...

Il n'y avait plus que lui, que lui seul au monde qui restât pour défendre Jeanne, courir à son secours.

Un mouvement de démence furieuse s'empara de lui, et, sans arme, sans espoir, ne raisonnant plus, il se précipita avec un cri de fureur sur celui des bandits qui se tenait devant la portière, le saisit à la gorge, résolu à une lutte insensée pour reconquérir sa liberté.

Aussitôt trois couteaux brillèrent, et les trois brigands dont M. Darun ne pouvait ni s'occuper, ni se défendre, se précipitèrent sur lui, au secours du compagnon qui râlait sous la pression terrible du jeune homme, auquel le désespoir donnait, en cet instant, une force surhumaine.

—

XVIII

OU L'ON VOIT, CLAIR COMME LE JOUR, QUE LA CONSCIENCE EXISTE

Il nous faut, maintenant, retourner près de Mlle Lattey et d'autres personnages que nous avons dû négliger, pour suivre la marche des événements survenus pendant cette nuit, commencée au milieu d'une fête et terminée en pleine tragédie.

Jeanne, en entendant prononcer le nom de Mariniani, avait reculé instinctivement.

Pour elle, ce nom représentait Elisa Darun, c'est-à dire, tous les dangers et tous les crimes !

Pour elle, ce nom confirmait toutes les menaces, toutes les craintes, et disait qu'il n'y avait plus d'espoir.

Si Elisa connaissait la présence de Jeanne Lattey à Naples, avait son adresse, c'était bien elle qui avait fait assassiner Ivan... C'était bien elle qui avait fait disparaître M. Darun... C'était bien elle qui, poursuivant son horrible plan, venait à son tour frapper le dernier témoin qu'elle eût à craindre.

— Edouard est perdu... Il est mort ! se dit la jeune fille ; — je n'ai plus qu'à mourir... Bénie soit la mort qui vient à moi et qui me réunit à lui.

Elle jeta un long regard autour d'elle, sur cette petite chambre, où, si peu de temps qu'ils y eussent vécu ensemble, quelque chose de leur vie et de leur amour semblait accroché aux objets inertes, sur le fauteuil, contre cette table, où elle avait goûté les derniers instants de bonheur, près de l'être aimé, à la tiédeur de ses baisers, et, se retournant vers les deux hommes qui attendaient :

— Je suis prête ! leur dit-elle d'une voix douce et presque calme.

L'idée d'appeler au secours, d'essayer d'une résistance quelconque, ne lui vint même pas.

A quoi bon ?

Pour venger l'homme adoré, le dieu de son cœur ?

Jeanne était de celles qui meurent... Elle n'était pas de celles qui se vengent.

A la porte de la rue, elle aperçut un équipage, dont l'un de ses compagnons ouvrit la portière.

Elle y monta sans dire un mot.

Les deux hommes y prirent place à ses côtés, et la calèche partit rapidement.

Jeanne gardait un silence absolu.

Ses grands yeux bleus, larges ouverts, regardaient droit devant elle, sans rien voir.

Sa vie était finie.

Le peu qui en restait encore se retirait au cœur.

Où était-elle ?

Où allait-elle ?

Elle n'en savait rien.

Elle était avec lui !

Elle allait à lui !

Tout à coup elle tressaillit.

Une voix lui disait :

— Veuillez descendre, mademoiselle, nous sommes arrivés.

En effet, la voiture venait de s'arrêter.

Jeanne, ramenée à la terre, à la réalité, regarda et reconnut, dans un grand mur de jardin, la petite porte par laquelle, la nuit précédente, il y avait si peu d'heures et tant de siècles ! elle était sortie elle-même, triomphante et pleine de foi en l'avenir, pour aller à son amant, pour lui crier, en lui jetant ses bras blancs au cou :

— Tu es sauvé !

Une larme, à ce souvenir, à ce contraste, gonfla sa paupière.

Mais ce fut tout.

Elle descendit de voiture, calme, douce, résignée, et elle, comme elle y était entrée, franchit la petite porte, traversa, conduite par les deux gardiens, le jardin, où les lanternes vénitiennes éteintes se balançaient encore aux branches des arbres, racontant des joies fanées et mortes, et Jeanne se dit à cette vue :

— C'est l'image de ma vie !

Quelques instants après, elle se trouvait seule dans une vaste pièce splendidement meublée.

On lui avait dit d'attendre : — elle attendait.

Cependant, peu à peu, inconsciemment, l'allure de ceux qui l'avaient amenée là, comme l'aspect des objets qui l'entouraient et qui n'avaient rien de menaçant, avaient fini par modifier légèrement l'état de son âme.

Les deux hommes qui étaient venus la chercher, qui lui avaient tenu compagnie, s'étaient montrés d'une politesse et d'une discrétion complètes.

Ils n'avaient semblé prendre aucune précaution pour la dissimuler aux regards ou pour l'empêcher d'appeler au secours, si telle avait été son intention.

Ils la laissaient seule, à présent, dans une vaste pièce, dont la fenêtre, ouverte au large, donnait sur une partie du jardin isolée, à la vérité, et garnie de hauts arbres au feuillage épais, mais qui ne ressemblait, néanmoins, en aucune façon, à une sorte de prison.

Rien, ne un mot, n'annonçait qu'on eût de mauvaises intentions contre elle.

Tout cela était ou semblait si évident que, malgré son état d'absorption et le découragement absolu qui succède, parfois, chez les âmes les plus fortes, à l'excessive tension d'une longue lutte, elle ne put s'empêcher de trouver sa situation extraordinaire et tout ce qui se passait inexplicable.

Il y avait même, au fond de son cœur, comme une vague et pâle lueur d'espoir qui commençait à poindre, mais qui s'éteignit aussitôt.

Pouvait-elle oublier qu'elle était au palais Marimiani ? C'est-à-dire chez Elisa !

Pouvait-elle oublier qu'elle avait vu le corps inanimé d'Ivan frappé d'un coup de poignard ?

Pouvait-elle oublier qu'Edouard Darun avait disparu depuis de longues heures, alors que, sous aucun prétexte, il ne devait quitter sa cachette avant que Jeanne fût de retour ?

Pouvait-elle oublier que, Ivan mort, Edouard mort aussi, sans doute, nul à Naples ne devait savoir son nom et son adresse ?

Une seule personne, en dehors d'eux trois, avait intérêt à savoir tout cela, et c'était Elisa !

Une seule personne, dans ce duel ténébreux et mystérieux, devait avoir pu reconnaître Jeanne, deviner la vérité, agir pour désarmer ceux qui allaient la démasquer et la frapper, et c'était Elisa !

Jeanne était chez elle, chez la comtesse Mariniani. Donc, il n'y avait plus rien à espérer.

Un quart d'heure s'était écoulé dans ces réflexions, quand la porte par laquelle Mlle Lattey avait pénétré dans la pièce où elle attendait s'ouvrit de nouveau, et un homme apparut.

C'était le comte Mariniani !

Jeanne l'avait vu, la veille, ou, plutôt, la nuit précédente, au bal, pour la première fois.

Elle l'avait vu, de plus, sous un déguisement qui le changeait d'une façon considérable.

Cependant, elle le reconnut aussitôt et sans hésitation ; le comte avait une de ces belles têtes caractéristiques qu'on n'oublie point, une fois qu'elles ont attiré votre attention.

En entrant, il était fort pâle, et son visage portait la trace d'une extrême fatigue et du plus violent effort de la volonté luttant contre de terribles émotions.

Jeanne, qui s'était laissée tomber sur un siège en son accablement moral, se leva à sa vue, au comble de la surprise, et plus émue, peut-être, que si elle se fût trouvée en face de la comtesse.

Elle s'attendait à voir Elisa, se sachant chez elle ; mais, que ce fût le comte qui entrât, que ce fût le comte à qui elle eût affaire, c'est à quoi elle n'avait point songé, et c'est ce qu'elle ne pouvait s'expliquer.

Lui, il s'avança vers elle de quelques pas, et s'inclina courtoisement ; puis, redressant sa taille élégante, il la regarda fixement, pendant près d'une minute, avant de lui adresser la parole.

— C'est bien à Mlle Lattey, Jeanne Lattey, dit-il enfin, d'une voix lente, derrière laquelle on percevait un léger tremblement contenu, — que j'ai l'honneur de parler ?

— Oui, monsieur, répondit la jeune fille, se demandant où tout cela allait la mener.

— Et c'est bien vous, n'est-ce pas, qui êtes arrivée de Paris à Naples, avant-hier dans la journée ?

Jeanne n'avait plus rien à cacher, et, d'ailleurs, ne sachant ce qui se passait, ni ce qui l'attendait, tout essai de mensonge ou de mystère lui eût paru plus dangereux que la vérité elle-même.

Elle répondit donc encore :

— Oui, monsieur.

— Savez-vous qui je suis ? ajouta-t-il, en la fouillant du regard avec un redoublement d'attention.

— Vous êtes le comte Mariniani.

— Vous me connaissez donc ?

— Je vous connais de cette nuit, où je vous ai vu pour la première fois de ma vie.

A cette réponse, le comte tressaillit et sa pâleur augmenta.

— Ainsi, il est bien vrai que vous étiez là ? murmura-t-il, et l'on ne m'a point menti.

Il passa sa main, qui tremblait, sur son front moite de la sueur des grandes agonies morales, et reprit :

— Pourquoi aviez-vous quitté Paris ? Pourquoi étiez-vous à Naples ? Pourquoi veniez-vous chez moi, à une fête à laquelle vous n'étiez pas invitée ?

Il y avait un accent si déchirant dans ces questions, le regard du comte contenait si peu de menace contre celle à qui il s'adressait et manifestait une telle douleur, que Jeanne en fut émue.

Cet homme qui l'interrogeait, c'était un mari, un homme qui aimait passionnément la femme à laquelle il avait donné son nom, et il était évident, à cet instant, que cet homme poursuivait une enquête sur cette femme... que c'était lui qui avait fait appeler Jeanne, que Jeanne se trouvait dans une situation tout à fait différente de celle qu'elle supposait depuis son départ de la rue de Tolède.

Que s'était-il donc passé ?

Au moment de parler, pourtant, elle ressentit quelque hésitation.

Si crucifiée qu'elle fût elle-même par les plus atroces appréhensions, elle éprouva une pitié à l'idée de frapper cet homme en plein honneur et en plein cœur.

— Vous vous taisez ! reprit le comte. Je devine la raison de votre hésitation. C'est donc à moi de vous interroger. Et, si vous craignez de me frapper trop cruellement, ainsi que je le lis dans vos yeux, qui manifestent la franchise et la pureté de votre âme, vous allez voir que le coup est déjà porté... et que ce n'est point une révélation, mais un témoignage que je réclame de vous.

Il s'arrêta une seconde, se rapprocha encore de la jeune fille, et ajouta :

— C'est un magistrat que vous voyez devant vous... Oubliez le mari... ne voyez que le juge.

Ces dernières paroles furent prononcées avec une telle dignité et une telle autorité, que Jeanne se sentit prise d'une subite estime et d'une sorte d'admiration pour l'homme qui lui parlait ainsi devant l'écroulement de tous ses rêves et de toute sa vie.

— Je suis prête à répondre, dit-elle, car, moi aussi, j'ai soif de justice et de vérité, et voilà bien des mois que je lutte pour éclairer la première et faire triompher la seconde.

— Pour qui, cette justice ? Pour vous ?

— Non... pour un homme iniquement accusé du plus odieux et du plus lâche des crimes... pour un innocent qui a son honneur à reconquérir et sa tête à sauver...

— Pour un homme que vous aimez ?

— Que j'aime, oui, monsieur, répondit-elle fièrement ; que j'aime plus que ma vie, et pour qui je mourrais, s'il mourait... pour M. Edouard Darun... qu'on accuse d'avoir assassiné sa femme... qui vit... et qui l'envoyait sciemment à l'échafaud, afin d'assurer le triomphe de ses ambitions et de conserver la couronne de comtesse qu'elle a conquise par le mensonge et la trahison, ayant trompé et trahi tous ceux qui l'ont aimée.

— Celle qui porte mon nom ! dit-il d'une voix sourde.

— Oui, monsieur le comte !

Le malheureux garda un instant le silence et détourna la tête, pour cacher deux larmes brûlantes qui gonflaient ses paupières.

Mais cette faiblesse ne dura pas.

Si l'homme amoureux, si l'homme de cinquante ans, épris de sa dernière passion, sinon la plus profonde, du moins la plus violente souvent, parce qu'elle ne s'adresse pas qu'au cœur et flatte toutes les vanités et toutes les illusions de celui pour qui la vie n'aura bientôt plus de sourires ; si cet homme-là, disons-nous, sentait en lui un affreux déchirement et des poussées de lâcheté et de pardon ignominieux, il y avait chez le comte un gentilhomme aussi, non moins épris du respect de son nom et de l'orgueil de sa race, et ce fut celui-ci qui remportait, quand il se retourna de nouveau vers Jeanne.

— Donc, reprit-il d'une voix altérée, mais plus ferme, tout ce que m'avait dit une créature appelée Clara Mignon est vrai ?

— Clara Mignon ! s'écria Jeanne, au comble de la surprise ; mais c'est la complice de Mme Darun !

— Complice qui a eu peur, complice qui a trahi, quand elle a vu que des crimes sanglants avaient succédé... aux autres crimes...

— Ivan !... balbutia Mlle Lattey !

— C'est sans doute le nom de l'agent qu'on a trouvé, ce matin, frappé d'un coup de poignard ?

— Oui... Oui... lui-même !...

Jeanne était devenue d'une pâleur mortelle, et les battements de son cœur soulevaient son corsage ; elle ajouta :

— Oh ! monsieur, puisque vous semblez savoir tout... puisque vous cherchez comme moi à sauver les innocents, à punir les coupables... dites-moi, je vous en conjure... — dites-moi la vérité entière... qu'est devenu Edouard ?... je veux dire M. Darun !

— Mais...

Elle joignit les mains.

— Par grâce !... Ah ! mon Dieu ! Il est mort !

— M. Darun, répondit le comte Mariniani, est tombé dans un piège, où vous fussiez tombée vous-même, mademoiselle, si un hasard n'avait fait qu'on a suivi une autre femme que vous !

— Il est mort ! répéta Jeanne, chancelante, près de tomber, près de mourir elle-même.

— Mort... j'espère qu'il ne l'est pas encore... si on arrive à temps !

— A temps !... Vous savez où il est ?

— J'ai envoyé sur ses traces, à son secours, quelqu'un qui sait où il est...

— Quelqu'un...

— Anita, la filleule de Spadone.

— Spadone!... le chef de brigands!... l'assassin!...

La mignonne créature, tremblant des pieds à la tête, semblait une statue de la terreur... mais de la terreur noble et qui touche... celle que nous éprouvons pour les autres... non pour nous-mêmes.

— Tout ceci, continua le comte, demande quelques explications. Les voici : Clara Mignon, vous ai-je dit, lorsqu'elle apprit le meurtre de cet Ivan ; lorsqu'elle sut que M. Darun était tombé entre les mains de bandits à qui on avait payé sa mort... et que vous aviez échappé seule, miraculeusement à la mort qui vous menaçait vous-même, dans les mêmes conditions, — Clara Mignon prit peur, et, craignant les suites de cette accumulation de crimes, vint se jeter à mes pieds. Elle me dévoila toute la vérité, n'y mettant pour condition que ma promesse que je ne tirerais aucune vengeance de son infamie.

Le comte eut une sorte de sourire ironique et méprisant.

— La misérable parlait des remords de sa conscience... Sa conscience, c'était la peur... Je le compris, quand je sus ce qu'elle venait m'apprendre... Mais elle avait ma parole... Un Mariniani n'y a jamais manqué... Il punit les traîtres, et...

Il s'arrêta, la bouche sèche et la gorge contractée, puis reprit :

— ... et tient la foi jurée...

— Mais Edouard ?... balbutia Mlle Lattey.

— C'est à M. Darun que je songeai d'abord... Je connais Spadone de réputation... Je compris qu'il n'y avait pas une minute à perdre. Anita est partie, il y a déjà plusieurs heures, avec une somme double de celle offerte pour la mort de M. Darun et la vôtre !

— Eh bien ?

— J'attends mon envoyée ! Elle n'est pas encore revenue.

XIX

CHEZ LA COMTESSE MARINIANI

Pendant ce temps, Elisa, après cette épouvantable nuit où, poussée aux dernières extrémités par les dangers qui l'entouraient, affolée, et suivant la pente fatale qui nous entraîne toujours à de nouveaux crimes plus atroces pour assurer l'impunité des crimes précédents, de même que le voleur qui devient assassin et ajoute les cadavres aux cadavres pour clore toutes les bouches qui pourraient l'accuser ; Elisa, disons-nous, était rentrée dans son appartement, la fête terminée, et croyant le succès certain.

Dans le trouble qui l'agitait, à demi brisée, dans ses nerfs de femme, par la lutte terrible qu'elle venait de soutenir, souriante au milieu de ses hôtes, toute couverte déjà du sang versé et de celui qui allait être versé encore, elle ne s'était point inquiétée de ne pas voir le comte venir la retrouver.

Elle avait cependant remarqué, au bal, qu'il la trouvait plus belle que jamais ; et les regards dont il la couvrait, lorsqu'il pouvait s'approcher d'elle, disaient l'intensité de son amour et de ses désirs d'homme enivré par quelque bonheur dépassant tous ses rêves.

Mais elle avait un tel besoin de solitude et de repos, au moins physique, une telle hâte de cesser, pour quelques instants, une comédie qui commençait à dépasser ses forces, qu'elle avait vu surtout dans cette absence le soulagement que cette absence lui procurait.

La fatigue et la détente nerveuse l'avaient même, un instant, comme foudroyée, et elle s'était endormie d'un sommeil lourd, fiévreux, peuplé de fantômes, dans le fauteuil où elle s'était laissée tomber.

Quand elle se réveilla, il faisait grand jour.

Elle se redressa, épouvantée !

Ses yeux venaient de tomber sur une glace qui reproduisait ses traits, et leur expression farouche et désespérée, à la fois, l'avait épouvantée.

— Il ne faut pas que le comte me voie ainsi, pensa-t-elle. Pour lui, quoi qu'il arrive, je dois rester toujours de plus en plus irrésistible.

Elle avait donc sonné. Ses femmes étaient accourues, et sur son ordre avaient procédé à la composition d'un déshabillé du matin, galant et coquet jusqu'à l'effronterie.

Un peu remise, plus satisfaite de son aspect grâce aux artifices employés pour dissimuler l'altération de son teint et de ses traits, elle s'était senti une hâte de voir le comte, afin de se convaincre matériellement qu'elle était toujours la belle comtesse, toujours maîtresse du cœur et des sens de cet homme qui était pour elle un titre, une fortune, le monde, et ses vanités, et ses triomphes.

On lui répondit que le comte était sorti.

Cela l'étonna un peu, mais ne l'inquiéta pas autrement.

Bientôt, il allait accourir ; elle le verrait humble et ardent à ses pieds, couvrant ses mains et ses beaux bras nus de baisers, lui disant :

« Je t'aime ! Béni soit le jour où je t'ai connue ! »

Et elle se résolvait à l'enivrer de cette liqueur de voluptés savantes qui vident le cerveau et annihilent la volonté chez l'homme, surtout chez l'homme d'un certain âge.

— Tout doit être fini, à présent ! se dit-elle, secouée d'un dernier frisson insurmontable ; et je pense que je suis bien comtesse à jamais !

Elle fit appeler Anita, qui pourrait, sans doute, lui donner de derniers renseignements positifs sur la suite des ordres donnés à Spadone, du marché sinistre conclu avec lui.

On revint lui dire qu'Anita n'était pas au palais.

Cela parut singulier, d'abord, à Elisa ; puis, en réfléchissant, elle se rassura. La *servetta* s'employait pour sa maîtresse évidemment, était allée aux nouvelles, faisait, en un mot, du zèle.

Restait Clara Mignon, Clara Mignon à qui Elisa avait désigné dans le vaste hôtel, ou plutôt palais, des Mariniani, une retraite assez isolée pour avoir la certitude que le comte ne rencontrerait pas cette femme et ignorerait son arrivée et son séjour à Naples.

Celle-là, Elisa savait bien qu'elle ne viendrait pas la trouver ainsi, en plein jour, au risque d'être surprise et reconnue, et si Elisa n'était pas encore allée la rejoindre, pour s'entendre avec elle sur l'instant de son départ, maintenant que, l'œuvre accomplie, il n'y avait plus de motif à ce qu'elle prolongeât sa présence, c'est qu'Elisa attendait toujours que son mari vînt lui-même et qu'elle voulait être là pour le recevoir.

D'ailleurs, la vue de Clara lui était odieuse, comme celle de tout complice dont on n'a plus besoin, et ce n'était pas sans appréhension qu'elle songeait au moyen d'acheter son silence définitif, sans être à chaque minute sous le coup de sollicitations d'argent qui, venant d'une personne aussi insatiable et dépensière que son ancienne amie, menaçaient perpétuellement la tranquillité et la sécurité de la belle comtesse.

Elle en était là de ses réflexions, lorsque tout à coup, elle tressaillit au bruit d'un pas bien connu.

— C'est lui ! se dit-elle. Enfin !

Et, choisissant sa pose la plus gracieuse, celle mettant le mieux en relief les grâces capiteuses de sa demi-nudité qui, sous ce climat, n'a rien, après tout, que de naturel pour une jolie femme, en toilette du matin, surtout si elle attend quelqu'un qu'il s'agit de griser d'amour ; jetant un dernier coup d'œil à la psyché dont la glace lui renvoyait sa propre image ; chassant tout nuage de son front où flottaient les boucles savamment négligées de sa chevelure d'un blond vénitien, on ne peut mieux réussi ; appelant sur ses lèvres, dont le carmin cachait la pâleur, le sourire le plus langoureux, elle se tourna à demi vers la porte.

C'était bien, en effet, le comte qui entrait.

— Je commençais à désespérer de vous voir ! s'écria-t-elle. Est-ce parce que j'ai quitté mon diadème de reine égyptienne, que celui qui se disait hier mon esclave, et qui est et sera toujours mon maître, se fait ainsi désirer ?... Savez-vous, monsieur le comte, qu'étant belle, cette nuit, je vous espérais, lorsque la fête a été terminée ; et que, m'étant faite belle autrement, ce matin, j'étais impatiente de savoir si vous m'aimiez toujours ?

Et elle lui tendait les bras et les lèvres et tout son être, pour ainsi dire, avec cette audace effrontée qui est si nécessaire auprès des hommes de la seconde jeunesse, en face desquels, comme en face des collégiens timides, le grand art est l'art d'attaquer et de s'offrir avec le plus de laisser-aller possible.

Mais lui, au lieu de lui baiser la main, ou même de s'approcher, resta à distance, l'enveloppant d'un regard si sombre et si froid en même temps, qu'elle tressaillit.

— Qu'avez-vous donc ? demanda-t-elle. Je ne t'ai jamais vu ainsi... Te serait-il arrivé quelque malheur ?

Et changeant brusquement de ton et d'allure, avec la souplesse d'une comédienne consommée, elle ne montrait plus que tendresse et douceur câline.

— Un grand malheur, en effet, répliqua-t-il lentement ; le plus grand malheur qui puisse atteindre un honnête homme, frapper le dernier représentant d'une noble famille que n'avait jamais effleurée le ridicule, que n'avaient jamais souillée le scandale, la honte et le déshonneur.

Sans répondre, elle le regardait avec un commencement de terreur.

— Lorsque je vins à vous, continua-t-il, vous saviez qui j'étais, ce que je valais et quelle religion j'avais pour le nom de mes aïeux. Je n'étais plus jeune... et je ne suis pas un niais... Je n'eusse donc jamais osé vous aimer, vous le dire, du moins, si vous n'aviez tout fait pour vous emparer de mon cœur et troubler ma tête.

vous aimant, je vous eusse donné ma fortune... vous l'auriez prise... vous l'auriez jetée aux quatre vents de vos caprices et du plaisir... que je ne me plaindrais pas, fussé-je réduit par vous à la plus extrême misère... Je vous aimais si follement que, pour moi, chacun de vos baisers valait un million... et n'étant plus jeune, je n'aurais eu que moi à blâmer et à juger sévèrement, je le répète, le jour où je me serais aperçu que ces baisers n'avaient point d'âme et n'étaient qu'une marchandise.

— Que voulez-vous dire ? Je ne comprends pas!..

— Mais c'est mon nom que vous vouliez... le nom estimé et honoré de tous les Mariniani. Mais c'est mon titre, mon honneur, ma considération, plus que ma vie, enfin, que vous vouliez... et, en me prenant tout cela, vous avez été une criminelle !

— Que me reprochez-vous ?

— Madame Darun me demande ce que je reproche à la comtesse Mariniani ? s'écria-t-il tout à coup dans un éclat de douleur et de violence, telles qu'Elisa tremblante et comme foudroyée, resta un instant sans parole ne trouvant rien.

« Il va me tuer ? pensa-t-elle. Il sait tout !... Qui donc m'a trahie ? »

Mais ce mouvement de fureur enfanté par une atroce et profonde agonie morale ne fut que passager.

Le comte redevint calme et implacable.

— Votre silence est un aveu ! reprit-il presque aussitôt. D'ailleurs, vous ne pouvez nier.

Il se trompait. Elisa n'était pas femme à s'abandonner ainsi, à s'avouer vaincue à la première attaque, si foudroyante qu'elle fût.

Se défendre, se défendre jusqu'au bout ; nier devant l'univers entier, tant que la négation serait possible, voilà la volonté qui éclata en elle, presque instantanément.

— Nier ? répéta-t-elle. Pour nier, il faudrait comprendre, et je me demande si vous n'êtes pas fou... Que signifie tout cela ? Qui m'accuse ?

— Qui ? En effet, vous avez le droit d'être confrontée avec les témoins.

Le comte, d'un pas un peu automatique, traversa la pièce, et alla soulever une tapisserie dissimulant une seconde porte.

Clara Mignon apparut.

Elle était fort pâle aussi et, passablement émue, mais ne paraissait point hésitante.

— Qui vous accuse ? répéta le comte. Cette femme, votre ancienne complice.

— Clara Mignon ! balbutia la comtesse, au comble de la terreur ; et un éclair de haine s'alluma dans ses prunelles noires.

— Oui, moi, répliqua la maîtresse de Lodolska Legrand ; moi, ma chère Elisa... et je le regrette... car je t'aimais beaucoup... mais je n'ai nulle envie du bagne ou de l'échafaud... Tant qu'il ne s'est agi que de... de tromper... des hommes amoureux... il n'y avait pas grand mal à cela... et d'en tirer profit... d'autres l'auraient fait... si ce n'avait été nous... Mais aller plus loin... non... non... merci !... Et, ma foi, j'ai tout dit à monsieur le comte !

— Cette femme ment, répondit Elisa, livide. C'est une misérable. Depuis que je suis riche, elle me poursuit de demandes d'argent, et c'est parce que j'ai résisté à ces demandes qu'elle a été, pour se venger, vous vendre un faux secret. Un galant homme, monsieur le comte, ne croit pas à la fange, quand la fange accuse la femme qu'il aime.

— Bien, Madame, répondit le comte de cette voix presque sans intonation qui avait quelque chose de si terrible et de si menaçant, je [illegible] voyais cette réponse.

Il souleva de nouveau la portière.

Un homme apparut.

Pour cette fois, Elisa poussa un grand cri et se rejeta en arrière, les yeux larges ouverts et un peu égarés.

— Vous vous demandez si les morts reviennent, n'est-ce pas, Madame ? dit à son tour Ivan.

C'était lui, en effet, pâle, se soutenant avec peine sur ses jambes, obligé de s'appuyer à un meuble, tant sa faiblesse était grande.

— Il est certain, poursuivit-il un peu haletant, que je devrais être mort. Voici deux fois que j'échappe à vos coups. Jadis, pauvre moujik, vous aimant comme un fou, vous avez voulu me faire périr sous le knout.

« Hier, reconnaissant l'amant des temps passés qui gênait votre temps présent, vous m'avez fait poignarder... Le couteau a glissé sur les côtes... et à demi mourant, je suis revenu pour témoigner contre Elisa que j'ai connue institutrice en Russie, maîtresse d'un prince et de son valet tout à la fois !

— Cet homme ment, répondit Elisa effrayante d'audace. Je l'ai connu en Russie... c'est vrai... Il a voulu me prendre de force, j'ai appelé au secours... Il a été arrêté... et aujourd'hui il se venge !

— Bien, Madame, dit encore le comte Mariniani du même accent presque sépulcral. Vous voulez d'autres preuves ?

Pour la troisième fois, il alla à la portière, la souleva, et Jeanne Lattey apparut à son tour.

Sur son doux visage, dans ses beaux yeux d'un azur si profond et si limpide, dans toute sa mignonne personne, se lisaient clairement deux sentiments en apparence contradictoires : une immense joie, une immense pitié ! Rien qui ressemblât au triomphe, à la haine satisfaite, à quelque sensation d'ordre bas.

Mais la haine ou la colère qui manquait à ses regards éclata dans ceux d'Elisa, à la vue de cette jeune fille qu'elle savait l'auteur de sa chute, puisque c'était la petite orpheline, l'humble ouvrière, qui avait amené les choses où elles étaient parvenues.

— Que me veut cette créature, cette coureuse, cette fille des rues ? hurla Elisa, l'écume aux lèvres.

— Je viens, dit Jeanne, avec un accent ferme mais voilé par une expression de tristesse, la tristesse qu'inspire aux âmes hautes le crime vaincu et agonisant, aussi bien que le crime vainqueur et menaçant ; — je viens déclarer, Madame, qu'en vous je reconnais bien celle qui passe pour morte et qui s'appelle Elisa Darun !

— Cette fille ment ! répliqua la comtesse Mariniani. Pour quarante sous, elle accuserait et dénoncerait sa mère, si elle la connaissait !

— Et celui-ci ment-il ? fit le comte impassible en soulevant une dernière fois la tenture.

Edouard Darun était là !

A cette vue, à cette apparition qu'elle n'attendait pas, croyant son mari entre les mains de Spadone et de sa troupe, déjà mort, en tout cas prisonnier d'un geôlier qui ne rendait point ses prisonniers, quand il était payé pour qu'on n'en entendît plus parler, Elisa recula presque jusqu'au fond de la pièce, puis elle battit l'air de ses deux bras, et tandis qu'un cri rauque de bête fauve acculée s'étouffait dans sa gorge, elle tourna sur elle-même et tomba sans connaissance, la face contre le tapis qui couvrait le parquet.

— Laissez-nous ! dit alors le comte avec un geste d'autorité qui n'admettait pas de réplique.

Le lendemain, une nouvelle tragique, et à laquelle on ne voulut pas croire tout d'abord, se répandait dans Naples.

On disait que le comte Mariniani avait poignardé sa jeune femme et s'était brûlé la cervelle après, dans un brusque accès de fièvre chaude.

Malheureusement, on disait vrai.

Bientôt les détails de cette tragédie furent connus, la justice, appelée sur les lieux, ayant livré aux journaux le résultat de son enquête.

Rien n'était plus exact.

Le rapport des médecins constatait que le comte avait, dans une de ces foudroyantes attaques de folie furieuse, qui ne sont pas sans exemple, assassiné sa femme et tourné ensuite sa rage contre lui-même.

Ce fut un deuil général.

Tout le monde plaignait la « Belle Comtesse », cette charmante jeune femme, si affable, et chez qui on s'amusait si bien ; on plaignait aussi ce pauvre comte ; mais les gens entendus ajoutaient, en secouant la tête, avec un sourire plein de choses :

— Voilà ce que c'est d'épouser une femme trop jeune et trop jolie, quand on est soi-même sur le retour de l'âge. Il y a temps et saison pour tout !

Les funérailles furent magnifiques, et les deux corps reposent côte à côte dans le même mausolée, celui de la famille Mariniani, au *Campo Santo* de Naples.

Mais comme nos lecteurs, sans doute, n'accepteraient pas aussi facilement la version répandue par les autorités et admise par la population napolitaine, nous ajouterons simplement ceci, c'est qu'avant la double catastrophe, le comte avait fait parvenir au procureur général un pli contenant deux papiers.

Le premier de ces papiers, signé d'Elisa, racontait l'aveu de son crime, — à savoir qu'elle s'appelait Mme Darun, qu'elle était l'épouse légitime de celui qu'on accusait d'assassinat sur la personne de sa femme parfaitement vivante, laquelle avait épousé, à l'aide d'un faux nom, le comte Mariniani, — avec tous les détails que nous connaissons.

Le second papier ne contenait que ces deux lignes :

« Sauvez l'honneur d'une noble famille. Justice est faite.

» Signé : Comte Mariniani. »

Les autorités italiennes avaient transmis l'aveu d'Elisa à la justice française et respecté le dernier vœu d'un honnête homme sauvant son honneur.

M. de la Renaudie, en possession de la preuve d'innocence de M. Darun, a rendu une ordonnance de non-lieu, et Jeanne enfin voit libre et réhabilité celui qu'elle avait juré de sauver.

Tous deux sont partis pour l'Amérique.

Là, ils se marieront devant un pasteur protestant, afin de n'être pas obligés, ce qui arriverait, s'ils se mariaient en France, de révéler la vérité sur le second mariage d'Elisa avec le comte Mariniani et de faire connaître qu'il a poignardé la coupable, avant de se brûler la cervelle.

Que leur importe l'irrégularité légale de leur union ? Et ne peuvent-ils pas faire ce sacrifice à la mémoire d'un galant homme malheureux, à qui ils doivent, en somme, leur bonheur ?

Puis, ne savent-ils pas que leur union est indissoluble, puisqu'elle repose sur l'amour, l'estime, le dévouement, et qu'elle n'est que la fusion de deux cœurs en un seul ?

Mlle Lattey ne fredonne plus de sa jolie voix d'oiseau chanteur :

A moi seul que ne donne-t-on,
Jeanne, Jeannette et Jeanneton!

Elle sent trop bien que l'homme aimé les a, et les a pour toujours !

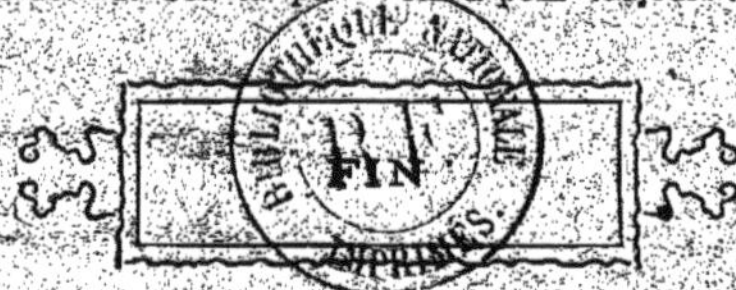

Soc. anon. des Imp. Wellhoff et Roche, 16-18, rue Notre-Dame-des-Victoires, Paris. — Tél. : Louvre 16-53. — Angeau, directeur

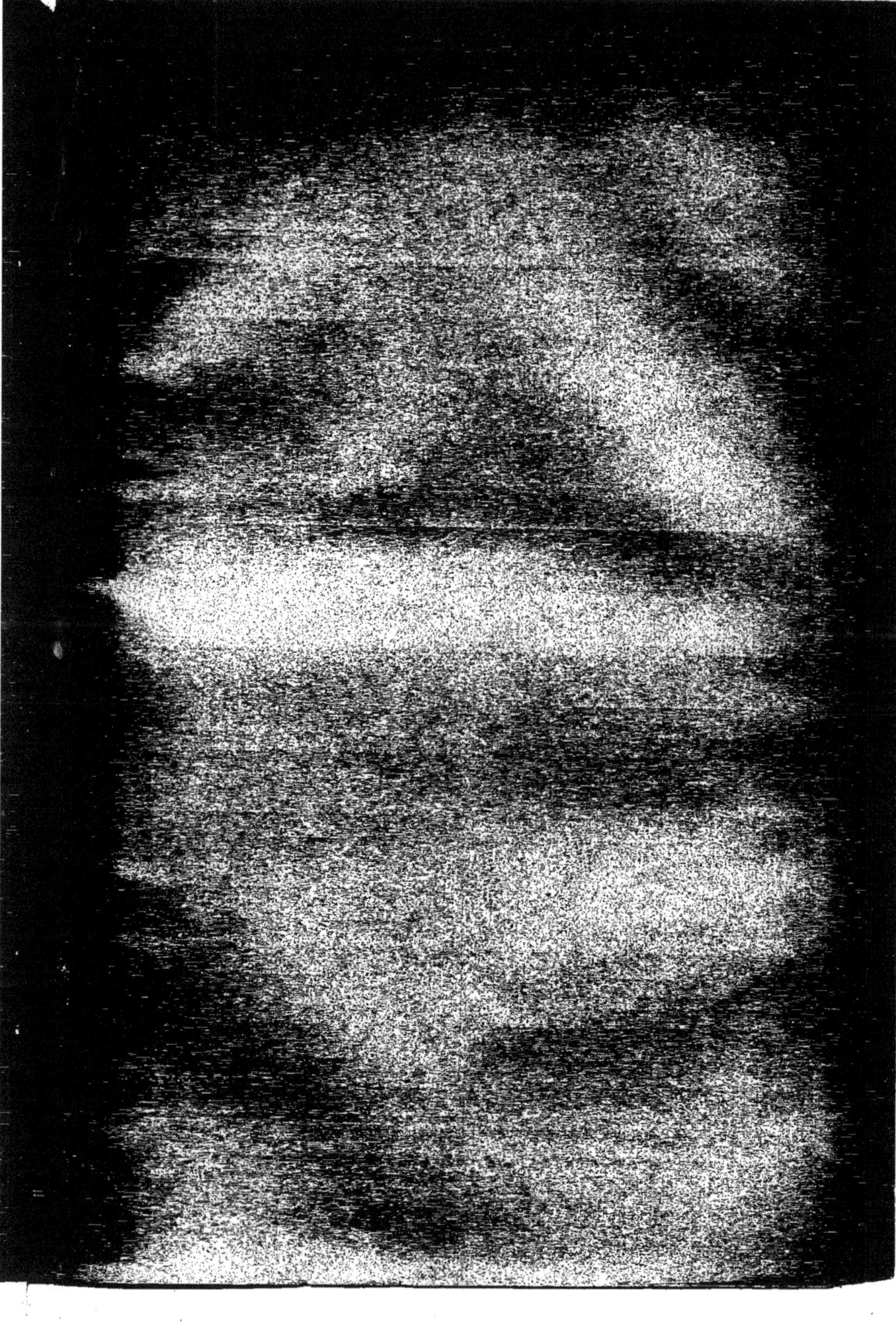

www.ingramcontent.com/pod-product-compliance
Ingram Content Group UK Ltd.
Pitfield, Milton Keynes, MK11 3LW, UK
UKHW022120190726
13855UKWH00003B/970